心脑血管疾病诊疗护理与康复

主编 张彩霞 宋石磊 张莉莉 李福花
谭 云 谭元杰 胡玉彬

四川科学技术出版社

图书在版编目（CIP）数据

心脑血管疾病诊疗护理与康复/张彩霞等主编.
成都：四川科学技术出版社，2024.8. —ISBN 978 - 7
- 5727 - 1457 - 3

Ⅰ. R54；R743

中国国家版本馆 CIP 数据核字第 20248 AE855 号

心脑血管疾病诊疗护理与康复

XINNAO XUEGUAN JIBING ZHENLIAO HULI YU KANGFU

主　编　张彩霞　宋石磊　张莉莉　李福花　谭　云　谭元杰　胡玉彬

出 品 人　程佳月
责任编辑　李　珉
助理编辑　王天芳
封面设计　刘　蕊
责任出版　欧晓春
出版发行　四川科学技术出版社
　　　　　成都市锦江区三色路 238 号　邮政编码 610023
　　　　　官方微博：http://weibo.com/sckjcbs
　　　　　官方微信公众号：sckjcbs
　　　　　传真：028 - 86361756
成品尺寸　185mm×260mm
印　　张　20.5
字　　数　500 千
印　　刷　成都一千印务有限公司
版　　次　2024 年 8 月第 1 版
印　　次　2024 年 8 月第 1 次印刷
定　　价　88.00 元

ISBN 978 - 7 - 5727 - 1457 - 3

邮　　购：成都市锦江区三色路 238 号新华之星 A 座 25 层　邮政编码：610023
电　　话：028 - 86361770

本书编委会

主　编　张彩霞　宋石磊　张莉莉　李福花　谭　云
　　　　　谭元杰　胡玉彬
副主编　孙树香
编　委　（排名不分先后）
　　　　　张彩霞　滨州医学院附属医院
　　　　　宋石磊　潍坊市人民医院
　　　　　张莉莉　泰安市中心医院市立院区
　　　　　李福花　潍坊市青州市王府卫生院
　　　　　谭　云　潍坊市人民医院
　　　　　谭元杰　威海市中医院
　　　　　胡玉彬　庆云县人民医院
　　　　　孙树香　邹城市中医院

主编简介

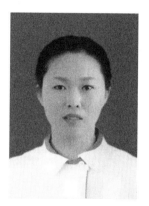

张彩霞，副主任护师，现就职于滨州医学院附属医院。研究方向为老年护理学。先后发表论文 5 篇，参编著作 5 部，申请国家专利 3 项。2020 年 5 月获"滨州优秀护士"和"抗疫天使"荣誉称号。

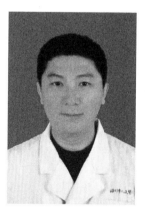

宋石磊，副主任医师，现就职于潍坊市人民医院。研究方向为脑血管病、神经介入。发表 SCI 论文 3 篇、国家级论文 5 篇，合作出版著作 2 部，获潍坊市科技进步奖 2 项。

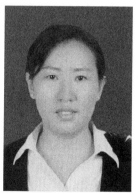

张莉莉，主管护师，现就职于泰安市中心医院市立院区。研究方向为心血管内科护理。在国家级和省级刊物发表论文 2 篇，合作出版著作 1 部。

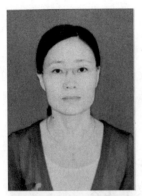

李福花，副主任医师，现就职于青州市王府卫生院。参加工作以来，一直从事内科诊疗工作，以及心电图、超声诊断等，擅长内科尤其心内科疾病的诊断与治疗。

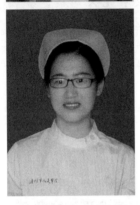

谭云，主管护师，现就职于潍坊市人民医院。研究方向为康复护理学。合作出版著作1部，获实用新型专利1项。

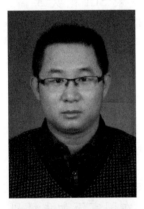

谭元杰，主治医师，现就职于威海市中医院。研究方向为中医中药理论，擅长用经方治疗临床疾病。在国家级和省级刊物发表论文3篇，合作出版著作2部。

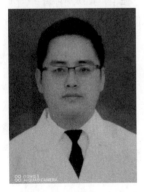

胡玉彬，主治医师，现就职于庆云县人民医院内科，先后两次前往齐鲁医院等上级医院学习。擅长内科多种疾病诊治，尤其擅长老年心脑血管疾病的诊治。出版著作2部。

前　言

　　心脑血管疾病是当今危害人们健康的常见疾病之一，有较高的发病率，给患者乃至社会造成极大的负担。因此，对心脑血管疾病的诊断、治疗和护理技术亟待提高。为此，我们在广泛参考国内外最新观点和资料并结合自身临床经验的基础上编写了本书。

　　本书重点介绍常见心脑血管疾病诊断的方式、有效的治疗措施，并对近年已达成共识的护理新理论、新观点和新技术作了较为详细的叙述。其目的是使广大心脑血管医护工作者不仅能为心脑血管疾病患者提供有效的治疗和护理措施，而且能为心脑血管疾病患者提供有价值的健康指导。

　　由于我们水平有限，加上当代心脑血管疾病诊疗及护理技术日新月异，书中难免有不足之处，期望同人及广大读者给予指正。

编　者

2024 年 3 月

目 录

第一章 心力衰竭

第一节　慢性心力衰竭

心力衰竭（简称心衰）是由于心肌梗死、心肌病、心脏负荷过重、炎症等原因引起的心肌损伤，造成心肌结构和功能的变化，最后导致心室泵血或充盈功能低下的疾病。主要临床表现为呼吸困难、乏力和体液潴留。慢性心力衰竭（CHF）是指持续存在的心力衰竭状态，可以呈稳定、恶化或失代偿状态。治疗心力衰竭的目标不仅是要改善症状、提高生活质量，而且要针对心肌重构的机制，延缓和防止心肌重构的发展，降低心力衰竭的住院率和死亡率。

一、病因

慢性心力衰竭多有器质性心血管疾病的基础，从病理生理角度分两类。

（一）原发性心肌损害

1. 缺血性心肌损害
冠状动脉粥样硬化性心脏病（简称冠心病）心肌缺血、心肌梗死是引起心力衰竭最常见的原因之一。
2. 心肌炎和心肌病
各种类型的心肌炎和心肌病均可引起心力衰竭，以扩张型心肌病最常见。
3. 心肌代谢障碍性疾病
以糖尿病性心肌病多见。

（二）心脏负荷过重

1. 压力负荷过重
压力负荷过重又称后负荷过重，即收缩期负荷过重。左心室后负荷过重见于高血压、主动脉瓣狭窄；右心室后负荷过重见于二尖瓣狭窄、慢性阻塞性肺疾病导致的肺动脉高压、肺动脉狭窄等。心脏为克服增高的阻力，心肌代偿性肥厚以保证射血量，持续的负荷过重，心肌必然发生结构及功能的改变，由代偿终致失代偿。
2. 容量负荷过重
容量负荷过重又称前负荷过重，即舒张期负荷过重。见于以下原因：①心脏瓣膜关闭不全造成血液反流，如主动脉瓣关闭不全、二尖瓣关闭不全；②心脏及动静脉分流性疾病，如房间隔缺损、室间隔缺损、动脉导管未闭；③伴有全身血容量增多或循环血容量增多的疾病，如慢性贫血、甲状腺功能亢进。容量负荷增加的早期，心腔代偿性扩大，以维持正常心排血量，久之出现失代偿改变。

3. 心肌舒张受限（心室前负荷不足）

二尖瓣狭窄、心包缩窄或心脏压塞、限制型心肌病等使心室充盈受限，导致前负荷不足，从而导致体循坏与肺循环淤血而出现心力衰竭。

在上述基本病因基础上，慢性心力衰竭常有各种诱因，包括感染、过度劳累、情绪激动、心律失常、妊娠或分娩、水及电解质紊乱、洋地黄过量或不足等。

二、发病机制

当心脏病变致使心排血量降低时，机体可通过心、血管和神经体液的调节，动员储备力使心排血量恢复正常或接近正常，以维持机体需要，此即心功能代偿期。若心排血量下降超过代偿的限度时，临床上即出现动脉系统供血不足和静脉系统淤血的症状、体征，此即心功能失代偿期。

（一）代偿期

正常心脏有丰富的储备能力，为适应机体代谢的需要而改变心排血量。当各种原因造成心排血量下降时，心脏可通过：①交感神经兴奋，肾上腺素能活性增加，使心率增快，心肌收缩力增强；②心肌肥厚，心肌纤维增大、增粗，肌纤维数量增多；③心腔扩大，使心室舒张末期容量和充盈压增加；④水钠潴留使循环血量增加等途径进行代偿，使降低的心排血量得以恢复而不产生静脉淤血的症状。

（二）失代偿期

当心脏病变和负荷不断加重，即使通过充分的代偿调节亦不能维持足够的心搏出量和心排血量，此时产生体循环和肺循环静脉淤血和周围组织灌注不足的症状。

近年来研究表明，当心房淤血时其内压增高而被牵张，可释放心钠素（心房肽），它具有抗血管紧张素Ⅱ的作用，能利尿、排钠和扩张血管。但当心力衰竭严重时，心钠素的增加不能克服血管紧张素Ⅱ所致的血管收缩和水钠潴留的作用，从而出现明显的慢性心力衰竭。

三、临床表现

（一）左心衰竭

主要是由左心排血量降低，使肺淤血及重要脏器供血不足引起。

1. 症状

1）呼吸困难：是左心衰竭时最早出现和最重要的症状，为肺淤血和肺顺应性降低导致肺活量减少的结果。在不同情况下肺淤血的程度有差异，因而呼吸困难的表现有以下不同形式。

（1）劳力性呼吸困难：呼吸困难最初仅在较重体力劳动时发生，休息后即自行缓解，是由体力活动使静脉回流增加，肺淤血加重所致。随着病情的进展，在较轻的体力劳动时也出现呼吸困难。

（2）端坐呼吸：患者平卧时出现呼吸困难，常被迫采取坐位或半坐位以减轻或解除呼吸困难。坐位时，重力作用使部分血液转移至身体下垂部位，可减轻肺淤血；坐位时，横膈下降，可增加肺活量。

（3）夜间阵发性呼吸困难：是左心衰竭早期的典型表现。常在夜间熟睡后突然憋醒，被迫坐起，可伴阵咳，咳泡沫样痰，似喘息状态，称为心源性哮喘。轻者保持坐位数分钟后即缓解，重者则可发展为肺水肿。夜间阵发性呼吸困难的发生机制可能与平卧时静脉回流增加；横膈上升，肺活量减少；夜间迷走神经张力增高；冠状动脉收缩和支气管平滑肌收缩等有关。

2）咳嗽、咳痰和咯血：咳嗽、咳痰系肺泡和支气管黏膜淤血所致，痰常呈白色浆液性泡沫样痰，有时带血而呈粉红色泡沫样痰。咯血可由肺毛细血管或支气管黏膜下静脉破裂所致。

3）其他症状：心排血量降低所致的倦怠、乏力等。严重时，由于脑缺血、缺氧可出现烦躁或嗜睡、精神错乱等。

2. 体征

除原有的心血管疾病体征外，还可出现左心室增大，可发生相对性左房室瓣关闭不全而出现心尖区收缩期吹风样杂音，心率增快，心尖部舒张期奔马律，两肺底湿啰音，若继发支气管痉挛，可伴有哮鸣音或干啰音。偶有胸腔积液，以右侧多见。部分患者可有交替脉。严重者有发绀。

3. 急性肺水肿

急性肺水肿是急性左心衰竭最严重的表现。表现为极度呼吸困难，伴有窒息感，被迫端坐呼吸，咳出大量白色或粉红色泡沫样痰。两肺满布湿啰音及哮鸣音。心率增快，心尖可有舒张期奔马律。血压在起始时可升高，以后可降至正常或低于正常。如不及时抢救，可引起神志模糊，休克或窒息而死亡。急性肺水肿的发生机制是肺静脉压显著增高，肺毛细血管压超过渗透压后，血浆渗入肺间质及肺泡内，使气体交换发生障碍。

（二）右心衰竭

右心衰竭主要为体循环静脉回流受阻和静脉压增高，引起脏器淤血及缺氧所致。

1. 症状

1）水肿：多由下肢开始，如踝部、胫骨前、卧位时骶尾部显著。因水肿最早出现在身体的下垂部位，故又称下垂性水肿。多在白天活动后于傍晚加重，经休息一夜后可消退或减轻。随着病情发展可发生全身性水肿，甚至出现胸腔积液、腹腔积液。

2）颈静脉充盈：右心衰竭的早期表现，是静脉压增高的表现。当静脉压显著升高时，身体其他部位的表浅静脉也充盈，并可见颈静脉搏动，肝颈静脉回流征阳性。

3）内脏淤血。

（1）肝淤血：肝大，质较硬，有压痛，随心力衰竭的好转或恶化，肝脏可在短时期内增大或缩小。当右心衰竭突然加重时，肝脏急性充血，肝小叶中央细胞坏死，引起肝脏急剧肿大，有明显压痛，并有黄疸、肝功能障碍等。一旦心力衰竭改善，上述情况即恢复正常。长期慢性肝淤血可引起肝细胞萎缩、结缔组织增生，形成心源性肝硬化。

（2）肾淤血：肾小球滤过减少，通透性增大，以致尿量减少，尿中有少量蛋白、红细胞及管型等。肾功能可有不同程度障碍。

（3）胃肠道淤血：有腹胀、食欲缺乏、恶心、呕吐、腹泻等。

4）发绀：是静脉血氧低下所致。首先出现于循环末端，如指端、口唇、耳郭等部位。右心衰竭比单一左心衰竭时发绀更重。

2. 体征

1）心脏扩大：右心衰竭时，右心室肥厚，在胸骨左缘或剑突下心脏搏动增强。如右心衰竭继发于左心衰竭，则见全心明显增大。心力衰竭加重时，扩大的心腔可以回缩变小。右心衰竭时，心率增快，部分患者可在胸骨左缘相当于右心室表面听到舒张期奔马律，右心室明显扩大，形成功能性三尖瓣关闭不全，产生三尖瓣区收缩期杂音，吸气时杂音增强。

2）颈静脉怒张：患者半卧位时可见膨胀的颈外静脉超出胸骨柄水平。当按压肿大的肝脏时，可引起颈静脉充盈加剧，称肝颈静脉回流征阳性。如舌下静脉亦有明显怒张，则表示有明显静脉压升高，是右心衰竭比较早的表现。

3）肝大和压痛：充血性肝大，触诊时常在剑突下明显触及，边缘钝圆，有弹性、膨胀感及明显压痛。随着心力衰竭好转或恶化，肝大可短期内减轻或加剧。长期慢性右心衰竭可引起心源性肝硬化，肝脏扪诊质地较硬，压痛可不明显，常伴有黄疸、脾大、腹腔积液及慢性肝功能损害。

4）水肿：是右心衰竭较晚的表现，常表现为水钠潴留在 4 kg 以上。水肿从低垂部位开始，因为起初患者尚能自由活动。夜晚时，双下肢出现的水肿逐渐上升。待被迫卧位时，水肿以骶尾部明显，严重者可出现全身水肿及胸腔积液、腹腔积液。

5）胸腔积液和腹腔积液：胸腔积液多见于右侧，也可为双侧胸腔积液。腹腔积液常发生在疾病的晚期。

（三）全心衰竭

左、右心衰竭的临床表现并存，右心衰竭时因排血量减少，可使左心衰竭的肺淤血临床表现减轻或不明显。

四、并发症

常见的并发症有：①呼吸道感染；②下肢静脉血栓形成；③肺栓塞或脑动脉、肾动脉、肠系膜动脉栓塞；④心源性肝硬化；⑤电解质平衡失调。

五、辅助检查

（一）实验室检查

1. 血、尿常规检查

慢性心力衰竭时可出现红细胞与血红蛋白降低，伴有感染可致白细胞升高。尿中有少量蛋白、红细胞及管型。

2. 肝、肾功能检查

血清胆红素、丙氨酸氨基转移酶（ALT）略增高，尿素氮轻度升高，严重心力衰竭时天冬氨酸氨基转移酶（AST）、乳酸脱氢酶（LDH）也可升高。

3. 电解质测定

钾、钠、氯、镁降低。

（二）静脉压测定

右心衰竭者静脉压明显升高。

（三）X线检查

左心衰竭者可见左心室增大，肺门阴影范围和密度增加。急性肺水肿者双侧肺门有大片云雾状阴影，肺透明度降低。右心衰竭者可见右心房、右心室或全心增大。单纯右心衰竭者肺野清晰。

（四）心—肺运动试验

在运动状态下测定患者对运动的耐受量，更能说明心脏的功能状态。运动时肌肉的耗氧量增高，需要的心排血量也相应增加。正常人每增加 100 ml/(min·m²) 的耗氧量，心排血量需增加 600 ml/(min·m²)。当患者的心排血量不能满足运动时的需要，肌肉组织就需要从流经它的单位容积的血液中提取更多的氧，结果使动静脉血氧差增大。在氧供应绝对不足时，即出现无氧代谢，乳酸增加，呼气中 CO_2 含量增加。进行心—肺运动试验时，需求得以下两个数据。

1. 最大耗氧量

最大耗氧量（VO_2max）即运动量虽继续增加，但耗氧量已达峰值不再增加，表明心排血量已不能按需求增加。心功能正常时，此值应 >20 ml/(min·m²)，轻至中度心功能受损时为 16~20 ml/(min·m²)，中至重度心功能受损时为 10~15 ml/(min·m²)，极重度心功能受损时则 <10 ml/(min·m²)。

2. 无氧阈值

无氧阈值即呼气中的 CO_2 的增长超过了耗氧量的增长，标志着无氧代谢的出现，以开始出现两者增加不成比例时的耗氧量作为代表值，此值愈低说明心功能愈差，心功能正常时此值 >14 ml/(min·kg)。

（五）血流动力学监测

当代临床血流动力学监测最主要的内容是通过漂浮导管直接测量心搏出量、心内各腔压力、体循环和肺循环压力及阻力。根据得出的压力数据和曲线来说明患者左、右心室的前后负荷及心肌收缩状态，其较能准确和全面测量心功能状态。现在监测多还包括血气分析。

1. 肺毛细血管楔压测定

肺毛细血管楔压（PCWP）正常值为 6 ～ 12 mmHg[①]，超过 18 mmHg，表示已存在心力衰竭，并能反映急性后向性衰竭程度，对指导血管扩张剂应用有指导意义。

2. 心指数测定

心指数能更精确反映左心室排血功能，正常值为 3.0 ～ 3.5 L/(min·m^2)，当低于 2.2 L/(min·m^2) 时，出现前向衰竭症状。低于 1.8 L/(min·m^2) 时发生心源性休克，低于 1.3 L/(min·m^2) 时极难挽救。

3. 周围静脉压测定

周围静脉压测定除可了解上、下腔静脉是否受阻以及血流量多少外，主要反映左心的排血功能。右心衰竭时，静脉压明显升高。引起静脉压升高的其他疾病还有缩窄性心包炎、心包积液、腔静脉梗阻等。

4. 中心静脉压测定

中心静脉压（CVP）测定是将静脉插管到右心房或接近于右心房的腔静脉处测量。正常值为 5 ～ 10 cmH$_2$O[②]。CVP 反映右心室泵血功能状态、血容量多少、血管张力之间的协调关系。如无三尖瓣狭窄，则 CVP 与右心室舒张末压一致。如 CVP > 12 cmH$_2$O 则可能是补液过多、过快，或提示有右心衰竭存在；如 > 15 cmH$_2$O，应停止补液，并采取措施改善心功能；如 < 4 cmH$_2$O，则表示静脉回心血量不足，应予快速补液。

（六）其他

超声心动图、心机械图、阻抗法、热稀释法、放射性核素扫描法等检查，对评价左心室功能及在临床症状出现前做出左侧代偿性或失代偿性心力衰竭的判断有重要意义，可鉴别心脏收缩与舒张功能异常。

近年来，通过创伤性和非创伤性检查，可测定心肌收缩和舒张状态。

目前，常用的是联合非创伤性检查，因其无创伤性和可重复性，便于随访观察病情变化，最常用的是心机械图和超声心动图同步联合描记。常记录并测算下列参数，以判定收缩功能：电机械收缩时间（EMS）、机械收缩间期（MS）、左心室射血时间（LVET）、射血前期（PEP）、等容收缩期（ICT）、电机械间期（EMi）和 ICT/LVET、PEP/LVET 等。

六、诊断和鉴别诊断

原有心血管疾病或有发生心力衰竭基础的患者，如出现肺循环或体循环淤血的症状和体征，则不难诊断心力衰竭。X 线检查、超声心动图检查和静脉压测定等常可提供诊断依据。诊断时还应了解病因、病理解剖和病理生理诊断以及心功能状态等。

（一）诊断标准

有以下 2 个主要条件或 1 个主要条件和 2 个次要条件者可予诊断。

---

① 1 mmHg ≈ 0.133 kPa。

② 1 cmH$_2$O ≈ 0.1 kPa。

1. 主要条件

夜间阵发性呼吸困难或端坐呼吸；颈静脉怒张；肺部啰音；心脏扩大；急性肺水肿；奔马律；静脉压升高；肝颈静脉回流征阳性。

2. 次要条件

踝部水肿；夜间咳嗽；劳力性呼吸困难；肝淤血肿大；胸腔积液；心率 > 120次/分；潮气量减少到最大量的 1/3。

（二）心功能状态分级

美国心脏协会（AHA）增加了客观评定的标准，根据心电图、运动试验、X 线和超声心动图等客观检查做出分级。目前，临床上一般将心功能分为 4 级，心力衰竭失代偿期分为 3 度。

1) 心功能 I 级（心力衰竭代偿期）：日常体力活动不受限制，一般活动不引起心力衰竭征象。

2) 心功能 II 级（一度心力衰竭）：体力活动轻度受限制，一般活动可引起乏力、心悸、呼吸困难等症状。

3) 心功能 III 级（二度心力衰竭）：体力活动明显受限制，轻度活动即引起心力衰竭征象。

4) 心功能 IV 级（三度心力衰竭）：体力活动重度受限制，任何活动皆引起心力衰竭征象，甚至在休息时也有心悸、呼吸困难等症状。

心力衰竭的程度并非固定不变，可从某一度转变为更高或更低程度。有些可逆性心血管疾病经有效治疗后，心功能可完全恢复正常。

（三）鉴别诊断

1. 左心衰竭主要应与肺部疾病所引起的呼吸困难相鉴别

1) 肺炎、支气管炎：无心尖抬举样搏动、舒张期奔马律等心脏病征象，且呼吸困难受体位改变影响不大等，有助于鉴别。

2) 支气管哮喘：有时心源性哮喘与此鉴别较困难。支气管哮喘者具有慢性、阵发性或季节性的病史特点，发作一阵后可自动缓解，肺部以哮鸣音为主，既不以两肺底啰音为主，也无心脏病的特殊体征，可资鉴别。

3) 非心源性肺水肿：主要见于有机磷农药中毒、刺激性气体吸入中毒、中枢神经系统疾病、高原性肺水肿等，有关病史及其他症状、体征将有助于鉴别。

2. 右心衰竭应与以下疾病相鉴别

1) 心包积液、缩窄性心包炎：有颈静脉怒张、肝大、水肿等表现，但既往无慢性心脏病史，有心尖冲动减弱、心音遥远，心脏无杂音，肺部无干、湿啰音，可有奇脉。心包积液量大者。心浊音界向两侧扩大，心尖冲动在心浊音界内侧，可闻及心包叩击音。X 线、心电图、超声心动图检查有助于明确诊断。

2) 上腔静脉综合征：上腔静脉受肿瘤、淋巴结或血栓阻塞时，可使血液回流受阻，出现颈静脉怒张、肝大、水肿等表现。患者心界不大，心脏无病理性杂音，无肺淤血的表现。全面体格检查与 X 线检查有助于诊断。

3）门脉性肝硬化：虽有肝大、腹腔积液及水肿，与心源性肝硬化相似，但无心脏病史，无心力衰竭的症状与体征。相反可见腹壁静脉曲张及蜘蛛痣，腹腔积液量较大而周围性水肿不明显，脾脏可肿大，肝功能多有明显损害。

七、治疗

治疗目标：治疗慢性心力衰竭不能仅限于缓解症状，应从长计议，采取综合治疗措施，包括病因治疗，调节心力衰竭的代偿机制，减少其负面效应，如拮抗神经体液因子的过分激活等。除缓解症状外还应提高运动耐量，改善生活质量，防止心肌损害进一步加重，降低病死率。

（一）病因治疗

面对每一位心力衰竭患者，都应认真寻找病因，采取有效的治疗措施，如高血压心脏病患者的降压治疗、甲状腺功能亢进性心脏病的抗甲状腺功能亢进的治疗、心脏瓣膜病和一些先天性心脏病患者有效的手术治疗、冠心病的介入治疗。病因若能获得彻底治疗，则心力衰竭可望解除，心功能甚至可以完全恢复正常。

（二）消除诱因

消除诱因是预防心力衰竭的关键。积极治疗及预防呼吸道感染和风湿活动，对于发热持续 1 周以上的患者应警惕感染性心内膜炎的可能。心律失常特别是心房颤动（简称房颤）是诱发心力衰竭的常见原因，对心率快的房颤患者，如不符合复律指征应尽快控制心率。避免精神紧张及过度疲劳。纠正贫血、电解质紊乱以及潜在的甲状腺功能亢进。

（三）减轻心脏负荷

1. 休息

休息是减轻心脏负荷的主要方法之一。急性期或病情不稳定者应限制体力活动，以降低心脏负荷，有利于心功能恢复。此外，还需解除患者的精神负担，必要时可应用小剂量地西泮、苯巴比妥等镇静剂治疗。

2. 限制钠盐摄入

钠摄入量的限制是控制慢性心力衰竭最适当的办法。

3. 吸氧

鼻导管和面罩吸氧，一般为低流量持续吸氧。

4. 应用利尿剂

利尿可使过多的体液排出，既可减轻周围和内脏水肿，又可减少过多的血容量，减轻心脏前负荷，改善心功能，增加心排血量。常用的利尿剂如下。

1）噻嗪类利尿剂：这类药物中最常用的是氢氯噻嗪，每日 1~2 次，每次 25~50 mg，口服，服后 1~2 小时起作用，持续 12~24 小时。长期应用可引起低钾血症，使用时应补充钾盐或与保钾利尿剂合用。在肾功能不全患者中，可进一步降低肾小球滤过率，此外，还可使血糖、血尿酸、血脂、血氨增高，因而并发糖尿病、痛风、肾功能不全者忌用。

2）袢利尿剂：呋塞米 20 ~ 40 mg，每日 1 ~ 2 次，口服或静脉注射。依他尼酸 25 ~ 50 mg，口服或静脉滴注，每日 1 次，由于不良反应较多而日趋少用。布美他尼 0.5 ~ 1 mg 口服或静脉注射，每日 1 ~ 2 次。

3）保钾利尿剂：螺内酯，作用于肾远曲小管，干扰醛固酮的作用，使钾离子吸收增加，同时排钠利尿，但利尿效果不强。在与噻嗪类或袢利尿剂合用时能加强利尿并减少钾的丢失，一般剂量为 20 mg，每日 3 次。氨苯蝶啶，直接作用于肾远曲小管，排钠保钾，利尿作用不强。常与排钾利尿剂合用，起到保钾作用，一般剂量为 50 ~ 100 mg，每日 2 次。阿米诺利，作用机制与氨苯蝶啶相似，利尿作用较强而保钾作用较弱，可单独用于轻型心力衰竭的患者，剂量为 5 ~ 10 mg，每日 2 次。保钾利尿剂可能产生高钾血症，一般与排钾利尿剂联合应用，但不宜同时服用钾盐。

使用利尿剂注意事项：①间断使用，使机体在利尿后有一个恢复平衡的过程；②首选噻嗪类利尿剂，必要时加用保钾利尿剂，急性肺水肿或重度心力衰竭方使用袢利尿剂；③利尿期间计出入量，监测电解质变化及肾功能情况。使用快速或强利尿剂时尚要注意脉搏和血压的变化，以防发生血流动力学紊乱。

5. 血管扩张剂

血管扩张剂的基本原理是通过扩张动脉和（或）静脉，减轻心脏的前后负荷，减少心脏做功，从而降低心肌耗氧量。血管扩张剂近年来发展很快，有很多新药问世，按其作用机制可分为：直接作用于血管平滑肌的药物，如硝酸酯、硝普钠、肼屈嗪、米诺地尔；交感神经系统阻滞剂，如哌唑嗪、酚妥拉明、妥拉唑啉、酚苄明、双苄胺；血管紧张素转化酶抑制剂，如卡托普利；钙通道阻滞剂，如硝苯地平。按其作用部位分为：主要扩张动脉的药物，如硝苯地平、肼屈嗪；主要扩张静脉的药物，如硝酸酯类；均衡扩张动脉和静脉的药物，如硝普钠、哌唑嗪、卡托普利和依那普利。

适应证：急性左心衰竭，尤其是急性心肌梗死并发的泵衰竭；经利尿剂、洋地黄治疗无效的慢性病，如慢性顽固性左心衰竭或全心衰竭、高血压心脏病、扩张性心脏病以及以关闭不全为主的瓣膜病。

常用的血管扩张剂有以下几种。

1）硝酸酯类：以扩张静脉、减轻前负荷为主，多用于肺淤血、肺水肿。硝酸甘油：舌下含服，0.6 mg，每 5 ~ 10 分钟 1 次，连服 2 ~ 3 次。静脉滴注宜从小量（每分钟 5 μg）开始，渐加量，可每分钟 20 ~ 50 μg 维持，病情稳定后改用硝酸异山梨酯口服维持。

2）酚妥拉明：以扩张小动脉为主，且具有正性肌力作用。用量为每分钟 0.1 ~ 0.5 mg，小量开始，逐渐加量。

3）硝普钠：同时扩张动静脉，减轻心脏前后负荷，作用迅速，疗效可靠，为急性心力衰竭首选药物。从小剂量开始，每分钟 0.3 μg/kg，根据血压逐渐加量。

4）血管紧张素转化酶抑制剂：同时扩张动静脉，作用较硝普钠缓和，用于慢性心力衰竭患者，可使临床症状与运动耐力明显改善，长期应用可使肥厚的心肌恢复正常。用法为卡托普利 12.5~50 mg，每日 2~3 次。

5）钙通道阻滞剂：以扩张小动脉为主。多应用于高血压合并心力衰竭者。用法为硝苯地平舌下含服或吞服 10~20 mg，每日 3~4 次。

6）心钠素：为心房肌细胞分泌的一种多肽激素，其排钠利尿作用胜过噻嗪类和呋塞米，拮抗醛固酮作用与螺内酯类似，抑制肾素和血管紧张素作用可与卡托普利媲美，扩血管作用与硝普钠雷同。

7）抗利尿激素血管受体阻滞剂：对抗利尿激素水平高的慢性心力衰竭患者，该阻滞剂有明显的血管扩张效应。

8）第二代二氢吡啶类药物：具有较强的扩血管效应，而负性肌力作用弱且心脏特异性较高，如尼卡地平、尼索地平、尼群地平，可降低休息和运动时周围血管阻力、PCWP，增加心指数和休息时冠状窦血流量，但对显示心率、心室充盈压和症状积分无明显影响，长期使用可致液体潴留，尼索地平可激活去甲肾上腺素和血管紧张素活性，使心力衰竭恶化。

应用血管扩张剂要注意：并发低血压的心力衰竭患者慎用；用药中注意血压、心率的监测；停药时逐渐减量，避免突然终止治疗引起反跳。

（四）加强心肌收缩力

正性肌力药物可加强心肌收缩力和减慢心率。

1. 洋地黄类药物

1）适应证：适用于各种类型慢性心力衰竭，对伴有快速性室率的房颤的心力衰竭效果特别显著。在心脏病伴心房扩大者面临手术或分娩等应激时也可起预防作用，对室上性快速性心律失常如室上性心动过速（简称室上速）、房颤或心房扑动（简称房扑）也有较好疗效。

2）禁忌证：预激综合征伴房颤或房扑；二度或高度房室传导阻滞；梗阻性肥厚型心肌病而无明显房颤或心力衰竭；单纯性重度二尖瓣狭窄伴窦性心律。

3）洋地黄类药物的选择：常用的洋地黄类药物为地高辛、洋地黄毒苷及西地兰、毒毛花苷 K 等。

（1）地高辛：口服每次 0.25 mg，口服后经小肠吸收，2~3 小时血药浓度达高峰。4~8 小时获最大效应。地高辛 85% 由肾脏排出，10%~15% 由肝胆系统排至肠道。本药的半衰期为 1.6 天，连续口服相同剂量 7 天后血药浓度可达稳态，纠正了过去洋地黄类药物必须应用负荷剂量才能达到有效血药浓度的错误观点。目前所采用的自开始即使用维持量的给药方法称为维持量法。免除负荷量用药，大大降低了洋地黄中毒的发生率。本制剂适用于中度心力衰竭维持治疗。

（2）洋地黄毒苷：口服每次 0.1 mg，因半衰期长达 5 天，在开始使用时必须应用负荷量，否则需连续服药 3~4 周血药浓度才能达稳态，故临床上已少用。

（3）西地兰：为静脉注射用制剂，注射后 10 分钟起效，1~2 小时达高峰，每次 0.2~0.4 mg 稀释后静脉注射，24 小时总量为 0.8~1.2 mg。适用于急性心力衰竭或慢性心力衰竭加重，特别适用于心力衰竭伴快速性房颤。

（4）毒毛花苷 K：为快速作用类，静脉注射后 5 分钟起作用，0.5～1 小时达高峰，每次静脉用量为 0.25 mg，24 小时总量为 0.5～0.75 mg。用于急性心力衰竭。

4）洋地黄中毒及其处理：洋地黄的应用应个体化。因其中毒量与治疗量接近，易出现中毒反应，故用药中要注意观察中毒征象，一旦发生，立即停药治疗中毒。

（1）影响洋地黄中毒的因素：洋地黄轻度中毒剂量约为有效治疗量的 2 倍，这本身就表明洋地黄用药安全窗很小。心肌在缺血、缺氧情况下中毒剂量更小。水电解质紊乱特别是低钾血症，是常见的引起洋地黄中毒的原因；肾功能不全以及与其他药物的相互作用也是引起中毒的因素；心血管病常用药物如胺碘酮、维拉帕米及阿司匹林均可降低地高辛的经肾排泄率而导致中毒。在住院患者中洋地黄中毒的发生率为 10%～20%。

（2）洋地黄中毒的表现主要有：①心外征象，主要包括消化道症状，如恶心、呕吐、食欲减退，是洋地黄中毒最常见的症状，应与心力衰竭或其他药物所引起的偶有腹泻、腹痛相鉴别；神经症状，如头痛、头晕、失眠、忧郁、乏力，严重者可有谵妄、精神错乱及惊厥等；视觉症状，常见者为色觉异常，如绿视或黄视、视物模糊、盲点等。②心脏征象包括心肌收缩力受抑制而使心力衰竭症状加重和发生各种心律失常，这是应用洋地黄时中毒致死的主要原因。常见的心律失常有室性期前收缩，常呈二联律、三联律或多形性，为常见的中毒表现；室性心动过速（简称室速）或双向性心动过速、房性阵发性心动过速伴房室传导阻滞、非阵发性交界性心动过速、房颤伴高度房室传导阻滞等亦为多见，且具特征性；也有缓慢性心律失常者，如房室传导阻滞、窦房传导阻滞、窦性停搏、窦性心动过缓，房颤的患者，用药后心律变为规则时，除转复为窦性心律者外，无论心率是快是慢，均提示洋地黄中毒。

（3）洋地黄中毒的处理：立即停药，有室性期前收缩、室上速或并发低血钾者，可用钾盐和苯妥英钠治疗；出现缓慢性心律失常时，阿托品常能显效，个别严重者，常需安装临时起搏器。近年来发现，镁离子不但可以兴奋受洋地黄抑制的 $Na^+ - K^+ - ATP$ 酶，还可改善心肌代谢，防止钾丢失，纠正严重的心律失常以及降低心脏前后负荷等。这样既能防治洋地黄中毒，又可治疗心力衰竭。一般剂量为 25% 硫酸镁 10 ml 加入液体中静脉滴注，每日 1 次，连用 3～5 天多能显效，低血钾严重者可同时补充钾盐。

2. 非洋地黄类正性肌力药物

非洋地黄类正性肌力药物可用于洋地黄治疗无效或不能耐受洋地黄的患者。现试用于临床的有以下几种。

1）β 受体兴奋剂

（1）适应证：所有心功能 Ⅱ、Ⅲ 级病情稳定者，左心室射血分数（LVEF）＜40% 者，均需应用 β 受体阻滞剂，除非有禁忌或不能耐受。心功能 Ⅳ 级者，如病情已稳定，无水肿且不需静脉用药者，亦可谨慎使用。

（2）禁忌证：支气管痉挛性疾病、心动过缓（心率＜60 次/分）、二度及以上房室传导阻滞均不能应用。

（3）常用制剂：①选择性 $β_1$ 受体阻滞剂，美托洛尔 12.5 mg，每日 1 次；比索洛尔 1.25 mg，每日 2 次。②兼有 $β_1$、$β_2$ 和 $α_1$ 受体阻滞剂作用的制剂，卡维地洛

3. 125 mg，每日 2 次，均以极小的剂量开始，如能耐受，2 ~ 4 周剂量加倍，达到维持量。症状改善常在用药 2 ~ 3 个月才出现。

2）磷酸二酯酶抑制剂

这类药物是近年来新开发出来的一组正性肌力药物，其正性肌力效应是通过抑制心肌磷酸二酯酶活性，减少 cAMP 水解，使进入细胞内 Ca^{2+} 增加所致。其扩血管效应与平滑肌内 cAMP 浓度增加相关。

（1）氨力农：优点是正性肌力作用明显增强而心肌耗氧量显著降低，心肌有急性缺血性损害而非心肌衰竭，用药后心外膜心电图示 ST 段抬高，因而不宜应用。伴有心力衰竭时不加重心脏缺血，其作用优于洋地黄及多巴酚丁胺。剂量：25 ~ 150 mg，每 6 小时 1 次，口服；每分钟 6 ~ 10 μg/kg，静脉注射；每次 0. 75 ~ 0. 76 mg/kg，静脉滴注。不良反应少。

（2）米力农：其正性肌力作用为氨力农的 10 ~ 15 倍，不良反应小，耐受性好。是目前此类药物中最有希望的药物。适用于急性、慢性、顽固性心力衰竭。剂量：2.5 ~ 7. 5 mg，口服，每日 1 次；静脉注射按 1. 0 mg/kg 给药。与卡托普利、硝普钠合用疗效更佳，亦可联用洋地黄、多巴酚丁胺等。

（3）依诺昔酮：系咪唑衍生物，静脉注射速度为每分钟 1. 25 mg，首次用量为 0. 5 mg/kg，每 15 ~ 20 分钟 1 次，每次递增 0. 5 mg/kg 直至 1. 5 ~ 3. 0 mg/kg，作用持续 4. 5 ~ 14 小时（平均 10. 8 小时）。但本药并不降低病死率，且有一定不良反应。

（4）CI – 930：系双氧吡哒嗪酮衍生物。Jafri 等报道经常规治疗无效的 10 例中、重度慢性心力衰竭患者，在停用血管扩张剂继用洋地黄的情况下，经静脉使用本品由 0. 5 mg 开始，最多用至 3 mg，心指数由 2. 0 L/（min · m²）增至 2. 7 L/（min · m²），PCWP 由 195 mmHg 降至 16 mmHg，心率、血压无变化。口服也可见到同样变化。

3）具有多种作用机制的正性肌力药物

这类药物通过两种或多种生化途径增强心肌收缩力。氟司喹南、匹莫苯和维司力农是临床研究较集中的具代表性的药物。

（1）氟司喹南：具有平衡扩张动脉阻力血管与静脉容量血管的作用。大剂量使用还有非反射性和非 cAMP 依赖的正性肌力和正性变时作用，可能通过促进 $Na^+ - Ca^{2+}$ 交换而发挥正性肌力作用。大剂量（150 mg/d）治疗心力衰竭的血流动力作用较小剂量（75 ~ 100 mg/d）显著，但改善运动耐量的效果反不如小剂量，且病死率高，其原因不明。

（2）匹莫苯：有轻度磷酸二酯酶抑制作用。临床研究结果表明匹莫苯可迅速改善缺血性心肌病伴心力衰竭患者的心肌收缩力，而对心肌舒张并无负性作用。

（3）维司力农：除具轻度磷酸二酯酶抑制作用使 Ca^{2+} 内流增加外，还可延长钠通道开放时间，增加细胞内 Na^+ 浓度。一项多中心随机对照长期临床治疗试验结果表明，该药小剂量（60 mg/d）使心功能Ⅲ级有症状的心力衰竭患者的病死率和致残率降低，生活质量改善，而大剂量（120 mg/d）却明显增高病死率。其他不良反应为可逆性颗粒性白细胞减少（发生率为 2. 5%）。

（五）其他药物

1. 硫酸镁

慢性心力衰竭患者由于进食少，长期使用洋地黄可使尿镁排出增多，导致失镁。由于体内缺镁，可使心力衰竭难以纠正，且易引起难治性心力衰竭的发生，近年也认识到低镁血症是难治性心力衰竭的常见原因之一。镁除具有改善心肌代谢、增强心肌收缩力外，还有扩张血管、增强利尿的作用，从而可减轻心脏的前后负荷。因此血管扩张剂联合镁剂治疗有助于心力衰竭的纠正。用法：25%硫酸镁10～30 ml溶于5%～10%葡萄糖液500 ml中静脉滴注，每日1次，一般连用3～7天，心力衰竭基本控制后改用每日5～10 ml肌内注射。

2. 辅酶Q10

本品可减轻右心负荷，改善心脏功能。一项双盲交叉试验对12例标准分级为Ⅲ～Ⅳ级心力衰竭的患者进行研究，连续给予辅酶Q10 12周，心脏每搏输出量和射血分数明显增加。

3. 其他

能量合剂（ATP、辅酶A、胰岛素）及细胞色素C、肌苷可增加能量，促进代谢，改善心功能，起辅助治疗作用。

（六）其他治疗

纠正水电解质紊乱及酸碱失衡。主动脉内球囊反搏术治疗心肌梗死后的低心排血量综合征有一定效果。

（七）中医治疗

1. 辨证论治

1）气血两亏

除心力衰竭的表现外，尚有心悸，头晕眼花，乏力，少气懒言，唇淡，面色无华。舌淡苔薄，脉细无力。

治法：气血双补，养心安神。

方药：归脾汤加减。

党参、白术、龙眼肉各15 g，黄芪、当归各20 g，茯神、酸枣仁、远志各10 g，木香6 g，炙甘草5 g。

2）心肾阴虚

呼吸困难，动即发作，心悸不宁，悸则心烦少寐，口渴，咽干，两颧潮红，耳鸣腰酸。舌红，脉细数。

治法：滋阴清火，养心安神。

方药：天王补心丹加减。

党参、丹参各15 g，生地黄、玄参、玉竹、柏子仁各12 g，麦冬、天冬、酸枣仁、当归各10 g，五味子5 g。

3）心脉瘀阻

心悸怔忡，气喘不得平卧，指末青紫，纳差腹胀。舌暗或紫斑，脉细或结代。

治法：活血化瘀，通阳镇神。

方药：桃仁红花煎加减。

桃仁、红花、当归、龙骨、牡蛎各 15 g，丹参 20 g，川芎、延胡索、郁金、桂枝各 10 g，甘草 5 g。

4）脾肾两虚

腰以下肿甚，按之没指，尿少，腰酸膝冷，怯寒神倦或伴腹水，腹胀纳差。脉沉弱或结代，舌淡暗或紫，苔白。

治法：温阳利水，益气活血。

方药：真武汤加减。

附子 6 g，茯苓 20 g，白术、白芍、泽泻、车前子各 15 g，生姜 5 片，桂枝、桑白皮各 10 g。

2. 中成药

1）参麦注射液：每次 2~4 ml，肌内注射，每日 1 次或 5~20 ml 加入 5% 葡萄糖液 250 ml 中，静脉滴注，每日 1 次。

2）活心丹：用治慢性心力衰竭，并有缓解心绞痛作用。每次 1~2 丸，口服，每日 3 次。妇女经期及孕妇慎用。

3）附片注射液：本品具有强心利水之功。每次 2~4 ml，肌内注射，每日 1~2 次；或 4~8 ml，加入葡萄糖液中静脉滴注，每日 1 次。

4）大黄䗪虫丸：用治慢性心力衰竭之腹部包块，肌肤甲错，眼眶发黑，潮热，消瘦等。每次 1 丸，口服，每日 2 次。

5）八珍丸：1 丸，口服，每日 3 次。用治气血虚弱型。

6）天王补心丸：1 丸，口服，每日 2 次。用治心阴血虚型。

7）生脉饮口服液：1 支，口服，每日 2 次。用治心阴血虚型。

8）通脉养心丸：40 粒，口服，每日 2 次。用于阴阳两虚型。

3. 单方、验方

1）车前草 20 g，茯苓 15 g，大腹皮 12 g。水煎服，每日 1 剂。用于心力衰竭轻度水肿。

2）赤芍、川芎、丹参、鸡血藤、泽兰各 15 g，党参、益母草、麦冬各 25 g，附子、五加皮各 10~15 g。水煎服，每日 1 剂。用于治疗右心衰竭。

3）玉米须 30 g。水煎服，每日 1 剂。用于心力衰竭之轻度水肿。

4）罗布麻根，9~15 g，水煎服。有强心、利尿、消肿作用。

八、护理

(一) 一般护理

1. 休息

让患者取半卧或端坐位安静休息，鼓励患者多翻身、咳嗽，尽量做缓慢的呼吸。避免长期卧床休息，以防发生静脉血栓、肺栓塞、压疮等问题。注意心理教育，使患者身体、心理都得到放松。

2. 饮食

心力衰竭患者均有不同程度的水钠潴留，控制水钠摄入对治疗心力衰竭十分重要。一般患者每日限制钠盐在 5 g 以下，严重者应 <1 g，但不宜限制过久，服利尿剂者可适当放宽，以防低钠血症的发生。应告知患者及家属下列药物和食物含钠量高，宜加以限制：①碳酸氢钠、溴化钠；②发酵面食、点心，如苏打饼干、油条、皮蛋、碱面包、汽水。食物宜清淡、易消化且富含维生素类，避免饱食及进刺激性食物。

3. 排便

防止大便干燥，避免大便时用力，如有便秘，可服用缓泻剂或应用开塞露等，并劝告禁用烟酒。

4. 环境

病室内保持温暖、安静，阳光充足，空气流通，但要避免使患者受凉而并发呼吸道感染。

5. 观察患者的呼吸状态

必须加强夜间巡视，发现患者不能入眠、烦躁、不能平卧、呼吸短促、伴有咳嗽或有阵发性夜间呼吸困难，提示患者的病情尚未控制，应给予半卧位，吸氧，遵医嘱给予用药。

出现急性肺水肿时应注意：

1) 协助患者采取端坐位，两腿下垂。

2) 四肢轮流结扎止血带。

3) 给予鼻导管持续高流量吸氧，氧流量为 4~6 L/min，必要时给予 50% 乙醇湿化吸氧，氧流量为 6~8 L/min。

4) 遵医嘱给予镇静剂，皮下注射吗啡或哌替啶。安慰患者不要紧张、恐惧，以消除顾虑。

5) 遵医嘱迅速给予强心、利尿及血管扩张剂、糖皮质激素治疗，并密切观察患者的面色、心率、心律、血压、神志等变化并准确记录。

6) 症状缓解后仍需继续密切观察病情，以免病情反复。

(二) 健康教育

1) 积极治疗原发病，避免心力衰竭的诱发因素，如呼吸道感染、劳累、情绪过激、钠盐摄入过多等，防止便秘，忌饱餐。

2）长期服用地高辛的患者，要告知其随意加量的危险性。患者应定期门诊复查，尤其应注意检查心电图和地高辛浓度。

3）患者出院后，可适度进行锻炼，锻炼方式可采取步行、练太极拳及八段锦等，每日2次，每次20~40分钟；应循序渐进地增加活动量，嘱患者在运动中出现呼吸困难、胸痛、心悸、头晕、疲劳、大汗、面色苍白、低血压等情况时应停止活动，若经休息后症状仍不缓解，应及时去医院就诊。

（胡玉彬）

第二节　急性心力衰竭

急性心力衰竭是指由于各种原因使心脏在短时间内发生心肌收缩力明显减弱或心室负荷加重、心室充盈受限而导致急性心排血量降低的临床情况，其中以急性左心衰竭最为常见，表现为急性肺水肿，可发生心源性休克或心搏骤停。

一、病因和发病机制

心脏解剖或功能的突发异常，使心排血量急剧降低和肺静脉压突然升高而发生急性左心衰竭。常见的病因有以下几点。

1）急性心肌弥散性损害，导致心肌收缩无力，常见于冠心病急性广泛前壁心肌梗死。

2）急性机械性梗阻，如严重的二尖瓣及主动脉瓣狭窄、左心室流出道梗阻、二尖瓣口黏液瘤或血栓嵌顿主动脉主干或大分支的栓塞，以及急进性高血压，致使心脏的后负荷急剧增加，排血严重受阻。

3）急性心脏容量负荷过重，如急性心肌梗死、感染性心内膜炎引起乳头肌功能失调、腱索断裂、瓣膜穿孔、室间隔穿孔和主动脉窦瘤破裂，以及输液过多、过快，使心脏负荷显著增加。

4）突然发生的心室舒张受限，如急性大量心包积液或积血所致的急性心脏压塞。

5）严重的心律失常，包括快速性室上性和室性心律失常以及严重的心动过缓等，使心排血量显著减少。

主要的病理生理基础为心肌收缩力严重减弱，心排血量急剧减少，或左心室瓣膜急性反流，或急性心脏压塞致使左心室舒张末压迅速升高，肺静脉回流不畅。由于肺静脉压快速升高，肺毛细血管压随之升高，使血管内液体渗入到肺间质和肺泡内形成急性肺水肿。

在上述各种病因的作用下，心肌收缩力突然明显减弱或心脏负荷突然明显增加，致使心排血量急剧降低，心室充盈压显著升高，此与慢性心力衰竭不同，各种代偿机制的作用均不明显。

正常人肺毛细血管平均压与毛细血管胶体渗透压两者差异很大，故血管内液体不渗入到肺组织间隙。急性左心衰竭时，左心室舒张末压迅速升高，使左心房、肺静脉压和肺毛细血管压相继升高，当肺毛细血管内静水压超过胶体渗透压时（即 > 25 mmHg时），血清即渗入肺组织间隙，若渗入液体迅速增多，则又可进一步通过肺泡上皮浸入肺泡或进入终末小支气管后再到达肺泡，引起肺水肿。

肺泡内液体与气体混合形成泡沫，后者表面张力很大，可阻碍通气和肺毛细血管自肺泡内摄取氧，引起缺氧，同时肺水肿可减低肺顺应性，引起换气不足和肺内动静脉分流，导致动脉血氧饱和度降低。缺氧又很快使组织产生过多的乳酸，发生代谢性酸中毒，从而使心力衰竭进一步加重，最后可引起休克或严重的心律失常，严重者可导致死亡。

在上述过程中，肺淋巴管引流、肺泡表面活性物质、血浆白蛋白浓度和毛细血管通透性等因素的改变，均可影响肺水肿产生的速度。

二、临床表现

（一）病史

常见于原有心脏器质性疾病，如急性心肌梗死、高血压心脏病、重度二尖瓣狭窄、急进性肾小球肾炎等。常有过度体力活动、肺部感染、妊娠、分娩、心动过速、过量过快输液等诱因。

（二）症状和体征

根据心排血量下降的急剧程度、持续时间的长短以及机体发挥代偿功能的状况，可有晕厥、休克、急性肺水肿、心搏骤停等表现。

1. 晕厥

晕厥指心排血量减少致脑部缺血而发生的短暂性意识丧失。若持续数秒钟可有四肢抽搐、呼吸暂停、发绀等表现，称为阿—斯综合征。

2. 休克

由于心排血功能低下导致心排血量不足而引起的休克，称为心源性休克。临床上除休克表现外，多伴有心力衰竭、体循环静脉淤血，如静脉压升高、颈静脉怒张等表现。

3. 急性肺水肿

急性肺水肿症状为突然发作、高度气急、呼吸浅速、端坐呼吸、咳嗽、咳白色或粉红色泡沫样痰、面色灰白、口唇及肢端青紫、大汗、烦躁不安、心悸、乏力等。体征为双肺广泛水泡音和（或）哮鸣音，心率增快，心尖区可闻及奔马律及收缩期杂音，心界向左下扩大，可有心律失常和交替脉。

4. 心搏骤停

心搏骤停为严重心力衰竭的表现，见心搏骤停章节。

三、辅助检查

（一）X 线检查

X 线检查可见肺门有蝴蝶形大片阴影并向周围扩展，心界扩大，心尖冲动减弱等。

（二）心电图

心电图可见窦性心动过速或各种心律失常，心肌损害，左心房、左心室肥大等。

四、诊断

（一）急性左心衰竭

有累及左心的心脏病基础，出现肺循环淤血的表现。
1）呼吸困难、咳嗽、咳粉红色泡沫样痰、咯血。
2）发绀、端坐呼吸、左心室扩大、心率增快、第一心音减弱、心尖区可闻及收缩期杂音、肺动脉瓣区第二心音亢进、舒张期奔马律、闻及肺底部或广泛性湿啰音等。
3）X 线检查提示有肺门阴影增大及肺纹理增粗等肺淤血及左心室增大征象。
4）PCWP > 18 mmHg。
具备第1）、2）项或兼有第3）项即可诊断，兼有第4）项可确诊。

（二）急性右心衰竭

有引起急性右心衰竭的病因，出现体循环淤血征象。
1）腹胀、上腹疼痛、恶心等肝及胃肠道淤血症状。
2）水肿、发绀、颈静脉怒张、三尖瓣区可听到收缩期杂音、肝大且压痛、肝颈静脉回流征阳性。
3）X 线检查示右心室增大，上腔静脉增宽。心电图示右心室肥厚。
4）心导管检查示右心室充盈压明显增高，而左心室充盈压正常或偏低，或两者增高不成比例。
具备第1）、2）或兼有第3）项即可诊断，兼有第4）项可确诊。

五、治疗

（一）一般治疗

1. 减少静脉回流
将患者置于半坐位，两腿下垂，以立即减少静脉回心血量，必要时可四肢轮流结扎。
2. 吸氧
立即高流量给氧（氧流量为 6 ~ 8 L/min），严重者亦可采用面罩正压供氧。使用

70% 乙醇或 1% 硅酮溶液消除泡沫。

（二）药物治疗

1. 吗啡

皮下或肌内注射吗啡 5 ~ 10 mg，可减轻烦躁不安和呼吸困难，扩张周围静脉，减少回心血量。呼吸抑制、昏迷、休克和慢性肺炎者忌用。老年体弱者减量。

2. 利尿剂

大多数因肺水肿引起呼吸困难的患者经静脉注射利尿剂，由于其即刻的静脉扩张作用和随后的液体消除，可迅速缓解症状。呋塞米 20 ~ 40 mg 静脉推注，必要时 5 ~ 20 分钟重复注射。对于急性心肌梗死伴左心衰竭者慎用。对于顽固性外周水肿和腹腔积液患者，为达到充分利尿，可能需要袢利尿剂与噻嗪类利尿剂联用。这种联合通常仅能用几天并需要仔细监测，以免发生低钾血症、肾功能不全和血容量不足。

3. 血管扩张剂

1）硝普钠：50 mg 溶于 5% 葡萄糖液 500 ml 内静脉滴注，从小剂量开始，一般为 15 μg/min 或 0.25 μg/（kg·min），无效时每 15 ~ 30 分钟增加 1 次，每次增加 5 ~ 10 μg/min，直至达到所需效果。若已达 80 μg/min 滴速仍未发生疗效，则按每分钟增加 20 μg/min 或 0.25 μg/kg 速度进行。维持量为 25 ~ 150 μg/min。最大剂量为 300 μg/min。应用时注意大量使用可致氰化物中毒，使用前宜补充血容量防止血压过低。

2）酚妥拉明：对急性左心衰竭肺水肿可先给较大剂量，如第一分钟给药 5 mg，然后继以较小剂量静脉滴注，或以 5 ~ 10 mg 加入 25% 或 50% 葡萄糖液 20 ~ 40 ml 内缓慢滴注 5 ~ 10 分钟。一般常用量为 1 ~ 5 μg/（kg·min）。

3）硝酸甘油：舌下含服可迅速扩张静脉床，减少回心血量。

4. 茶碱类药物

氨茶碱 0.25 g 加入 50% 葡萄糖液 20 ~ 40 ml 中缓慢静脉注射，以减轻呼吸困难。

5. 洋地黄类药物

如发病 2 周内未用过洋地黄毒苷，1 周内未用过地高辛，可予速效洋地黄类药物，以加强心肌收缩力和减慢心率，此对伴有快速性房性心律失常的急性肺水肿特别有效，重度二尖瓣狭窄伴有窦性心律的急性肺水肿忌用。如发病 2 周内曾用过洋地黄，则强心剂的应用需根据病情，小剂量追加，用法同慢性心力衰竭。

6. 其他药物

1）可选用肾上腺皮质激素如地塞米松 10 ~ 20 mg 静脉注射，可解除支气管痉挛，减少渗出，有利于肺水肿的治疗。

2）奈西利肽，为一种主要作为血管扩张剂起作用的重组人脑钠肽，最近表明，当加入常规治疗（主要为利尿剂）时，它可减轻呼吸困难。

7. 超滤

单纯静脉超滤有时被用于清除心力衰竭患者多余的液体，通常不用于对利尿剂无效或抵抗的患者。

此外，在进行上述措施的同时，尚需确定病因和诱因并积极予以相应处理。

（三）中医治疗

1. 辨证论治

1）心肾阳虚型

心悸气喘，畏寒肢冷，腰酸尿少，面色㿠白，全身水肿。舌淡苔白，脉沉细。

治法：温阳利水。

方药：真武汤合四逆汤加减。

附子、肉桂、生姜各 6 g，茯苓 15 g，白术、泽泻各 12 g，芍药 10 g。

2）气阴两虚型

心悸气喘，活动加剧，大汗淋漓，颧红唇绀，神疲眩晕。舌红苔少，脉微细数。

治法：益气养阴。

方药：生脉散加减。

人参 12 g，附子 9 g，麦冬 10 g，五味子 6 g，煅龙骨、煅牡蛎各 30 g。

2. 中成药

1）强心灵（黄夹苷）注射液：0.125～0.250 mg 加入 5%～10% 葡萄糖液 20 ml 中，于 5～10 分钟静脉注射，每日 1～2 次。

2）羊角拗注射液：0.25 mg 加入 25% 葡萄糖液 20 ml 中，缓慢静脉注射，每日 1～2 次。

3）参附针：10～20 ml 加入 50% 葡萄糖液 30～40 ml 中，静脉推注。

3. 单方、验方

1）葶苈子粉 2 g，每日 3 次，饭后冲服，可强心利尿。

2）心宝，每丸 60 mg，每次服 120～300 mg，每日 2～3 次。

3）心衰合剂：葶苈子 30～60 g，桑白皮 30 g，车前子（包煎）30 g，泽泻 15 g，生黄芪 30 g，太子参 30 g，五味子 10 g，麦冬 15 g，丹参 30 g，当归 10 g，每剂浓煎 200 ml，每日 1～2 剂，分 2～4 次服用。对心气虚衰、血脉瘀阻、水饮停聚、肺气壅塞者有效，加服利尿合剂疗效更佳。

4. 针灸治疗

可针刺人中、内关、天突、肺俞穴，强刺激后留针 15 分钟，每日 2～3 次。

六、护理

（一）常规护理

1. 一般护理

1）安置患者于重症监护病室，并协助患者取坐位或半坐位，两腿下垂。注意给患者提供合适的支撑物，并保护患者的安全，防止坠床。迅速建立静脉通路，并保持通畅。注意监护呼吸、血压、脉搏及心电图变化。

2）宜用低钠、低脂肪、低盐、富含维生素、富于营养、易消化的低热量饮食。采用低热量饮食可降低基础代谢率，减轻心脏负荷，但时间不宜过长。低盐饮食可控制水钠潴留，从而减轻心脏负荷，根据水肿程度忌用或少用含钠量高的食物，如发酵面食、咸肉、咸菜、海鱼、海虾、含钠饮料、调味品和含盐的罐头。进食量少或利尿明显者可适当放宽钠盐的限制。心力衰竭时因胃肠道淤血、呼吸困难、疲乏、焦虑而影响食欲和消化功能，应给予易消化食物，少食多餐，可减少胃肠消化食物所需的血液供应，使心脏负荷减轻。

3）严重呼吸困难时可给氧。对四肢厥冷、发绀的患者，要注意保温。保持大便通畅。

4）抢救时护理人员应保持镇静，神态自若，操作熟练，使患者产生信任感和安全感。尽可能守护在患者身旁，安慰患者，告诉患者医护人员正在积极采取有效措施，病情会逐渐得到控制。对患者做简要解释，消除患者的紧张、恐惧心理。注意语言简练，以免增加患者负担。

5）协助患者翻身，使用气垫或气圈。患者穿着宜柔软和宽松，以防皮肤破损，并随时保持皮肤清洁。心力衰竭患者因肺淤血而易致呼吸道感染，需定时给患者叩背。病房保持空气新鲜、暖和，避免患者受凉，避免呼吸道感染加重心力衰竭。应鼓励患者下肢活动，协助患者被动肢体锻炼，早晚用温水浸足，以预防和减少下肢静脉血栓形成。需密切观察患者有无疲倦、乏力、情感淡漠、食欲减退、尿量减少等症状，并监测液体出入量和电解质，以防低钾血症和低钠血症等的发生。

2. 病情观察与护理

1）观察体温、脉搏、呼吸、血压的变化。注意心力衰竭的早期表现，夜间阵发性呼吸困难是左心衰竭的早期症状，应予警惕。当患者出现血压下降、脉率增快时，应警惕心源性休克的发生，并及时报告医生处理。

2）观察神志变化，由于心排血量减少，脑供血不足，缺氧及二氧化碳增高，可导致头晕、烦躁、迟钝、嗜睡、晕厥等症状，及时观察以利于医生综合判断及治疗。

3）观察心率和心律，注意心率快慢、心律规则与否、心音强弱等。有条件时最好能持续心电监护并及时记录，以利及时处理。

出现以下情况应及时报告医生：①心率低于40次/分或高于130次/分；②心律不规则；③心率突然加倍或减半；④患者有心悸或心前区疼痛的病史而突然心率加快。

4）注意判断治疗有效的指标，如自觉气急、心悸症状改善，情绪稳定，发绀减轻，尿量增加，水肿消退，心率减慢，原有的期前收缩减少或消失，血压稳定。

5）注意观察药物治疗的效果及不良反应，如使用洋地黄类药物时，应注意观察患者心率、心律的变化，观察药物的毒性反应，并协助医生处理药物的毒性反应。此外，迅速建立良好的静脉通道，以保证药物的顺利应用，严格控制静脉输液速度。做好各种记录，发现异常及时报告医生，配合处理。备好一切抢救药品、器械。

（二）健康教育

1）向患者及家属介绍急性心力衰竭的诱因，积极治疗原有心脏疾病。急性肺水肿发作后，若原发病因得以去除，患者可完全恢复；若原发病因继续存在，患者可有一段病情稳定时间，待有诱因时又可再发心力衰竭症状。

2）嘱患者在静脉输液前主动告诉护士自己有心脏病史，便于护士在输液时控制输液量及速度。

（胡玉彬）

第二章　心律失常

第一节　概　述

正常心律起源于窦房结，频率为 60～100 次/分、较规则。心律失常指心律起源部位、心搏频率与节律以及激动传导等任一项异常。心肌大部分由普通心肌纤维组成，小部分由特殊分化的心肌纤维组成，后者组成心脏的起搏传导系统。

心脏的起搏传导系统包括窦房结、房室结、房室束（希氏束）、左右束支及其分支以及浦肯野纤维网。当心脏冲动在窦房结形成后，随即由结间束和普通心房肌传递，抵达房室结及左心房。冲动在房室结内传导速度极为缓慢，抵达希氏束后传导再度加速。束支与浦肯野纤维的传导速度均极为快捷，使全部心室肌几乎同时激动。最后，冲动抵达心外膜，完成一次心动周期。

心脏传导系统接受迷走神经与交感神经支配。迷走神经兴奋性增高，能抑制窦房结的自律性与传导性，延长窦房结与周围组织的不应期，减慢房室结的传导并延长其不应期。交感神经发挥与迷走神经相反的作用。

一、心律失常的分类

（一）按心律失常的发生机制分类

1. 冲动形成异常

1）窦性心律失常：①窦性心动过速；②窦性心动过缓；③窦性心律不齐；④窦性停搏。

2）主动性异位心律：①期前收缩（房性、房室交界区性、室性）；②阵发性心动过速（室上性、室性）；③房扑、房颤；④心室扑动（简称室扑）、心室颤动（简称室颤）。

3）被动性异位心律：①逸搏（房性、房室交界区性、室性）；②逸搏心律（房性、房室交界区性、室性）。

2. 冲动传导异常

1）干扰及干扰性房室分离：常为生理性。

2）心脏传导阻滞：①窦房传导阻滞；②房内传导阻滞；③房室传导阻滞；④室内传导阻滞（左束支、右束支及分支传导阻滞）。

3）房室间传导途径异常：预激综合征。

（二）按心律失常发作时心率的快慢分类

1）快速性心律失常。

2）缓慢性心律失常。

二、心律失常的诊断

心律失常的诊断主要依靠心电图检查。临床上，有一部分患者可以通过询问病史及体格检查做出初步诊断，从而了解心律失常的存在、诱发因素、伴随症状等情况，必要时可选择 X 线检查、超声心动图、放射性核素扫描等。

（一）病史

心律失常的诊断应从采集详尽的病史入手。尽量让患者描述发生心悸等症状时的感受。病史通常能提供对诊断有用的线索：①心律失常的存在及其类型；②心律失常的诱因，如烟、酒、咖啡、运动及精神刺激；③心律失常发作的频率、起止方式；④心律失常对患者造成的影响。

（二）体格检查

发作时体检应着重判断心律失常的性质和对血流动力学的影响。注意心搏频率及节律、心音强弱及颈静脉搏动，有助于做出心律失常的初步诊断，如心音强弱较一致、节律较规整的快速性心律失常见于房扑和室上速，前者尚可见到频繁的颈静脉搏动。第一心音强弱不等见于房颤、室速、期前收缩和完全性房室传导阻滞，可因心房和心室同时收缩，第一心音极度增强而听到"大炮音"，颈静脉可见间歇出现搏动明显增强的"炮波"。

（三）心电图检查

心电图检查为临床诊断心律失常最重要的方法。心律失常发作时描记心电图不但可以确定心律失常的存在，还可确定心律失常的类型。描记较长的 II 导联和 V_1 导联，P 波较清楚时有助于心律失常的分析，必要时可加大电压、放快纸速描记；P 波不清楚时可采用食管导联。由于食管接近心房的后面，故食管心电图描记能清楚地显示 P 波，这对心律失常的分析如鉴别室上速伴有室内差异性传导和室速很有帮助，并且对解释室上速的发生机制也有裨益，如阵发性室上速发作时，心房和心室除极同时发生，其发生机制最可能是由房室结折返所致。

动态心电图是诊断心律失常的重要手段。常用的方法是给患者佩戴慢转速的磁带盒，以 1~2 个双极胸前导联连续记录 24 小时心电图，然后在荧光屏上快速播放并选段记录，从中发现心律失常和 ST-T 改变等，其出现时间可与患者的活动及症状相对照，有利于进行分析诊断。动态心电图通过 24 小时连续心电图记录能观察到心律失常的发作、自主神经系统对自发心律失常的影响、自觉症状与心律失常的关系，并评价治疗效果。

（四）运动试验

患者在运动时出现心悸等症状，可做运动试验协助诊断。但应注意，正常人进行运动试验，亦可发生室性期前收缩。运动试验诊断心律失常的敏感性不如动态心电图。

（五）有创性电生理检查

有创性电生理检查能协助判断快速性和缓慢性心律失常的性质，为治疗提供指导。

三、治疗

一般治疗原则：心律失常是否需治疗、如何治疗取决于心律失常产生的基础及性质和心律失常对血流动力学的影响及预后。性质严重、对血流动力学影响明显、预后较差的心律失常必须立即采取有效的治疗措施。功能性心律失常并不需要特殊处理。某些虽为器质性心律失常，如果心率正常，也无须特殊治疗，如心肌炎引起的一度或二度Ⅰ型房室传导阻滞等。

心律失常治疗时，力争达到制止发作、减少或杜绝再发、维持疗效的目的。

（一）病因治疗

控制病因和消除诱因是治疗心律失常的重要措施，如心肌炎症、心肌缺血的治疗，甲状腺功能亢进的控制，电解质紊乱的纠正。避免紧张、劳累、情绪激动、过度吸烟、饮酒、喝浓茶、喝咖啡等，可以防止某些心律失常的发生。

（二）心律失常发作期的治疗

根据心律失常的类型及其对血流动力学的影响，可选用相应的治疗措施。缓慢型心律失常伴阿—斯综合征者应静脉给予提高和维持心率的药物，无效时应进行心脏起搏治疗。快速性室上性心律失常（如阵发性室上速）可采用刺激迷走神经或药物控制心率或转复为窦性心律；室速应及时选用药物或同步直流电复律以中止发作。期前收缩是常见的心律失常，通常对血流动力学影响不严重，在去除病因和诱因的同时，可选用相应的抗心律失常药物口服治疗。

（三）预防心律失常的复发

对一些病因暂时难以消除的心律失常，需采取适当的方法来预防复发或根治，如慢性三度房室传导阻滞和病态窦房结综合征（简称病窦综合征）药物治疗无效时，应安置永久心脏起搏器治疗；反复发作的快速性心律失常可采用导管射频消融治疗；对猝死高危患者可置入自动复律—除颤—起搏器。需要长期口服抗心律失常药物的患者，应选用疗效肯定而不良反应相对较轻的药物，必要时进行临床电生理测定或进行药物浓度监测，以协助选择可靠的抗心律失常药物。

（四）心律失常的中医治疗

心律失常是指心脏激动的起源、频率、节律、传导速度和传导顺序等异常。本病属于中医学"心悸""怔忡""眩晕""晕厥"范畴。

中医认为本病病因与外邪侵袭、七情刺激、饮食不节、体质虚弱等因素有关。上述因素导致心失所养、心脉瘀阻、脏腑功能失调出现心悸、怔忡、脉律失常等表现。外邪中以热毒之邪以及风寒湿热之邪最易犯心。热毒之邪循卫气营血顺传，传入心脉，使心脉受邪而致病；也可以逆传直犯于心或久羁不去，耗伤气阴，内损于心而成本病。风寒湿热之邪亦可合而为痹，痹阻于经脉、肌肉、关节，也可内犯于心而致病。七情中，过喜可以直接损伤于心；过忧则伤脾，脾虚聚湿成痰；过怒则伤肝，木盛化火，火热灼津，可炼津为痰。痰阻气机，血脉不畅，心失所养则病由之而生。饮食不节，过食膏粱厚味，醇酒乳酪，损伤脾胃，脾胃失健，痰湿内生，痰浊上扰心肺或阻碍气机，痹阻脉道，则可发为本病。体质虚弱者可因心的先天禀赋不足，或因年老体弱，或因久病体虚，心脉不通。此外，也有因服药不当，损害于心而发病。本病病位在心，与肝、脾、肾等脏腑密切相关。病性或本虚（气血阴阳亏虚），或标实（痰瘀痹阻），或虚实夹杂。基本证型可以单独出现，但更多的是混合相见。

1. 辨证论治

1）心神不宁型

心悸惊恐，多梦易醒，甚则坐卧不安。舌苔薄白，脉数或短促。

治法：镇心安神。

方药：安神定志丸合磁珠丸加减。

水菖蒲 12~15 g，龙齿 12~15 g，牡蛎 15~30 g，灵磁石 15~30 g，朱茯神 10~12 g，远志 6~9 g，党参 10~15 g，丹参 9~12 g，苦参 12~15 g，琥珀 3 g。

若有胁肋胀满、易怒、善太息等肝气郁结症，加香附、合欢皮；偏于阴虚，见口干、少寐、脉细数者，加熟地黄、麦冬、山药等。

2）痰湿阻络型

心悸怔忡，胸满腹胀，恶心纳呆，头晕头重，痰多咳喘。苔白腻或黄腻，脉滑或兼结代。

治法：健脾化湿祛痰通络。

方药：温胆汤加减。

法半夏 10~12 g，郁金 10~12 g，陈皮 10~12 g，甘草 6~10 g，茯苓 12~15 g，竹茹 6~10 g，枳实 10~12 g，白术 10~12 g，薏苡仁 12~15 g。

兼面色㿠白，肢冷畏寒，苔白腻，脉迟、涩、结之寒痰者，加天南星、白芥子、薤白、桂枝；若有口苦嘈杂、心烦内热，苔黄腻，脉滑或促之热痰证象者，加胆南星、川黄连、瓜蒌、苦参等；兼有心气虚者，加党参、酸枣仁。

3）气阴两虚型

心悸怔忡，疲乏无力，失眠多梦，五心烦热，潮热盗汗，面色淡白无华。舌红苔薄，脉结代而细。

治法：益气养阴。

方药：炙甘草汤加减。

炙甘草 6~10 g，桂枝 10~12 g，党参 15~20 g，黄芪 10~15 g，生地黄 10~12 g，麦冬 10~12 g，阿胶珠 10~12 g，玄参 10~15 g，五味子 6~10 g，百合 12~15 g。

偏心阴虚者，加柏子仁、桑葚子、龙眼肉；偏心阳虚者，加薤白、淫羊藿，桂枝增量；房颤者，加仙鹤草；兼气滞血瘀者，加丹参、红花、川芎。

4）阴虚火旺型

心悸心烦，失眠健忘，耳鸣腰酸，头晕目眩，口干舌燥。舌红绛少津，苔薄白或无，脉细数或促。

治法：滋阴降火。

方药：清骨散加减。

银柴胡 10～12 g，党参 10～15 g，生地黄 12～15 g，知母 10～15 g，黄连 6～10 g，地骨皮 10～15 g，青蒿 10～12 g，五味子 6～10 g，鳖甲 10～12 g，酸枣仁 12～15 g。

心中烦热，口苦、苔黄，心火旺盛者，去党参、五味子，加苦参、栀子；头晕目眩较甚伴高血压者，加夏枯草、赭石、牛膝；病毒性心肌炎，邪毒留恋者，加板蓝根、贯众，党参加量。

5）气虚血瘀型

心悸怔忡，气短乏力，活动后加剧，胸闷心痛，痛有定处。舌苔薄白，舌质暗或紫暗，有瘀点或瘀斑。

治法：益气活血。

方药：补中益气汤合血府逐瘀汤加减。

太子参 12～15 g，黄芪 15～20 g，白术 10～12 g，陈皮 10～12 g，当归 10～15 g，桃仁 10～12 g，红花 10～15 g，川芎 10～15 g，郁金 10～12 g。

兼见阴虚阳亢者，加夏枯草、鱼腥草、茵陈；属心阳虚者，加党参、桂枝、薤白、淫羊藿。

6）心肾阳虚型

心悸怔忡，面色㿠白，肢冷畏寒，头晕目眩，小便清长。舌淡苔白，脉迟缓或结代，甚至出现屋漏脉。

治法：温补心肾，益气复脉。

方药：参附汤合右归丸加减。

党参 12～15 g，黄芪 10～12 g，制附片 6～9 g，桂枝 6～9 g，熟地黄 12～15 g，枸杞子 10～12 g，淫羊藿 10～12 g。

兼脾阳虚，出现食少纳呆、便溏者，去熟地黄，加干姜、白术；兼见血瘀者，加当归、丹参、三七等。

7）气血虚衰之血不荣脑型

心悸怔忡，头晕目眩，突然晕厥，神志不清，甚至四肢抽搐，双目上视。苔白，脉细微急促或结代。

治法：益气复脉，回阳救逆。

方药：生脉散合参附汤。

党参 30 g，麦冬 15 g，五味子 9 g，制附片 9 g，水菖蒲 15 g。

四肢抽搐、双目上视者，加苏合香丸，每次 1 丸，温水送服；心律缓慢者，加干姜、炙甘草。

2. 单方、验方

1）苦参：每日 20～30 g，水煎服，10 日为 1 个疗程。也可用苦参片，3 片，每日

3 次，据推测见有"奎尼丁样作用"，对各类期前收缩均有效，对阵发性室上速、阵发性房颤也有一定疗效。

2）小檗碱：每次 0.6 g，每日 3～4 次，据报道对室性心律失常的有效率为 70%，对室上性心律失常的有效率为 84%，还发现对顽固性室速可能有效，无任何严重副作用。

3）黄连生脉饮：黄连、五味子各 5 g，党参、麦冬各 12 g，每日 1 剂，水煎分 3 次服，10 日为 1 个疗程。

4）瓜蒌薤白牡蛎汤：瓜蒌、生牡蛎、生龙骨各 30 g，薤白、川芎、当归、陈皮、半夏、远志、酸枣仁或柏子仁各 10 g，黄芪、太子参各 20 g，水煎服，每日 1 剂。

5）健心复脉灵：黄芪、丹参、甘松各 30 g，川芎 12 g，桂枝 6 g，制成浸膏，每次 20 ml，每日服 3 次，疗程为 1～7 周。

6）山楂黄酮：每次 5 片，每日 3 次，口服，可用于室性、房性期前收缩及阵发性房颤。其副作用主要是胃肠道反应。

7）复脉膏：人参、阿胶各 1 份，甘草、生姜、桂枝各 2 份，麦冬、麻仁、大枣各 3 份，地黄 6 份，制成膏剂，口服，每次 15 g，每日 2 次，3 周为 1 个疗程。用于治疗病窦综合征及心动过速。

8）复方甘松汤：甘松、大青叶各 9 g，党参、玄参各 15 g，甘草 5 g，桂枝 3 g，枳壳 10 g，水煎服，每日 1 剂，用以治疗室性、房性期前收缩等心律失常。

9）调律片：红花、苦参、炙甘草按 1∶1∶6 比例制成浸膏片，每片 0.5 g，每次 1.5 g，每日 3 次，4 周为 1 个疗程。

10）苦参汤：苦参 30 g，黄连、炙甘草各 5 g，丹参、酸枣仁各 20 g，另和服朱砂 1 g，珍珠粉 3 g，每日 1 剂，水煎服。

3. 针灸治疗

1）体针

（1）室上速：主穴取内关、神门、心俞；配穴取巨阙、膈俞、丰隆。

（2）室性期前收缩：主穴取三阴交、足三里、条口；配穴取承山、中都。

（3）房性期前收缩：主穴取合谷、足三里、曲池；配穴取心俞、肺俞、膻中。

（4）房颤：主穴取合谷、曲池、俞府；配穴取膻中、乳根、大椎、心俞。

采取平补平泄手法，每次取主穴 1～2 个，随证取配穴为 2～3 个，每日 1 次，留针 30 分钟，7～10 天为 1 个疗程。

2）耳针

取心、交感、内分泌、神门、肾、皮质下等穴，每次取 2～3 穴，用短毫针刺，留针 20～30 分钟，或用王不留行籽压穴。

（李福花）

第二节　窦性心律失常

正常窦性心律的冲动起源于窦房结，成人频率为 60～100 次/分。窦性心律在心电图上具有以下特征：①窦性 P 波在 Ⅰ、Ⅱ、aVF 导联直立，aVR 导联倒置；②PR 间期 0.12～0.20 秒。

窦性心动过速

窦性心率 >100 次/分称为窦性心动过速。

一、病因和发病机制

窦性心动过速与交感神经兴奋性增高或迷走神经张力降低有关。可发生于情绪激动及体力活动时，吸烟、饮酒或饮浓茶后；也可见于应用阿托品、肾上腺素、麻黄碱等药物后；发热、贫血、休克、缺氧、甲状腺功能亢进、心脏病也可导致。

二、临床表现

（一）症状

1. 心动过速症状
可无症状或感心悸、不适、乏力等。
2. 原发病症状
如心力衰竭、休克、甲状腺功能亢进的相关症状。

（二）体征

1. 心动过速体征
听诊时可见心率快，大于 100 次/分，心律规则，增快或减慢呈逐渐性变化。脉搏快速、规则。
2. 原发病体征
由某些疾病引起者则有原发病的体征，如心力衰竭、休克的体征。

三、心电图检查

心电图符合窦性心律的特征，成人窦性心律的频率超过 100 次/分，为窦性心动过速。窦性心动过速通常逐渐开始和终止。频率大多在 100～150 次/分，偶有高达 200 次/分者。刺激迷走神经可使其频率逐渐减慢，停止刺激后又加速至原有水平。

四、诊断

1）可有引起窦性心动过速的原发病，如休克、心力衰竭、甲状腺功能亢进，或有引起窦性心动过速的诱因，如运动、情绪紧张、应用可使心率加快的药物。

2）可有心悸等不适症状。

3）查体心率在 100 次/分以上，心律规则，增快和减慢呈逐渐性改变。

4）心电图 P 波呈窦性型，P 波频率 >100 次/分。

五、治疗

窦性心动过速的治疗应针对病因和去除诱发因素，如治疗心力衰竭、纠正贫血、控制甲状腺功能亢进。必要时使用 β 受体阻滞剂，如美托洛尔，可减慢心率。

窦性心动过缓

窦性心律的频率 <60 次/分称为窦性心动过缓。

一、病因和发病机制

窦性心动过缓与迷走神经张力增高有关。正常情况下常见于运动员和老年人。病理情况下可见于颅内压增高、严重缺氧、低温、黏液性水肿、梗阻性黄疸、药物（β 受体阻滞剂、维拉帕米、洋地黄、奎尼丁等）作用、病窦综合征等。急性下壁心肌梗死亦常有窦性心动过缓。

迷走神经张力过高或窦房结本身的功能减退，均可引起窦性心动过缓，前者多为生理性窦性心动过缓；后者则与窦房结自身病变有关，如炎症、缺血、坏死、纤维化、退行性变，属病理性窦性心动过缓。

二、临床表现

（一）症状

一般无症状，因窦房结功能减退引起者由于心率过于缓慢且心脏有器质性病变，导致心排血量减小，重要器官供血不足，尤其发生在老年患者可因动脉粥样硬化使得供血不足更为明显，可有乏力、头晕、胸闷，甚至发生晕厥、心绞痛或缺血性脑血管病发作。

（二）体征

心率每分钟 <60 次，心律规则或轻度不齐，可见原发病体征。

三、心电图检查

符合窦性心律的心电图特征，P 波频率 <60 次/分。常伴有窦性心律不齐，最长 PP

间期与最短 PP 间期相差 0.12 秒以上。

四、诊断

1) 临床有引起窦性心动过缓的病因。
2) 心率 <60 次/分。
3) 心电图符合窦性心动过缓特点。

五、治疗

多数患者只需针对原发病进行治疗。少数显著窦性心动过缓的患者可使用阿托品、异丙肾上腺素等药物治疗。病窦综合征所致的严重窦性心动过缓，如症状明显或有过阿—斯综合征发作者，应考虑安装人工心脏起搏器。

病窦综合征

病窦综合征是由窦房结病变导致功能减退，产生多种心律失常的综合表现。患者可在不同时间出现一种以上的心律失常。病窦综合征经常同时合并心房自律性异常和房室传导阻滞。

一、病因和发病机制

最常见的病因为特发性（窦房结硬化—退行性变，原因不明），其次为冠心病。其他病因包括风湿性心脏病（简称风心病）、心肌病、心肌炎或心包炎、先天性心脏病、外科手术损伤窦房结、高血压、结缔组织病、淀粉样变性、进行性肌营养不良、恶性肿瘤、血色病及家族性窦房结病等。

由于上述原因导致窦房结功能减退，窦房结的自律性下降，出现窦性心动过缓、窦性停搏、房室交界区逸搏；由于窦房结及其周围组织的病变使窦性冲动向心房传导障碍，引起窦房传导阻滞；窦房结衰竭往往导致室上速、房颤的发生，引起心动过缓—心动过速综合征，称为慢快综合征。

二、临床表现

起病隐匿，表现为脑、心、肾等器官供血不足，尤以脑供血不足为主，如乏力、头昏、眼花、失眠、记忆力减退、反应迟钝，也可有心悸、胸闷、胸痛，严重者可出现阿—斯综合征。部分患者并发短暂快速性、室上性心律失常发作，表现为慢快综合征。

三、辅助检查

（一）心电图检查

心电图检查示持续而严重的窦性心动过缓，心率多为每分钟 40~50 次；严重的心动过缓与室上速、房颤或房扑交替发生，即慢快综合征；窦性停搏、窦房传导阻滞、房室交界区性心律。

（二）运动试验

半分钟内做下蹲动作 15 次，心率每分钟 <90 次。奔走或在双倍二级梯运动试验时心率每分钟 <90 次，或出现频繁窦房传导阻滞、逸搏心律时为阳性。

（三）阿托品试验和异丙肾上腺素试验

为排除自主神经张力改变的影响，静脉注射阿托品 1～2 mg 和静脉推注或静脉滴注异丙肾上腺素速度为 1～2 μg/min，注射后心率每分钟 <90 次，证明患者心动过缓是由窦房结功能不全所致。

（四）心房调搏试验

一般将心房率调搏至每分钟 120～140 次，持续 2～4 分钟，然后测定超速抑制后窦房结恢复的时间，正常值为 800～900 毫秒，当窦房结恢复时间延至 ≥2 000 毫秒可诊断为病窦综合征。

四、诊断

主要依据：①有脑、心、肾等脏器供血不足的临床表现。②心电图和动态心电图的典型表现持续或间歇出现心率 <50 次/分的窦性心动过缓、窦房传导阻滞或窦性停搏、缓慢的逸搏心律或异位心动过速。

五、治疗

（一）病因治疗

若为冠心病、心肌病、心肌炎、全身性红斑狼疮等引起者，宜积极治疗原发病。

（二）药物治疗

在心率较慢症状明显时，应提高基础心率，减少快速性心律失常，预防阿—斯综合征发作。

1. 阿托品

阿托品为抗胆碱药物，可解除迷走神经对心脏的抑制作用，加快心率。用法：0.5 mg 加入 5% 葡萄糖液 20 ml 内静脉注射，继后以 1～2 mg 加入 5% 葡萄糖液 500 ml 内静脉滴注；也可使用 0.3～0.6 g，每日 3～4 次，口服。

不良反应：口干、眩晕、皮肤潮红、烦躁、谵语等。因可致瞳孔散大、眼压增高，故青光眼患者禁用。

2. 沙丁胺醇

沙丁胺醇为 β 受体激动剂，可加快心率。用法：2.4～4.8 mg，每日 3～4 次，口服；也可喷雾吸入。不良反应：恶心、头痛、肌肉震颤、心悸、血压升高、心动过速。

心力衰竭患者不用。不可与普萘洛尔等 β 受体阻滞剂同用，以防对抗药效。

3. 烟酰胺

烟酰胺能加快心率。用法：600 ~ 1 200 mg/d，分次口服。作用较弱，用于轻症患者。不良反应：皮肤热感、瘙痒。无须处理。

4. 地塞米松

地塞米松可抗感染，抗过敏，减少炎症渗出，并提高窦房结功能，使已经变慢的心率增快，用于危重患者。用法：5 ~ 10 mg 加入 5% 葡萄糖液 10 ml 内静脉注射；或 10 ~ 20 mg 加入 5% 葡萄糖液 500 ml 内静脉滴注；也可 0.75 ~ 1.50 mg，每日 3 ~ 4 次，口服。不良反应较多。高血压、溃疡病、出血性疾病、糖尿病等患者不用。

5. 硝苯地平

有研究报告，硝苯地平用于病窦综合征患者可改善窦房结功能，尤对并发高血压患者适宜。每次 10 ~ 20 mg，每日 3 次，口服。

6. 溴丙胺太林

溴丙胺太林 15 ~ 30 mg，每日 3 次，口服。

7. 麻黄碱

麻黄碱 25 mg，每日 3 次，口服。

8. 间羟异丙肾上腺素

间羟异丙肾上腺素 10 mg，每日 3 次，口服。

9. 氨茶碱

氨茶碱 25 mg 加入 5% 葡萄糖液 300 ml 内静脉滴注，每日 1 次，平均 30 天为 1 个疗程。多数患者心率增加，症状改善。

对出现快速性心律失常者，不宜使用奎尼丁、普鲁卡因胺、普萘洛尔、维拉帕米等心肌抑制药物，因可致严重心动过缓。必要时在保护性人工心脏起搏下用药物或电复律治疗。

（三）电复律

1）室速用药物治疗无效而危及生命时可应用。

2）室上速用药物治疗无效时可考虑应用。

3）曾有窦性心动过缓或窦房传导阻滞的房颤患者。在安置心脏起搏器情况下可考虑应用，否则禁用电复律，因有发生窦房传导阻滞、窦性停搏的危险。

（四）心脏起搏器治疗

1. 安装临时起搏器指征

1）急性心肌炎并发病窦综合征，且有晕厥先兆或阿—斯综合征。

2）急性心肌梗死并发病窦综合征，临床上有症状。

3）药物中毒或电解质紊乱引起的窦房结暂时性的功能障碍。

以上三者均是在药物治疗不满意或用药有禁忌的情况下安装临时起搏器。

2. 安装永久起搏器指征

1）慢性病窦综合征并发阿—斯综合征发作或有明显晕厥先兆症状者。

2）病窦综合征因心动过缓伴心力衰竭或心绞痛发作者。

3）慢快综合征伴有阿—斯综合征或有晕厥先兆者。

4）慢性病窦综合征并发二度Ⅱ型以上房室传导阻滞伴有阿—斯综合征或有晕厥先兆者。

对安装起搏器后仍发作快速性异位心律者，可用利多卡因、美西律等药物；对并发心力衰竭者可用洋地黄治疗。近年来应用多功能程序控制式起搏器，可在体外进行多功能调整；亦可用程序自动扫描复律器，这是目前治疗慢快综合征最为理想的手段之一。

（五）防治并发症

1. 心力衰竭

宜首先使用利尿剂和（或）血管扩张剂，不可滥用洋地黄，如必须使用时，最好安置心脏起搏器。

2. 脑栓塞

病窦综合征时快速性心律失常易造成心房血液淤滞，形成附壁血栓，血栓脱落后形成脑栓塞。此时可酌用抗凝疗法。

3. 心源性休克

在原发病及药物治疗的基础上进一步采取相应的抗休克治疗。

（李福花）

第三节　房性心律失常

房性期前收缩

房性期前收缩是起源于窦房结以外任何部位的期前收缩，可见于正常人，且随年龄增长而增加。正常人房性期前收缩发生率在 60% 以上，各种器质性心脏病也可引起房性期前收缩。

一、临床表现

1）期前收缩发生时患者可感到心悸不适。

2）体格检查时可听到期前收缩的第二心音减弱，有时仅能听到第一心音，并在期前收缩后听到一较长的间歇。

3）期前收缩的心动周期，桡动脉搏动减弱或消失。

二、心电图检查

1）P 波提早出现，其形态不同于窦性 P 波。

2）PR 间期 >0. 12 秒。

3）QRS 波群与基本心律的 QRS 波群形态相似。

4）若房性期前收缩发生太早，可出现 PR 间期延长，或 QRS 波群变形（室内差异性传导），或房性 P 波后无 QRS 波群（阻滞型房性期前收缩）。

5）期前收缩后有较长间歇，但其前后 2 个窦性 P 波的距离常较 2 个正常窦性心动周期为短，形成不完全性代偿间歇。

三、治疗

1）房性期前收缩通常无须治疗。

2）如症状明显或房性期前收缩触发室上速时，应给予镇静剂，如地西泮 2.5 ~ 5 mg，每日 3 次口服或 10 mg 肌内注射；β 受体阻滞剂，如普萘洛尔 10 mg，每日 3 次；或维拉帕米 40 ~ 80 mg，每日 3 次；洋地黄，如西地兰 0.4 ~ 0.6 mg，首次静脉推注。

3）吸烟、饮酒所致者，应减量或戒除。

<h3 style="text-align:center">房 性 心 动 过 速</h3>

房速根据发生机制与心电图表现的不同，可分为自律性房速、折返性房速与紊乱性房速三种。自律性与折返性房速常可伴有房室传导阻滞，被称为伴有房室阻滞的阵发性房速。

一、病因

（一）功能性

常见于无器质性心脏病者，其发作与大量饮酒、情绪激动、过度疲劳、饮浓茶与咖啡等有关。

（二）器质性

1）自律性房速见于心肌梗死、慢性肺部疾病、大量饮酒及各种代谢障碍；洋地黄中毒在低血钾，甚至血钾正常情况下亦易发生这种心律失常。

2）折返性房速较为少见，折返发生于手术瘢痕、解剖缺陷的邻近部位。

3）紊乱性房速亦称多源性房速，常发生于患慢性阻塞性肺疾病或慢性心力衰竭的老年人，亦见于洋地黄中毒与低血钾患者。

二、临床表现

1）发作可呈短暂性、间歇性或持续性。

2）当房室传导比率发生变动时，听诊心律不恒定，第一心音强度可变化。

3）颈静脉见到 a 波数目超过听诊心搏次数。

三、心电图检查

房速相当于 3 个或 3 个以上的房性期前收缩。

1）心房率多在 120～220 次/分，PR 间期绝对规则。

2）房性 P 波，可与前面的 T 波重叠，无法辨认。

3）QRS 波群形态与正常窦性心律相似。

4）ST 段可下移，T 波可低平或倒置。

四、诊断

1）主要依靠常规心电图、动态心电图和（或）运动试验记录到自发或诱发的房速，即可确诊。

2）既往发作病史、特点等可有助于本病的诊断。

3）进一步行辅助检查（如 X 线检查）可做出有无器质性心脏病的诊断。

五、治疗

（一）自律性房速

心室率在 140 次/分以上，由洋地黄中毒所致，或临床上有严重慢性心力衰竭或休克征象，应进行紧急治疗。其处理方法如下。

1. 洋地黄引起者

1）立即停用洋地黄。

2）如血钾不升高，首选氯化钾口服（半小时内服完 5 g，如仍未恢复窦性心律，2 小时后再口服 2.5 g）或静脉滴注氯化钾（2 g 溶于 5% 葡萄糖液 500 ml 内，2 小时滴完），同时进行心电图监测，以避免出现高血钾（T 波高尖）。

3）已有高血钾或不能应用氯化钾者，可选用利多卡因、普萘洛尔、苯妥英钠。心室率不快者，仅需停用洋地黄。

2. 非洋地黄引起者

1）洋地黄、β 受体阻滞剂、钙通道阻滞剂可用于减慢心室率。

2）如未能转复窦性心律，可加用 I A、I C 或 Ⅲ 类抗心律失常药。

3）药物治疗无效时，可考虑做射频消融。

（二）折返性房速

参照阵发性室上速。

（三）紊乱性房速

治疗应针对原发病。肺部疾病患者应给予充足供氧、控制感染，停用氨茶碱、去甲肾上腺素、异丙肾上腺素、麻黄碱等药物。维拉帕米与胺碘酮可能有效。补充钾盐与镁盐可抑制心动过速发作。

心房扑动

房扑是发生于心房内，冲动频率较房速更快的心律失常，发作时心房内每分钟产生约 300 次的规则的冲动，心房发生快而协调的收缩。

一、病因

房扑可发生于无器质性心脏病者，也可见于一些心脏病患者，病因包括风心病、冠心病、高血压心脏病、心肌病等。此外，肺栓塞、慢性心力衰竭、二尖瓣及三尖瓣狭窄与反流等导致心房扩大，亦可出现房扑。其他病因尚有甲状腺功能亢进、乙醇中毒、心包炎等。

二、临床表现

房扑往往有不稳定的倾向，可恢复窦性心律或进展为心房颤动，但亦可持续数月或数年。按摩颈动脉窦能突然成比例减慢房扑的心室率，停止按摩后又恢复至原先心室率水平。令患者运动、施行增加交感神经张力或降低迷走神经张力的方法，可促进房室传导，使房扑的心室率成倍数加速。

房扑的心室率不快时，患者可无症状。房扑伴有极快的心室率，可诱发心绞痛与慢性心力衰竭。体格检查可见快速的颈静脉扑动。当房室传导比率发生变动时，第一心音强度亦随之变化。有时能听到心房音。

三、心电图检查

1）P 波消失，代以形态、间距及振幅绝对整齐、呈锯齿样的房扑波（F 波），频率 250～350 次/分。

2）常见房室传导比例为 2:1，经治疗可为 3:1 或 4:1。房室传导比例不固定者心室率不规则。呈 1:1 与 2:1 传导者，应注意与室上速鉴别。

3）QRS 形态与窦性相同，也可有室内差异性传导。

四、诊断

主要依靠心电图检查做出诊断。

五、治疗

应先进行病因治疗，有恢复窦性心律指征者，应尽量争取药物或电复律；不能复律者应控制心室率。

（一）病因治疗

应针对原发病治疗。

（二）转复心律

使房扑转复为窦性心律的常用方法有同步心脏电复律、经食管心房调搏、经导管射频消融术和药物复律等。其中以心脏电复律成功率最高，通常用很低的电能（低于50 J）便可迅速将房扑转复为窦性心律。如电复律无效，或已应用大量洋地黄不适于电复律者，可经食管心房调搏，使房扑转复为窦性心律或心室率较慢的房颤。导管射频消融术适用于药物治疗无效的顽固性房扑患者。奎尼丁、普罗帕酮、胺碘酮对转复及预防房扑复发有一定的疗效。

（三）控制心室率

首选维拉帕米，每日 120 ~ 240 mg，口服。伴有心力衰竭者应首选洋地黄，常需较大剂量才能达到目的，如无禁忌证者亦可选用 β 受体阻滞剂，必要时可联合用药。

心房颤动

房颤是心房各部分发生极快而细的乱颤，每分钟 350 ~ 600 次，心室仅能部分接受由心房传下的冲动，故心室率常在每分钟 100 ~ 160 次，且快而不规则。临床上有阵发性和持久性房颤两种。

一、病因

1）阵发性房颤可见于正常人，情绪激动、术后、运动或急性乙醇中毒时可发生。

2）持久性房颤主要见于器质性心脏病患者，如风湿性心瓣膜病（尤以二尖瓣狭窄为多见）、高血压、冠心病、甲状腺功能亢进。

3）部分患者原因不明，称特发性房颤（多为阵发性）。

4）极少数患者系急性感染、洋地黄中毒引起。

二、临床表现

常有心悸、气急、胸闷、自觉心跳不规则，可伴有心力衰竭征象。原有窦性心律心脏病患者，突然发生房颤时可诱发心力衰竭，而长期房颤者心脏内易形成血栓，一旦血栓脱落可产生相应脏器栓塞现象。

心室率一般在每分钟 100 ~ 160 次，心音强弱不一，心律绝对不规则，脉搏短绌。此外，可有原发性心脏病的相应症状及体征。

三、心电图检查

1）P 波消失，代之以大小不等、形态各异的颤动波（f 波），每分钟 350 ~ 600 次，

在 Ⅱ 、Ⅲ 、V$_1$ 导联较明显。

2）QRS 波群呈不规则，一般心室率常在每分钟 100~160 次。

四、诊断

主要依靠心电图检查做出诊断。

五、治疗

（一）控制心室率

1. 紧急处理

初发房颤未经药物治疗心室率显著增快者，或原有房颤心室率突然增快者，或重度二尖瓣狭窄并发快速性房颤者，均需紧急处理。首选西地兰 0.4 mg 加入 10% 葡萄糖液 20 ml 中缓慢静脉注射，2 小时后如效果不满意可再用 0.2~0.4 mg，使心室率控制在 100 次/分以下，部分阵发性房颤患者有可能转复为窦性心律。无心力衰竭时，亦可选用维拉帕米或 β 受体阻滞剂静脉注射。预激综合征并发快速性房颤者禁用洋地黄。

2. 慢性房颤治疗

对慢性房颤不宜转复心律的患者，需长期服药控制房颤心室率。要求是安静时维持心室率在 70 次/分左右，轻度活动后不超过 90 次/分。常用地高辛 0.25 mg，每日 1 次，口服。无心力衰竭者，亦可选用维拉帕米或 β 受体阻滞剂口服，或与地高辛合用。有报道，维拉帕米不仅能控制安静时的心室率，而且能控制活动时的心室率，应用地高辛不能控制活动后心室率者，可改用维拉帕米治疗。

（二）转复心律

及时使房颤转复为窦性心律，不但可增加心排血量，还可防止心房内血栓形成和栓塞现象。

1. 复律指征

1）房颤持续时间在 1 年以内且心脏扩大不显著，左心房内径 <45 mm，无严重心脏病损者。

2）基本病因去除后房颤持续存在，如二尖瓣病变手术后。

3）有动脉栓塞史者。

4）房颤伴肥厚型心肌病。

2. 禁忌证

1）房颤伴有低血钾者。

2）房颤伴有完全性房室传导阻滞，心室率极慢者。

3）肺源性心脏病（简称肺心病）由于缺氧、高碳酸血症及酸碱平衡紊乱而致的房颤。

3. 转复方法

转复方法包括药物转复与电转复。紧急情况下（如预激综合征伴快速性房颤）常用电转复。一般情况下采用药物转复与电转复互相配合的方法。

1）口服地高辛减慢房室结传导，将心室率控制在 100 次/分以下。

2）停用地高辛，口服奎尼丁 0.1~0.2 g，如果无过敏反应，可以每日 3 次，每次 0.2 g，连用 2~3 天，20% 患者可以转复成窦性心律。

3）如果仍为房颤，停用地高辛 1 天后，可以用 100~200 J 直流电同步除颤，90% 以上的患者可以恢复窦性心律。

4）为防止房颤复发，术后口服奎尼丁 0.2 g，每日 3 次或胺碘酮 0.2 g，每日 3 次，5~7 天减量，以便维持窦性心律。

（三）抗凝治疗

房颤不论是否伴二尖瓣狭窄均易致动脉栓塞，尤其易导致脑栓塞。常见于房颤发生初期数日至数周以及转复后，故应使用活血化瘀的药物减少血液黏滞度，如阿司匹林 50~300 mg，每日 1 次，口服。如果发生了动脉栓塞，急性期可以滴注肝素，恢复期常用醋硝香豆素或华法林等药物口服，使凝血酶原时间（PT）延长至对照值的 2 倍。

（李福花）

第四节　房室交界区性心律失常

房室交界区性期前收缩

房室交界区性期前收缩简称交界性期前收缩。临床较少见，冲动起源于房室交界区，因为房室结本身不具有自律性。

其心电图特征是：①提前出现的 QRS 波群与窦性者相同或因室内差异性传导而变形。②逆行性 P′波（Ⅱ、Ⅲ、aVF 倒置，aVR 直立），心电图表现有三种可能，a. 位于 QRS 波群之前，P′R 间期 <0.12 秒；b. 位于 QRS 波群之后，P′R 间期 <0.20 秒。c. 埋于 QRS 波群之中，出现的部位与期前收缩冲动的逆向传导速度有关。③多数为完全性代偿间歇。

房室交界区性期前收缩通常无须治疗。

阵发性室上性心动过速

阵发性室上速，是发生于心房和房室交界区以及房室间以折返为其发生机制的一类心律失常的总称，折返可发生于窦房结及其周围组织、心房内、房室结内或房室之间，分别称为窦房结折返性心动过速、心房内折返性心动过速、房室结折返性心动过速

（AVNRT）和房室折返性心动过速（AVRT）。其中房室结折返性心动过速和房室折返性心动过速占90%以上。

一、病因

（一）功能性原因

常见于无明显心脏病的青年人，发作常与情绪激动、过度疲劳、烟酒过量、喝浓茶和咖啡有关。

（二）器质性心脏病

如风心瓣膜病、冠心病、高血压心脏病、肺心病、心肌病、甲状腺功能亢进性心脏病等；还常并发于预激综合征。

（三）其他原因

如低钾血症、洋地黄中毒、心导管检查与心脏手术。

二、临床表现

（一）症状

1）绝大多数患者可有自觉突然发生快速心跳，出现心悸，且又可突然停止，心慌消失。

2）若有器质性心脏血管病或心力衰竭者，可发生心力衰竭、休克，甚至死亡。风心病左心房室瓣狭窄可引起急性肺水肿，冠心病可引起心绞痛甚至心肌梗死。

3）部分患者室上速发作时可出现多尿，这与心钠素分泌过多有关。

（二）体征

1）心率过快，为150～250次/分，心律整齐，第一心音强且固定不变。脉搏细速。

2）心率过快，心室舒张不充分，由于心搏出量减少可以使血压下降，心脏原有杂音可因心动过速而减弱或消失。

3）房室结折返性心动过速可以房室同时收缩，颈静脉可出现有规律的"炮波"，房速时心房可能在右心房室瓣开放前收缩，也可出现"炮波"。

三、心电图检查

1）心率150～250次/分，节律规则。

2）QRS波群形态与时限均正常，但发生室内差异性传导或原来存在束支传导阻滞时，QRS波群形态异常。

3）P波为逆行性（Ⅱ、Ⅲ、aVF导联倒置），常埋藏于QRS波群内或位于其终末部分，P波与QRS波群保持恒定关系。

4）起始突然，通常由一个房性期前收缩触发，下传的 PR 间期显著延长，随之引起心动过速发作。

四、诊断

主要依靠心电图检查做出诊断。

五、治疗

（一）一般治疗

症状轻者，有时仅需休息即可自行恢复窦性心律；严重者需卧床休息、吸氧、镇静及心电监护、去除病因、避免诱发因素。

（二）刺激迷走神经

1. 压迫舌根法

用压舌板刺激悬雍垂，诱发恶心、呕吐。

2. Valsalva 法或 Miiller 法

Valsalva 法：深吸气后屏气，再用力做呼气动作。Miiller 法：即深呼气后屏气，再用力做吸气动作。

3. 颈动脉窦按摩

如颈动脉听诊有杂音，不宜按摩。患者取仰卧位，先按摩右侧，无效再按摩左侧，不可两侧同时按摩。每次每侧按摩 10 秒钟，可同时做 Valsalva 动作。

4. 压迫眼球

患者取仰卧位，闭眼并向下看，用拇指在一侧眶下适度压迫眼球上部，每次 10 秒钟。有青光眼或高度近视者忌用。

5. 潜水反射

让患者取坐位，面前放一盆冷水（5℃以下），嘱患者深吸一口气，立即将面部浸入冷水盆中，持续 30 秒钟以上，无效可重复 1 次。有效率可达80%。

6. 直肠按摩法

患者取膝胸卧位，用带有指套的手指插入肛门左右按摩至复律。

7. 腹部加压法

患者深吸气后屏气，双手交错压在下腹部主动脉搏动处，下肢微屈弯腰呈 90°以上，屏气 15~20 秒钟，一次未成功，可重复操作。其终止本病成功率为72%。

8. 心前区捶击法

嘱患者平卧位，术者左手掌紧贴患者心前区，右手握拳以尺侧用较强力捶击左手背。其终止本病成功率为72.7%。

9. 清洁灌肠法

对阵发性室上速患者给予清洁灌肠，保留灌肠液 15 分钟，然后让患者处于胸膝蹲位，用腹肌收缩压力排出灌肠液，可终止本病。还可重复应用，成功率高，比较安全。

（三）药物疗法

1. 新斯的明

新斯的明为迷走神经兴奋剂，每次 0.5 ~ 1 mg，皮下或肌内注射，必要时半小时后可重复 1 次，一般 20 分钟左右可起效。有休克、支气管哮喘者禁用。

2. 洋地黄

对伴有心力衰竭者可首先应用，不伴心力衰竭者亦可使用。首次西地兰 0.4 mg 加入 50% 葡萄糖液 20 ml 内，缓慢静脉注射，1 ~ 2 小时仍无效可重复使用 0.2 ~ 0.4 mg，多数患者用量到 1.2 mg 左右时，心动过速即告终止。

3. 升压药物

通过血压升高反射性兴奋迷走神经，使心动过速终止。伴有低血压者则更为适用。可选用去氧肾上腺素 0.5 ~ 1 mg 或甲氧明 10 ~ 20 mg，稀释后缓慢静脉注射或快速滴注。用药过程中，连续观测血压的升幅及心脏情况，收缩压不超过 160 mmHg 为好；在升压过程中，一旦心动过速终止，即应停止注药，但仍要继续观察血压的升高情况，待血压升高达顶峰而开始回降后，方可放宽观察血压时间，以防止血压过高出现意外，有高血压及器质性心脏病者不宜使用。

4. β 受体阻滞剂

普萘洛尔 10 ~ 30 mg，每日 3 ~ 4 次口服；或 1 ~ 3 mg 加入 25% 葡萄糖液 40 ml 中，于 5 ~ 10 分钟缓慢静脉注射。也可用心得舒 5 mg 加入 25% 葡萄糖液 20 ml 中，缓慢静脉注射。但有支气管哮喘及心力衰竭较严重者禁用。还可选用心得宁 5 mg 溶于 25% 葡萄糖液 20 ml 中，于 5 分钟内缓慢静脉注射，同时听心率。选择性 β_1 受体阻滞剂（美托洛尔、阿替洛尔等），具有选择性作用心脏，不引起支气管痉挛的良好效果。

5. 维拉帕米

心功能较好的室上速患者，常首选维拉帕米静脉注射。开始以 5 mg 在 2 ~ 3 分钟静脉推注，多在几分钟内见效。如无效还可在 15 分钟后重复给 5 mg，绝大多数室上速可被终止。

6. 胺碘酮

胺碘酮是终止房室结折返及旁路折返性室上速较有效的药物。一般以 3 ~ 7 mg/kg 静脉滴注给药。但以不超过 5 mg/kg，日用量 150 ~ 300 mg 为宜；必要时分次静脉注射。每次用量 ≤150 mg，稀释于生理盐水 20 ml 中，15 分钟内缓慢静脉注射，15 分钟内不可重复给药。常有低血压、传导阻滞、休克等不良反应，剂量过大时尤为显著。对心脏明显增大、严重心脏病变者禁用。

7. 普罗帕酮

普罗帕酮 70 mg 加入 5% 葡萄糖液 40 ml 中缓慢静脉推注（时间 >5 分钟），如无效 20 分钟后可重复应用，总量不超过 350 mg。

8. ATP

ATP 具有强烈的迷走神经兴奋作用，作用时间极短暂，一般不超过 10 秒，但足以终止心动过速，适合无窦房结功能障碍者。方法：10 ~ 15 mg 静脉注射，首剂无效可 2

分钟后即刻注射第二剂，单次剂量不宜超过 30 mg。

9. 苯妥英钠和钾盐

其对洋地黄毒性反应引起的室上速有较高的疗效。苯妥英钠 100 ~ 250 mg 稀释于注射用水 20 ml 中，静脉注射，必要时 2 ~ 3 小时可重复 1 次，一般疗效迅速，见效后可用 100 mg 口服，每日 3 次维持；也可将氯化钾稀释成 0.4% ~ 0.6% 溶液，静脉滴注，在心电图下密切观察，直至发作中止，一次量不应超过 2 g。

10. 其他药物

1）奎尼丁：0.2 ~ 0.4 g，每 2 小时 1 次，共 5 次。

2）丙吡胺：2 mg/kg，缓慢静脉注射。

3）安他唑啉：100 mg，缓慢静脉注射。

4）阿义马林：50 mg，缓慢静脉注射。

5）氟卡尼：2 mg/kg，缓慢静脉注射。

6）难治性室上速可试用利多卡因、美西律、硫酸镁和甲巯咪唑等治疗。

（四）电复律

抗心律失常药物不能终止室上速时，也可考虑经静脉用心室临时起搏或经食管心房调搏超速抑制的方法终止室上速。对于有严重血流动力学障碍的患者，还可采用同步直流电复律。

（五）预防发作

首先应避免诱发本病的各种因素，积极治疗原发病。其次选用维拉帕米每日 120 ~ 480 mg，分 3 ~ 4 次口服；或口服胺碘酮 200 mg，每日 1 ~ 3 次；也可选用地高辛、普萘洛尔或普鲁卡因胺。

（李福花）

第五节 室性心律失常

室性期前收缩

室性期前收缩是一种最常见的心律失常。

一、病因

（一）功能性

常见于无器质性心脏病者，其发作与情绪激动、过度疲劳、烟酒过量和喝浓茶、喝浓咖啡等有关。

（二）器质性

可见于各种心脏病，如风湿性心瓣膜病、冠心病、高血压心脏病、肺心病、甲状腺功能亢进性心脏病、心肌病。

（三）其他

如洋地黄中毒、低血钾。

二、临床表现

1）轻者可无症状，当期前收缩频发时，可出现心悸。

2）心脏听诊可闻及突然提前出现的搏动，期前收缩的第一心音较响，第二心音微弱或听不到。

三、心电图检查

1）提前出现的 QRS 波群，其形态宽大（≥0.12 秒）畸形。

2）室性期前收缩之前无提前发生的 P 波。

3）室性期前收缩之后常伴有完全性代偿间歇。

4）可呈多源性、多形性或联律出现。

四、诊断

主要依靠心电图检查做出诊断。

五、治疗

治疗及去除引起期前收缩的病因及诱因。对器质性心脏病、偶发或不影响心排血量的期前收缩一般无须特殊治疗。频发的、症状明显或伴有器质性心脏病，尤其是急性心肌缺血（心绞痛、急性心肌梗死）时出现频发的、多源性、成对的室性期前收缩、R‐on‐T型室性期前收缩（室性期前收缩落在前一心动周期的 T 波上），必须积极治疗，以防导致室速、室颤而猝死。

1）去除诱因和病因。

2）无器质性心脏病、无症状的期前收缩无须特殊治疗，如患者症状明显，治疗应以消除症状为目的，可选用 β 受体阻滞剂、美西律、普罗帕酮等药物。

3）急性心肌梗死、洋地黄中毒、心肌炎的室性期前收缩应积极治疗，可首选利多卡因 50～100 mg 静脉推注，然后 1～4 mg/min 静脉滴注维持。如利多卡因无效，可选用普鲁卡因胺 100 mg 静脉推注，每 5～10 分钟重复 1 次，直至总量在 800～1 000 mg 或期前收缩被控制，维持量 2～4 mg/min。洋地黄中毒引起的室性期前收缩，可首选苯妥英钠，并强调停用洋地黄、补钾和补镁。

4）陈旧性心肌梗死或心肌病患者并发室性期前收缩，宜选用 β 受体阻滞剂或胺碘酮，避免应用 I 类抗心律失常药物。心力衰竭患者的期前收缩应主要控制心力衰竭，防止洋地黄中毒和电解质紊乱。

室性心动过速

室速是发生于希氏束分叉以下部位的心动过速。

一、病因

室速绝大多数发生于器质性心脏病患者，尤其是心肌病变广泛而严重的患者，如冠心病患者，特别是急性心肌梗死者、扩张型及肥厚型心肌病、严重心肌炎等；心瓣膜病、二尖瓣脱垂等患者亦可发生；其他病因尚有药物中毒（如洋地黄中毒）、QT 间期延长综合征、低温麻醉、心肺手术等。偶尔亦可发生在无器质性心脏病者，称为阵发性室速。

二、临床表现

（一）症状

室速症状轻重取决于两方面：

1）室速发作的频率和持续时间，是否引起血流动力学改变。

2）有无心脏病及心功能情况。非持续性室速（发作时间＜30 秒）或室速频率略快或无器质性心脏病者，可无症状或仅有心悸；持续性室速（发作时间＞30 秒）或室速频率过快或原有严重心脏病，由于可引起明显血流动力学障碍，患者可有心悸、乏力、眩晕或晕厥、心绞痛、低血压、休克或急性肺水肿。严重者可发展为室扑、室颤而猝死。

（二）体征

颈静脉搏动强弱不等，有时可见较强的颈静脉皮（大炮波）；心尖第一心音分裂，心律轻度不齐，第一心音强度经常变化。

三、心电图检查

1）3个或3个以上的室性期前收缩连续出现。

2）QRS波群形态畸形，时限超过0.12秒；ST－T波方向与QRS波群主波方向相反。

3）心室率通常为100~250次/分；心律规则，但亦可略不规则。

4）心房独立活动与QRS波群无固定关系，形成房室分离；偶尔个别或所有心室激动逆传夺获心房。

5）通常发作突然开始。

6）心室夺获与室性融合波，室速发作时少数室上性冲动可下传心室，产生心室夺获，表现为在P波之后提前发生一次正常的QRS波群。室性融合波的QRS波群形态介于窦性与异位心室搏动之间，其意义为部分夺获心室。心室夺获与室性融合波的存在是确立室速诊断的最重要依据。按室速发作时QRS波群的形态，可将室速区分为单形性室速（形态恒定不变）和多形性室速（形态多变）。QRS波群方向呈交替变换者称双向性室速。

四、诊断

主要依靠心电图检查做出诊断。

五、治疗

无器质性心脏病患者发生非持续性室速，无症状无须治疗；持续性室速无论有无器质性心脏病，均应治疗；器质性心脏病发生非持续性室速亦应考虑治疗。

（一）终止室速发作

1. 无显著血流动力学障碍

首先给予静脉注射利多卡因50~100 mg或普鲁卡因胺100 mg，同时静脉持续滴注或静脉注射普罗帕酮70~140 mg。上述药物无效可选用胺碘酮5~10 mg/kg静脉注射或直流电复律。

2. 有血流动力学障碍

迅速进行电复律。洋地黄中毒致室速者，不宜电复律，应给予药物治疗。

（二）预防复发

应积极寻找及治疗诱发室速的各种可逆性病变，如缺血、低血压、低血钾等。

心室扑动与心室颤动

室扑与室颤为致命性心律失常，常见于缺血性心脏病，严重的电解质紊乱，预激综合征并发快速心室率的房颤、应用抗心律失常药物，特别是引起 QT 间期延长与尖端扭转型室速的药物和电击伤等。

一、病因

单纯室扑少见，且很快即会转为室颤。室颤分为临终前和原发性两类。临终前室颤一般难于逆转。原发性室颤的常见病因为急性心肌梗死、严重低钾血症、药物（如洋地黄、奎尼丁、普鲁卡因胺、氯喹）的毒性作用、QT 间期延长综合征、心脏手术、低温麻醉、电击等。

二、临床表现

（一）先兆症状

多数人在发生室扑与室颤前有先兆征象，如肢乏、寒冷、心前区不适、头晕及原发病表现，进一步发展为发绀、血压下降、呼吸急促、胸闷、心跳改变、意识障碍及烦躁不安。心电示波可见频发性、多源性或连续性室性期前收缩，尤其是可见 R－on－T 现象、短阵室速、尖端扭转型室速、QT 间期延长、传导阻滞等多种严重的心律失常。

（二）发生心搏骤停

如不及时抢救，即可出现心搏骤停。由于血液循环中断，可引起意识丧失、抽搐、呼吸停止、四肢冰冷、发绀、无脉搏、无心音、无血压、瞳孔散大。

三、心电图检查

室扑时，心电图特征是 QRS 波与 ST－T 无法辨认，代以振幅相同、快慢规则的顶端与下端增大呈钝圆状的扑动波，频率为每分钟 150～300 次。室颤时，心电图特征是 QRS 波及 T 波完全消失，代以形态、频率及振幅完全不规则的波动。

四、诊断

主要依靠心电图检查做出诊断。

五、治疗

室扑和室颤为最严重的心律失常，一旦发生，应立即去除病因，及早进行心肺复苏及非同步直流电除颤、同步直流电复律，使用能量 300～400 J。

（李福花）

第六节　心脏传导阻滞

心脏传导阻滞，指激动传导的延迟或阻断，是由于心肌的不应期发生病理性延长，少数是由于传导系统的某一部位组织结构的中断或先天性畸形所致。传导阻滞可呈一过性、间歇性或持久性。按阻滞的部位，传导阻滞可分为窦房传导阻滞、房内传导阻滞、房室传导阻滞和室内传导阻滞四类。根据阻滞的程度可分为三度。一度传导阻滞的传导时间延长，全部冲动仍能传导。二度传导阻滞分为两型：Ⅰ型和Ⅱ型。Ⅰ型阻滞表现为传导时间进行性延长，直至一次冲动不能传导；Ⅱ型阻滞表现为间歇出现的传导阻滞，所有传导冲动的传导时间恒定不变。三度传导阻滞又称完全性传导阻滞，此时全部冲动均不能被传导。

房室传导阻滞

房室传导阻滞是指冲动从心房传到心室的过程中，冲动传导的延迟或中断。根据病因不同，其阻滞部位可在房室结、房室束或束支系统内，常分为房室束分叉以上与房室束分叉以下阻滞两类。按阻滞程度可分为一、二、三度房室传导阻滞。

一、病因

（一）器质性心脏病

器质性心脏病是引起房室传导阻滞的主要原因。常见于各种心肌炎、冠心病（尤其是急性心肌梗死）、心肌病、风湿性心瓣膜病等。

（二）急性感染

急性感染如白喉、流行性感冒等。

（三）药物作用

洋地黄、奎尼丁、普鲁卡因胺等。

（四）电解质紊乱

如高血钾。

（五）损伤

心脏直视手术引起的传导系统损伤或周围组织水肿。

（六）功能性

如迷走神经张力过高。

二、临床表现

1. 一度房室传导阻滞

无自觉症状，可仅有第一心音减弱，需依赖心电图诊断。

2. 二度房室传导阻滞

心室率较慢时，可有心悸、头晕、乏力等症状。如仅偶有下传脱落，患者可无症状。

二度房室传导阻滞可进一步按心电图区分为Ⅰ型及Ⅱ型。Ⅰ型常可逆且预后通常较好，Ⅱ型大多数不可逆，且预后险恶，可骤然进展为高度房室传导阻滞，发生阿—斯综合征，甚至死亡。

3. 三度（完全性）房室传导阻滞

1）常有心悸，自觉心脏跳动缓慢、眩晕、乏力，易致晕厥。有时有心力衰竭或阿—斯综合征。

2）心率慢而规则，20～40次/分。第一心音轻重不等，有"大炮音"。收缩压增高，舒张压降低，脉压增大，运动或注射阿托品后，心室率不加速或加速甚少。

三、心电图检查

（一）一度房室传导阻滞

PR间期延长在0.20秒以上，或按年龄及心率PR间期超过正常之最高值。

（二）二度房室传导阻滞

二度房室传导阻滞可分两型。二度Ⅰ型：PR间期随每一次心脏搏动而逐渐延长，直至某些P波后不出现QRS波群，如此周而复始形成3:2、4:3、5:4不同程度的房室传导。二度Ⅱ型：PR间期固定，但部分P波后有QRS波群脱漏，P波与QRS波群数目形成4:3、3:2、2:1、3:1等不同比例。如脱漏较多，心率慢而规则，称高度房室传导阻滞。如仅有个别的心房激动引起心室夺获或室性融合波则称为几乎完全性房室传导阻滞。

（三）三度房室传导阻滞

三度房室传导阻滞是由房室结绝对不应期延长所致。P波与QRS波群无关，心室率慢于心房率，PP间隔与RR间隔各自相等，形成房室分离。QRS波群大多增宽畸形，心室起搏在房室束分支以上者 QRS 波也可正常。

四、诊断

1）临床有引起房室传导阻滞的病因。

2）有房室传导阻滞的临床症状及体征。

3）心电图检查可以确诊。间歇性出现房室传导阻滞者，动态心电图检查有重要价值。希氏束心电图可确定阻滞部位。

五、治疗

（一）病因治疗

应首先积极治疗引起房室传导阻滞的原发病，如急性心肌梗死或心肌炎所致者，可用肾上腺皮质激素；洋地黄中毒者应立即停药；迷走神经张力增高引起者，口服或注射阿托品等。

（二）对症治疗

1. 一度和二度Ⅰ型房室传导阻滞

如心室率在每分钟 50 次以上、无明显症状者，一般无须特殊治疗，只需避免重体力活动、适当用镇静剂。传导阻滞严重者，禁用奎尼丁、普鲁卡因胺和普萘洛尔，以免加重阻滞；无明显心力衰竭者，不宜使用洋地黄类药物。

2. 二度Ⅱ型和三度房室传导阻滞

提高心室率，以防阿—斯综合征发作。心室率低于每分钟 40 次或症状明显者，以及三度房室传导阻滞者，可选用异丙肾上腺素 10 mg 舌下含服，每 4～6 小时 1 次，亦可用 0.2 mg 皮下注射。必要时以 1～2 mg 加入 5% 葡萄糖液 250～500 ml 中静脉滴注，滴速为每分钟 0.1 mg，按心室率及血压等调节滴速及浓度，使血压维持在大致正常范围。心室率在每分钟 60～70 次者，可用阿托品 0.3～0.6 mg 或麻黄碱 25 mg，每日 3～4 次，口服。

3. 肾上腺皮质激素的应用

地塞米松 10～20 mg，或氢化可的松 200～300 mg，加入 5% 葡萄糖液 500 ml 中静脉滴注，以求消除传导组织周围的水肿，并增强中枢神经系统对缺氧的耐受性，对治疗急性心肌梗死及急性心肌炎引起者更为适宜。

4. 能量合剂

ATP20～40 mg、辅酶 A 100 U、胰岛素 4 U 加入葡萄糖液中静脉滴注，7～14 天为 1 个疗程。

5. 氢氯噻嗪

尤适用于高血钾者，25 mg，每日 3 次口服，维持血钾在 3.5～3.9 mmol/L 为妥。

6. 乳酸钠（11.2%）

适用于酸中毒和高血钾者，以 60～100 ml 静脉推注或静脉滴注。

7. 烟酰胺

烟酰胺 600~800 mg 加入 5%~10% 葡萄糖液 500 ml 中静脉滴注，7~10 天为 1 个疗程。

（三）心脏起搏

心脏起搏治疗高度房室传导阻滞是最确实可靠的方法。凡是引起血流动力学障碍，并出现临床症状的高度房室传导阻滞，均为起搏治疗的适应证。二度 II 型及三度房室传导阻滞患者，应行心脏起搏治疗，以防猝死等的发生。

室内传导阻滞

室内传导阻滞又称室内阻滞，是指希氏束分叉以下部位的传导阻滞。室内传导系统由三个部分组成：右束支、左前分支和左后分支。室内传导系统的病变可波及单支、双支或三支。

一、病因

右束支传导阻滞较多见，不一定表示有弥散性的心肌损害。较多见于风心病、房间隔缺损或其他伴有右心室负荷过重的先天性心脏病、肺心病，也可见于冠心病、心肌炎、心肌病及少数健康人。左束支传导阻滞常表示有弥散性的心肌病变。多见于累及左心室的病变，如冠心病、高血压心脏病、主动脉瓣狭窄、心肌病、心肌炎，极少数见于健康人。左前分支易受累，左前分支与右束支传导阻滞合并存在亦较多见。左后分支阻滞少见，如果发生，则表示病变严重。

二、临床表现

临床上除可有心音分裂外无其他异常表现。

三、心电图检查

（一）左束支传导阻滞

1. 完全性左束支传导阻滞

1）QRS 波群时限 ≥0.12 秒。

2）QRS 波群形态的改变：V_5 呈宽大、平顶或有切迹的 R 波，其前无 Q 波；V_1 有宽而深的 S 波，r 波极小甚至看不出；I、aVL 的图形与 V_5 相似，II、III、aVF 与 V_1 相似。

3）ST-T 改变：QRS 波群向上的导联，ST 段下移、T 波倒置；QRS 波群向下的导联，ST 段抬高，T 波直立。

2. 不完全性左束支传导阻滞

除 QRS 波群时限 <0.12 秒，其余特点与完全性传导阻滞相似。

（二）右束支传导阻滞

1. 完全性右束支传导阻滞

1）QRS 波群时限≥0.12 秒。

2）QRS 波群形态的改变：V_1 为 rSR 波，可呈 M 型；V_5 为 qRS 波，S 波宽、深；Ⅰ、aVL 导联与 V_5 相似，Ⅲ、aVF 导联与 V_1 相似。

3）ST – T 的改变：V_1、aVR 等导联 ST 段下移、T 波倒置；V_5、Ⅰ、aVL 等导联 ST 段抬高、T 波直立。

2. 不完全性右束支传导阻滞

除 QRS 波群时限 <0.12 秒，其余特点与完全性传导阻滞相似。

四、诊断

诊断主要依靠心电图检查。

五、治疗

1）慢性单侧束支传导阻滞的患者如无症状，无须接受治疗。

2）双支与不完全性三支阻滞有可能进展为完全性房室传导阻滞，但是否一定发生以及何时发生均难以预料者，不必常规预防性行心脏起搏治疗。

3）急性前壁心肌梗死发生双支、三支传导阻滞，或慢性双支、三支传导阻滞，伴有晕厥或阿—斯综合征发作者，应及早考虑行心脏起搏治疗。

（李福花）

第七节　抗心律失常药物所致心律失常

抗心律失常药物使原有心律失常加重或诱发新的心律失常现象，称为抗心律失常药物所致的心律失常。

一、病因

凡各种心脏病如冠心病、急性心肌梗死、心肌炎、心肌病、风心病等，尤其在使用抗心律失常药物时均可引起各类型心律失常发生。主要是由于心肌病变区和正常心肌区间存在传导和不应期的不均一，引起折返。若抗心律失常药物使二者间的不均一扩大，就可促使折返发生。另外，到达缺血区的血流量、药物因素（如药物浓度、代谢，以及药物的结合和药物间相互作用）等，均可引起这种情况的发生，也可因电解质失调、pH 值改变等因素进一步加重。

二、临床表现

常患有严重心肌病变、严重室性心律失常及严重感染史，还可见心力衰竭、心脏传导障碍（尤其是室内传导迟缓）、电解质（钾、镁）紊乱、酸碱失衡及原有复极异常（如 QT 间期延长综合征）、抗心律失常药用量过大或伍用同类药物等。

（一）症状

常有基础心脏病的临床表现，出现胸闷、心悸加重，甚至出现顽固性心肌缺血症状、严重心绞痛、发作性晕厥、心源性休克及肺水肿等表现。

（二）体征

心脏听诊心率可快慢不一，心音可强弱不一，刺激颈动脉窦不受影响，可闻及第三心音、第四心音，室性期前收缩次数、持续时间均增加。

三、常见类型的心律失常

抗心律失常药物可引起各种类型的心律失常，但其中以室速最为重要，其特点是比较顽固，难以治疗，重者危及生命。

（一）持续性室速

Ⅰa 和 Ⅰc（氟卡尼等）类抗心律失常药物在血药浓度较高时可引起持续性室速。高浓度的奎尼丁和普鲁卡因胺也可使心脏正常者发生持续性室速。Ⅰc 类抗心律失常药物所致持续性室速的特点如下。
1）常在用药后或增加剂量时发生。
2）室速的速率比用药前记录到的自发性室速要慢，QRS 波形态显著增宽。
3）不容易被程控电刺激终止，易复发。

（二）多形性室速

常见于 Ⅰ 类抗心律失常药物治疗者。多形性室速有两种形式：一种是 QRS 波交替出现方向改变；另一种与尖端扭转型室速相似，但无显著 QT 延长。前者也见于洋地黄过量；或其血药浓度虽正常，但伴有低血钾等促发因素。

（三）伴 QT 间期延长的尖端扭转型室速

伴 QT 间期延长的患者（包括先天性 QT 延长综合征），用普鲁卡因胺、奎尼丁或丙吡胺等药后发生尖端扭转型室速。

（四）心室颤动

各类抗心律失常药物均可引起室颤，以奎尼丁、普鲁卡因胺、丙吡胺等多见。

四、辅助检查

（一）心电图检查

1）出现以往未发生的新的室速，无其他原因可查。

2）室速频率加快，平均每小时频率≥10倍。

3）室速类型发生改变，如短阵性变为持续性、多形性或扭转型室速及室颤者。

4）室速的中止比较困难。

5）早期次数、频度、恶性程度增加。

6）出现新的房速伴阻滞，或非阵发性房室交界区性心动过速。

7）新的心动过缓，如窦性静止、窦房传导阻滞、严重的窦性心动过缓或房室传导阻滞。

（二）动态心电图检查

出现新的室上性、室性异位心律失常及传导异常。

（三）心电生理检查

采用心室程控刺激法，可在服药前、后各做1次，如服药前后发生下列情况，说明为该药所致的心律失常。

1）较用药前为小的程控电刺激就可诱发室速。

2）用与原先相同或较小的程控电刺激，使原有的非持续性室速变为多形性或持续性室速及室颤。

3）诱发的室速率较对照期明显增快。

4）终止诱发出的室速较对照期更为困难。

五、治疗

抗心律失常药物可导致各种心律失常的发生，根据室率快慢又可分快速性和缓慢性二类。快速性以室上速、快速性房扑及房颤、室速、室扑和室颤较为重要。缓慢型主要有病窦综合征、高度或三度房室传导阻滞。以上各型心律失常多发生在用大剂量负荷或在达到稳态前迅速增加剂量时，但也有许多发生在治疗用量，甚至低于治疗用量范围时，这种致心律失常作用严重时可危及患者生命，为心源性猝死的重要原因。目前常用的防治方法如下。

（一）一般治疗

严重时除应卧床休息，注意营养外，还应密切观察心电变化，有条件时做好心电监护。积极治疗原发病，控制心力衰竭，纠正水电解质失衡及酸中毒，及时停用致心律失常药物，合理选择或伍用抗心律失常药物。

（二）药物治疗

1. 对室上速的治疗

首先应采取电生理检查以区分室上速的类型，有助于正确决定治疗方法与选择药物；对不伴有旁路的室上速，应用增强心脏迷走神经张力的方法，或应用延长房室结内不应期的药物，均可以使室上速终止或使心室率减慢。对于预激综合征患者伴发房室折返性心动过速时，应选用可以延长旁路不应期的药物，尤其是并发房扑和房颤者，应用延长房室结不应期及缩短旁路不应期的药物，有引起室颤的危险。对于高危险性的预激综合征患者，最好采取手术或射频消融等方法切断旁路。

2. 对多形性、反复发作性室速的治疗

目前，在不能开展非药物治疗的单位或对不适宜非药物治疗者，仍需抗心律失常药物治疗，对患者可采用药物负荷电生理试验指导用药，但有时电生理试验的药物与临床应用的效果并非一致，因此要严密监测和进一步地选择用药。

（三）心脏介入疗法

1. 经导管消融术

其机制是通过电极导管传递不同能源（直流电、射频、激光等）发放产生的热效应，破坏维持心动过速所必需的折返环路或异位兴奋灶，从而消除心动过速。常用能量在 150～250 J，不得连续超过 3 次，总能量≤800 J，以免引起传导阻滞、室颤及心脏破裂等并发症。

2. 经冠状动脉灌注消融

通过精细的导管技术，选择冠状动脉小支供血区将药物（如普鲁卡因胺、乙酰胆碱）或化学物质（乙醇、苯酚、冰盐水等）灌入，来阻断病灶心肌细胞供血或直接消融破坏，从而终止致心律失常作用。

（四）埋藏式自动转复除颤器

埋藏式自动转复除颤器（ICD）常用于药物治疗无效或药物引起的新的心律失常，以及不能耐受药物治疗或不适于手术治疗者，对非急性心肌缺血所致的心搏骤停≥1 次者也适用。对基本原因可逆的室速、慢室率的室速，而无快速室速/室扑史者，多列为禁忌。

（五）手术治疗

顽固的室速、心功能差、易发生室颤的高危患者宜行手术治疗。以往曾用心内膜环状切开术，现多用心内膜切除和（或）冰冻凝固。

（李福花）

第八节　心律失常的护理

一、一般护理

1）患者宜安置在安静的单人房间，保持病房的安静，减少各种刺激，谢绝探视。一般患者可平卧，呼吸急促和血压不正常者可采用半卧位，休克者可采用仰卧中凹位。心律失常可因精神激动、烦躁而加重，护理人员应嘱患者安静勿躁，保持心情舒畅，并耐心听取患者诉说每次诱发的病因与处理经过，转告医生，以便做治疗时参考。

2）若患者清醒可给予高热量、高蛋白饮食。昏迷患者靠输入营养药物通常不能满足机体的需要，故一般须给予鼻饲。

3）立即行心电监护，以明确心律失常的类型、发作频度，及时报告医生，争取早确定诊断，早定紧急抢救方案并协助处理。

4）快速建立静脉通道，立即给予氧气吸入。

5）急诊心律失常者，由于症状严重，病情凶险，患者多焦虑不安、惊恐、惧怕，有濒死感，加之原发病及血流动力学的影响，致使患者过度紧张，因此，应加强心理护理，耐心与患者交谈，并详细了解患者病情变化的原因，给患者讲明治疗方法和应该注意的事项，消除恐惧心理，使其积极配合治疗和护理，以利早日康复。

二、病情观察与护理

1）评估心律失常可能引起的临床症状，如心慌、胸闷、乏力、气短、头晕、晕厥，注意观察和询问这些症状的程度、持续时间以及给患者日常生活带来的影响。

2）密切观察患者的意识状态、心率、呼吸、血压、皮肤黏膜状况等。一旦出现猝死的表现，如意识丧失、抽搐、大动脉搏动消失、呼吸停止，立即进行抢救。

3）严密监测心率、心律的变化。监测心律失常的类型、发作次数、持续时间、治疗效果等情况。当患者出现频发性、多源性室性期前收缩、R−on−T现象、阵发性室速、二度Ⅱ型及三度房室传导阻滞时，应及时通知医生。

4）抗心律失常药物常有一定的不良反应。护士应熟悉各种抗心律失常药物的作用机制、用法及注意事项等，并严格执行医嘱，在用药过程中，严密观察疗效及可能发生的药物不良反应，如利多卡因是目前治疗快速室性异位心律的首选药物，但需注意剂量和给药的速度，静脉滴注一般为 $1\sim4$ mg/min，静脉注射时，一次为 $50\sim150$ mg，5分钟后可重复，但一般一小时内总量不超过 300 mg，否则因短时间内用量过多，会出现神经系统毒性症状，如嗜睡、抽搐、感觉异常，老年患者使用时更需密切观察。奎尼丁及普鲁卡因胺有心肌抑制、血管扩张的不良反应，会导致血压下降，因此，使用前后应观察血压、心率。奎尼丁药物易发生过敏，因此，第一次服用时必须使用试验剂量，观察有无皮疹、发热等，使用前后需测定血压，若血压低于 90/60 mmHg 或心率慢于 60 次/分应停药并与医生联系。

5）有些心律失常的发生常可能与电解质紊乱，尤其是与钾或者酸碱失衡有关。因此，常须紧急采血做血钾和血气分析的测定，以利及时纠正，使心律失常得到迅速的控制。

6）应随时准备好有关药物、仪器、器械等抢救物品和器材。对可能出现的快速威胁生命的心律失常，应备好除颤器。对可能出现高度或三度房室传导阻滞者，事先做好浸泡消毒临时起搏导管电极及附件，并备好临时起搏器。

三、健康教育

1）向患者及家属讲解心律失常的常见病因、诱因及防治知识。

2）嘱患者注意劳逸结合、生活规律，保证充足的休息和睡眠，保持乐观、稳定的情绪。戒烟酒，避免摄入刺激性食物，如咖啡、浓茶；避免饱餐和用力排便；避免劳累、情绪激动、感染，以防止诱发心律失常。

3）嘱患者遵医嘱用药，严禁随意增减药物剂量、停药或擅用其他药物。教会患者观察药物疗效和不良反应，发现异常及时就诊。

4）教会患者及家属监测脉搏的方法以利于自我监测病情，对反复发生严重心律失常危及生命者，教会家属心肺复苏术以备急用。

（李福花）

第三章　冠状动脉粥样硬化性心脏病

第一节 概 述

冠心病是一种常见病，我国调查显示发病率为 0.7% ~ 21.9%，80% 的病例发生在 40 岁以后，脑力劳动者较多见，是严重危害中老年人生命健康的疾病之一。

一、病因和发病机制

本病病因是动脉粥样硬化，但动脉粥样硬化的发生原因目前尚未完全明了。经过多年流行病学研究提示，本病易患因素包括如下几种。

（一）性别与年龄

冠心病的发病率与性别和年龄有明显关系。国外一项尸检资料发现在死于各种原因的 60 岁以上的男性中，50% 有冠心病。冠心病随着年龄的增长而进展。且男性患者比女性多见。

（二）高脂血症

资料表明无论是中青年还是 60 ~ 70 岁的老年人，总胆固醇增加 1%，冠心病的发病率就增加 2%。老年女性甘油三酯升高可肯定是一个独立的冠心病易患因素。

（三）高血压

收缩压和舒张压升高可促使冠状动脉粥样硬化的发生。

（四）糖尿病

据报道，糖尿病患者冠心病的发病率是非糖尿病患者的 2 倍。

（五）吸烟

65 岁以上吸烟者，冠心病的死亡率是非吸烟者的 4 ~ 8 倍。

（六）脑力劳动

长期静坐，缺少体力活动会加速动脉粥样硬化的发展。

（七）遗传因素

双亲或兄弟姊妹 55 岁以前有冠心病发作史者易患冠心病。

（八）其他

如肥胖，性情急躁，缺乏耐心、进取心及竞争性强，精神过度紧张等都是冠心病易患因素。

冠状动脉有左、右两支，分别开口于左、右主动脉窦。左冠状动脉有长 1～3 cm 的主干，后分为前降支和回旋支。冠状动脉之间有许多细小分支互相吻合。目前常将冠状动脉分为 4 支，即左冠状动脉主干、左前降支、左回旋支和右冠状动脉。其中以左前降支受累最为多见，亦较重，然后依次为右冠状动脉、左回旋支及左冠状动脉主干。血管近端病变较远端为重。粥样斑块常分布在血管分支开口处，且常偏于血管的一侧，呈新月形，逐渐引起冠状动脉的狭窄甚至闭塞。

心肌的需血和冠状动脉的供血，是对立统一的两个方面，在正常情况下，通过神经和体液的调节，两者保持着动态平衡。冠状动脉粥样硬化的早期，管腔轻度狭窄，心肌供血未受明显影响，患者无症状，心电图运动负荷试验也未显出心肌缺血的表现。此时虽有冠状动脉粥样硬化，但不能认为已有冠心病。当血管腔重度狭窄时，心肌供血受到影响，心肌发生缺血的表现，此时可认为是冠心病。冠状动脉供血不足范围的大小，取决于病变动脉支的大小和多少，其程度取决于管腔狭窄的程度及病变发展的速度。发展缓慢者，细小动脉吻合支由于代偿性血流量增大而逐渐增粗，增加了侧支循环，可改善心肌供血。此时即使动脉病变严重，心肌损伤有时却不重。发展较快者，管腔迅速堵塞，局部心肌出现急性缺血而损伤、坏死。冠状动脉除发生病理解剖学改变外，还可发生痉挛，是引起心肌供血不足的一个重要因素。

二、临床分型

冠心病一般根据其表现分为 5 种类型。

（一）隐匿型冠心病

无症状，但在休息或运动后心电图有心肌供血不足的表现。这部分老年冠心病患者在所谓正常人群中发病率高达 10%。在心源性猝死病例中约有 1/4 的患者生前无冠心病症状。

（二）心绞痛

发作性胸骨后疼痛，为一时性心肌供血不足，是冠心病中最常见的类型。

（三）心肌梗死

冠状动脉阻塞，致使心肌急性缺血性坏死。

（四）缺血性心肌病

缺血性心肌病为长期心肌缺血导致心肌纤维化引起。多表现为心律失常、心脏增大和心力衰竭。

（五）猝死

突发心搏骤停而死亡。多为心脏局部电生理紊乱引起严重心律失常所致。

（李福花）

第二节 心绞痛

心绞痛是一种由冠状动脉供血不足，心肌一过性缺血缺氧所引起，以发作性胸痛为主的临床综合征。疼痛可放射至心前区与左上肢，常因劳累等因素诱发，持续数分钟，休息或用硝酸酯制剂后缓解。发病以冬春季居多，四季均可发病，常因劳累、情绪激动、饱食、受寒、阴雨天等诱发。

一、病因和发病机制

心肌缺血是导致心绞痛发生的根本原因。正常心肌要摄取冠状动脉灌流血液中65%~75%的氧，其他组织仅从动脉血中摄取25%左右的氧，故正常心肌对冠状动脉血氧的摄取已接近最大限度，当心肌氧需求量增加时，则难以从血中摄取更多的氧，只能依靠增加冠状动脉的血流量来提供。一般情况下，冠状动脉循环有很大的储备潜力，在剧烈体力活动时，冠状动脉适当地扩张，血流量可增加到休息时的6~7倍；缺氧时，冠状动脉也能扩张，冠状动脉的小动脉受神经—体液调节而扩张，以增加冠状动脉灌流量，满足心肌对血氧的需求。

冠状动脉之间有丰富的交通支，生理情况下不建立侧支循环，当心肌供血不足时，可在数周内建立侧支循环，以增加心肌缺血区的供血。当冠状动脉因粥样硬化造成狭窄、部分闭塞或痉挛时，会发生不同程度的血供减少，在机体调动一切扩张血管因素和建立侧支循环仍不能满足心肌对血氧的需求时，则发生心肌缺血。

如果心肌的血氧供给减少，但尚能应付心脏平时的需要，则休息时无症状。在劳累、情绪激动、左心衰竭等情况下，心脏负荷突然加重，使心肌张力增加、收缩力增加，心率加快，导致心肌耗氧量增加，心肌对血液的需求增加，而病变的冠状动脉又不能满足时，则出现心绞痛。在缺血缺氧时，心肌内积聚过多的代谢产物和致痛性物质，刺激血管周围的神经，引起疼痛冲动上行至大脑皮质，使胸骨后、心前区、颈部、左肩部、左臂尺侧，甚至上腹部出现疼痛。

二、临床表现

（一）心绞痛的特征

典型的心绞痛发生在心前区或胸骨后区，呈闷痛、钝痛、压迫感、紧束感或烧灼感。常因劳累、情绪激动、饱食、寒冷等原因而诱发，也可放射在睡眠中或无原因地发作，大多持续几秒到几分钟，一般不超过半小时，可向背部及左肩背部放射，少数患者疼痛可放射至上腹、下颌、牙、咽喉、前臂等处，舌下含服硝酸甘油可以缓解。发作时查体无异常发现，部分患者可有血压升高或下降，心率增快或减慢，可有心律失常。

（二）心绞痛分型

1. 稳定型心绞痛

1）稳定型劳力性心绞痛：反复发作心绞痛，常在劳累时发作，疼痛程度和性质至少在 12 个月内无变化。

2）稳定型非劳力性心绞痛：主要有卧位性心绞痛，指在休息时或熟睡时发作心绞痛，发作时间较长，症状较重，发作与体力活动或情绪激动无关，舌下含服硝酸甘油疗效不明显。

2. 不稳定型心绞痛

1）自发性心绞痛：部分患者心绞痛发生在休息时或夜间入睡时，发作常呈周期性，无明显诱因。

2）初发劳力性心绞痛：心绞痛病程在 1 个月以内，且有进行性加剧趋势。

3）恶化性劳力性心绞痛：指原有劳力性心绞痛的患者突然在短期内心绞痛发作较前频繁，每次发作的时间延长，程度加重或放射到新的部位，发作时或伴有出汗或心悸，发作前无明显诱因。

原本为稳定型心绞痛的患者突然心绞痛发作变频，程度加重，时间延长，稍一活动即可诱发心绞痛发作，硝酸甘油的疗效越来越差，这部分患者也属于不稳定型心绞痛。

三、辅助检查

（一）心电图检查

主要是在以 R 波为主的导联上出现 ST 段压低、T 波平坦或倒置等。

（二）超声心动图

在心绞痛发作时缺血区左心室心肌收缩活动减弱或缺如及节段性改变。

（三）放射性核素检查

静脉注射^{201}TI（铊），心肌缺血区不显像。^{201}TI 运动试验以运动诱发心肌缺血，可使休息时无异常表现的冠心病患者呈现不显像的缺血区。

（四）冠状动脉造影

可发现冠状动脉粥样硬化引起的狭窄性病变及其确切部位、范围和程度，并能估计狭窄处远端的管腔情况。

四、诊断

心绞痛的诊断主要靠病史，根据发作的典型特点，含硝酸甘油后缓解，结合已存在的冠心病易患因素，常可做出诊断。如果在心绞痛发作时能及时行心电图检查，可发现ST 段压低和（或）T 波倒置。对心电图正常而临床上疑有心绞痛的患者应加做心电图活动平板运动试验来明确心绞痛的诊断。但要注意，老年人因机体反应能力低下，心绞痛症状常不典型；有的老年人可能仅为左胸压迫感，误以为是胃痛而不及时就诊；年龄较大的老年人有的仅表现为一阵头晕、出汗、面色苍白，又不能确切地表达，从而延误治疗。

五、治疗

本病治疗的基本原则主要是扩张冠状动脉，降低阻力，增加冠状动脉血流量，减慢心率，降低心肌张力，减少心肌耗氧量。

（一）冠心病易患因素的控制

积极治疗高血压、糖尿病、高脂血症、甲状腺功能亢进、贫血等；控制体重，戒烟；避免使用增加心肌耗氧量的药物。

（二）避免诱发心绞痛的各种因素

避免过劳、饱餐、竞争性活动；避免焦虑、暴怒、过度兴奋等情绪剧烈变化；注意环境温度不过冷过热，适时增减衣服。

（三）药物治疗

主要包括硝酸酯类、β 受体阻滞剂、钙通道阻滞剂、抑制血小板聚集药物等。

1. 硝酸酯类

硝酸酯类主要通过扩张冠状动脉，增加冠状动脉循环，扩张周围血管，减少静脉回心血量，降低心室容量、心腔内压、心排血量和血压，减轻心脏前后负荷和减少心肌需氧量等途径而缓解心绞痛。本类药物的给药途径有以下 5 种。

1）舌下含服：硝酸甘油 0.3 ~ 0.6 mg，舌下含服，1 ~ 2 分钟见效，约 30 分钟作用消失；硝酸异山梨酯 5 ~ 10 mg，舌下含服，2 ~ 5 分钟见效，维持 2 ~ 3 小时。

2）口服：硝酸异山梨酯 5 ~ 20 mg，每日 3 次，服后 30 分钟见效，持续 3 ~ 5 小时；戊四硝酯 10 ~ 30 mg，口服制剂一般用于缓解期心绞痛预防，发作期用舌下含服或吸入法，每日 3 ~ 4 次，服后 60 ~ 90 分钟见效，持续 4 ~ 5 小时；长效硝酸甘油制剂 2.5 mg，每 8 小时 1 次，服后 30 分钟见效，持续 8 ~ 12 小时。

3）鼻部吸入：亚硝酸异戊酯盛于小安瓿内（0.2 ml），用时以手帕包裹压碎，立即盖于鼻部吸入，10 ~ 15 秒见效，数分钟内消失。

4）静脉滴注：硝酸甘油 10 mg 加于 500 ml 溶液中静脉滴注，滴速宜慢（25 ~ 30 滴/分），勿使血压明显下降。

5）经皮肤给药：2%硝酸甘油膏涂于膻中穴或灵墟穴处，经透皮释放给药而发挥作用。

2. β受体阻滞剂

β受体阻滞剂主要是通过降低心率及减弱心肌收缩力而减少心肌耗氧量。常用药物有普萘洛尔，每日 30 ~ 120 mg，分 3 次口服，有支气管哮喘、心力衰竭患者禁用。阿替洛尔，每日 25 ~ 75 mg，分 2 ~ 3 次口服，该药能引起低血压，宜从小量开始。美托洛尔，每日 75 ~ 150 mg，分 2 ~ 3 次口服。硝酸酯类与 β受体阻滞剂两类合用可提高疗效。

3. 钙通道阻滞剂

钙通道阻滞剂能阻断钙离子流入动脉平滑肌细胞，从而扩张冠状动脉，降低周围阻力，对控制自发性心绞痛有效，对变异性心绞痛疗效更好。常用药物有硝苯地平，每日 30 ~ 60 mg，分 3 次口服；硫氮䓬酮，每日 60 ~ 90 mg，每日 2 ~ 3 次口服。

4. 抑制血小板聚集药物

阿司匹林，每日 100 ~ 300 mg，1 次口服；双嘧达莫，每日 75 ~ 150 mg，分 3 次口服。

（四）冠状动脉介入治疗

对符合适应证的心绞痛患者可行经皮腔内冠状动脉成形术（PTCA）及冠状动脉内支架植入术。

（五）外科治疗

对病情严重，药物治疗效果不佳，经冠状动脉造影后显示不适合介入治疗者，应及时行冠状动脉搭桥术（CABG）。

（六）中医治疗

1. 辨证论治

1）心血瘀阻型

胸部刺痛，固定不移，入夜更甚，伴胸闷不适，心悸不寐。舌质暗或有瘀斑，脉沉涩。

治法：活血化瘀，通络镇痛。

方药：血府逐瘀汤加减。

当归、生地黄、红花、牛膝各 9 g，桃仁 12 g，枳壳、赤芍、甘草各 6 g，柴胡 6 g，桔梗、川芎各 4.5 g。

2）阴寒凝滞型

胸痛彻背，感寒痛甚，胸闷气短，心悸喘息，不能平卧，面色苍白，四肢厥冷。舌苔白，脉沉细。

治法：温阳散寒，通脉镇痛。

方药：桂附汤加减。

桂枝、附子（先煎）、黄芪各20 g，生姜、炙甘草各15 g，大枣7枚，红参、五味子各10 g，丹参30 g。

3）痰浊壅塞型

胸闷如窒而痛，或痛引肩背，气短息促，肢体沉重，形体肥胖，痰多。苔腻，脉滑。

治法：通阳泄浊，豁痰开结。

方药：瓜蒌薤白半夏汤加味。

瓜蒌45 g，薤白27 g，半夏75 g，桂枝、枳实、桃仁各9 g，陈皮30 g，白芍12 g，白酒60 ml。

4）心肾阴虚型

胸闷且痛，心悸盗汗，心烦少寐，腰膝酸软，头晕，耳鸣。舌红或有紫斑，脉细数或见细涩。

治法：滋阴益肾，养心安神。

方药：左归丸加减。

熟地黄24 g，山药、枸杞、山茱萸、菟丝子、鹿胶、龟胶各12 g，川牛膝9 g。

5）气阴两虚型

胸闷隐痛，时作时止，心悸气短，面色少华，倦怠懒言，遇劳则甚。舌质红或齿印，脉细弱无力，或结代。

治法：益气兼阴，活血通络。

方药：生脉散合人参养营汤加减。

人参、麦冬、陈皮各9 g，五味子、炙甘草、生姜、大枣各6 g，当归、白芍、白术、黄芪各10 g，熟地黄15 g，茯苓、远志、五味子各12 g，肉桂3 g。

6）阳气虚衰型

胸闷气短，甚则胸痛彻背，心悸汗出，精神倦怠，畏寒肢冷，腰酸乏力，面色苍白，夜尿频数，唇、甲淡白或青。舌淡白或紫暗，脉沉细无力或沉微欲绝。

治法：温阳补肾，行气镇痛。

方药：参附汤合右归饮加减。

人参30 g，附子15 g，熟地黄9 g，山药、枸杞、杜仲各6 g，山茱萸、甘草、肉桂各3 g。

2. 中成药

1）速效救心丸：具有活血化瘀，通络镇痛之功。每次15粒，于心绞痛发作时含化。

2）苏冰滴丸：具有芳香开窍，逐脉镇痛之功。每次2丸，于心绞痛发作时含服，或每次2~4丸，每日1~3次服。

3）冠心苏合丸：具有开窍宽胸，理气镇痛之功。嚼碎口服，每次1丸，每日1~3次。

4）冠心通脉灵：具有活血化瘀之功。每次5片，每日3次。

5）川芎嗪：具有抗血小板凝集、扩张小动脉、改善微循环作用。每次40~80 mg

加入 5% 葡萄糖液中静脉滴注，具有缓解心绞痛、提高心功能的作用。孕妇、妇女经期慎用。

6）山海丹：具有益气益血之功。每次 4~5 粒，每日 3 次，饭后半小时服用，连续服用 3 个月为 1 个疗程。

7）黄杨宁片：具有降低心肌耗氧量、缩小心肌梗死面积、轻度增加冠状动脉血流量、增加心肌收缩力及防治心律失常作用。可用于冠心病心绞痛、室性期前收缩等。每次 2 片，每日 3 次，4 周为 1 个疗程。

8）毛冬青注射液：每次肌内注射 1 支，每日 1~2 次。

9）瓜蒌片：每次服 4 片，每日 3 次。

10）麝香保心丸：每晚 1~2 丸，痛时服用。

11）保心包：长期佩戴。

3. 单方、验方

1）三七粉，每次 3 g，每日 3 次。

2）丹参、降香各 15 g，木通、王不留行各 12 g，三七 6 g，通草 3 g。水煎服。

3）党参、生龙骨、生牡蛎各 24 g，黄芪 18 g，当归、丹参各 15 g，熟地黄 6 g，麦冬 9 g，川楝子、龙眼肉、远志各 10 g，焦三仙 27 g。浓煎取 300 ml，每日 3 次，白开水送下用于冠心病心绞痛者。

4）丹参、黄芪、党参各 15 g，赤芍、葛根、川芎各 9 g，山楂 30 g，石菖蒲 4.5 g，决明子 30 g，降香 3 g，水煎服；三七粉、血竭粉各 1.5 g 和匀分两次冲服。每日 1 剂，能迅速缓解胸闷、心绞痛等症状，并能防止心肌梗死的发生。

5）虻虫 6~12 g，陈皮 15 g。气虚者加党参 30 g；阳虚者加淫羊藿 12 g；阴虚者加玉竹 15 g；血虚者加生地黄 20 g。水煎服，每日 1 剂，对缓解心绞痛有较好疗效。

6）黑木耳 15 g，红枣 10 g，生黄芪 30 g（另包），红糖适量。煮成羹食用。

4. 针灸治疗

取穴为心俞、内关、神堂、通里、少海、间使、阴陵泉，每次针刺 2~3 穴，交替使用，隔日针刺 1 次。

5. 耳针

取穴为心、神门、皮质下、内分泌，交替针刺。

六、护理

（一）常规护理

1. 一般护理

1）嘱患者卧床休息，避免突然用力的动作，饭后不宜进行体力活动，防止精神紧张、情绪激动、受寒、饱餐及吸烟、酗酒，宜少量多餐，用清淡饮食，不宜进食含动物脂肪及高胆固醇的食物。对有恐惧和焦虑心理的患者，应向患者解释冠心病的性质，嘱患者要注意生活保健，坚持治疗，可以防止病情发展；对情绪不稳定的患者，可适当应用镇静剂。

2）保持大小便通畅，做好皮肤及口腔护理。

2. 病情观察与护理

1）危重型心绞痛患者应安排在监护室予以监护，密切观察病情和心电图变化，观察胸痛持续的时间、次数，并注意观察硝酸盐类等药物的不良反应。发现异常，及时报告医生，并协助处理。

2）患者心绞痛发作时，嘱其安静卧床休息，做心电图检查观察其 ST - T 的改变，并给予舌下含服硝酸甘油 0.6 mg，吸氧。对有频繁发作的心绞痛或属自发性心绞痛的患者，需提高警惕，用心电监护观察有无发展为心肌梗死的先兆。如有上述变化，应及时报告医生。

3. 冠状动脉介入治疗的护理

近年来心绞痛患者接受此种治疗日益增多，疗效肯定，如 PTCA 是目前治疗冠心病、心肌梗死的主要方法。

1）术前护理：护士应向患者介绍治疗的具体方法、注意事项，认真做好每一项术前准备。了解患者两侧足背动脉的搏动情况，以便术后对比观察。如果足背动脉搏动消失或减弱，皮温低于对侧，应适当松解，加压包扎，如松解后仍不能缓解，应注意有动脉闭塞的可能。

2）术后护理：重点在于预防和严密观察各种并发症。穿刺部位的出血和皮下血肿是 PTCA 的常见并发症。PTCA 术后出血可能有如下原因：①应用肝素抗凝，拔管时肝素作用仍较强。②在血凝未稳定前移动鞘管。③穿刺部位不当。④压迫止血不充分，加压包扎位置不当。⑤患者凝血机制不良、肥胖、血压过高。⑥患者过早活动术侧肢体。

对于有活动出血者，及时通知医生重新加压止血，针对病因进行处理。其他的并发症有气栓、血管闭塞、假性室壁瘤、动静脉瘘、鞘管滞留等。

（二）健康教育

1）向患者及家属讲解有关疾病的病因及诱发因素，避免过度脑力劳动，适当参加体力活动；合理搭配饮食；肥胖者需限制饮食；戒烟酒。积极防治高血压、高脂血症和糖尿病。有上述疾病家族史的青年，应早期注意血压及血脂变化，争取早期发现，及时治疗。

2）心绞痛症状控制后，应坚持服药治疗。避免导致心绞痛发作的诱因。对不经常发作者，鼓励其做适当的体育锻炼，如散步、打太极拳等，这样有利于冠状动脉侧支循环的建立。随身携带硝酸甘油片或亚硝酸异戊酯等药物，以备心绞痛发作时自用。

3）出院时指导患者根据病情调整饮食结构，坚持医生、护士建议的合理化饮食。教会家属正确测量血压、脉搏、体温的方法。教会患者及家属识别与自身有关的诱发因素，如吸烟、情绪激动等。

4）出院带药，给患者提供有关的书面材料，指导患者正确用药。

5）教给患者门诊随访知识。

（谭元杰）

第三节 心肌梗死

心肌梗死是指在冠状动脉病变基础上，发生冠状动脉血液供应急剧减少或中断，使相应心肌发生持久而严重的急性缺血，引起部分心肌缺血坏死的疾病，是冠心病的严重类型。主要表现为持久而剧烈的胸骨后疼痛、发热、白细胞计数及血清心肌酶增高、心电图进行性改变，常可并发心律失常、心力衰竭或休克。

一、病因和发病机制

心肌梗死的基本病因是冠状动脉粥样硬化，偶尔亦有因冠状动脉栓塞、炎症及冠状动脉先天畸形、痉挛而发生。

冠状动脉粥样病变使管腔狭窄，甚至完全闭塞，完全闭塞的管腔内半数以上有血栓形成。冠状动脉闭塞20～30分钟，缺血部位的心肌即有少数坏死。心肌梗死常从心室壁的心内膜下和中层开始，逐步发展到外层心肌。梗死累及心室壁全层或大部分时，称透壁性心肌梗死；波及心包时，可引起反应性纤维蛋白性心包炎，波及内膜时，可因心内膜反应性炎症诱发心室腔内附壁血栓形成。如梗死仅累及心室壁的内层，不到心室壁厚度的一半时，称为心内膜下心肌梗死。在心腔内压力作用下，坏死的心壁可破裂（心脏破裂）。坏死组织1～2周开始吸收，并逐渐纤维化，6～8周进入慢性期，形成瘢痕而愈合，称为陈旧性心肌梗死。瘢痕大者可逐渐向外凸出而形成室壁膨胀瘤。梗死附近心肌的血液供应随侧支循环的建立而逐渐恢复。

心肌梗死发生后，立即出现梗死区心肌收缩功能障碍，出现血流动力学变化，其严重程度和持续时间，取决于梗死的部位、程度和范围。常见的变化是心肌收缩力减弱、射血分数降低、心搏出量和排血量下降、心力衰竭、心律失常、血压下降等，可发生心源性休克。

二、临床表现

1/2～2/3的患者在起病前几小时至两周或更长时间有先兆症状，其中常见的是原有稳定型心绞痛变为不稳定型；或无心绞痛者，骤然发病，呈难以忍受的压榨、窒息或烧灼样剧痛，疼痛部位多在胸骨后或心前区。持续时间常超过30分钟，休息及舌下含服硝酸甘油不能缓解。也有5%～15%的患者疼痛缺如，尤其是老年人，一般疼痛较轻，无痛性心肌梗死比较多见，75岁以上无胸痛者占40%，85岁以上无胸痛者占75%。有的老年人仅表现为胸部压榨感、气短、心慌、烦躁、苍白、出冷汗、恐惧不安等，容易被误诊。无痛的原因是老年人对疼痛的感受能力下降，或有神经精神疾患不能用语言表达心肌梗死引起的症状，也有人认为发生急性心肌梗死时，机体处于高度应激状态，应激可使血中脑啡肽升高4～6倍，起到镇痛的作用。此外，有的病例表现为急性胃肠炎症状，如上腹痛伴恶心、呕吐、呃逆、腹胀、里急后重，排软便，但无进不洁食物史，恶心、呕吐也比急性胃肠炎轻，通常称为胃肠型心肌梗死。有的老年患者出现晕厥、抽风或神志不清甚至昏迷，易被误诊为脑出血，称为脑型心肌梗死。有的患者有心源性休克，表现为皮肤湿冷、脉细而快、面色苍白、烦躁不安、神志迟钝、尿量减少、低血压等休克症状，系心排血量减少，大面积心肌梗死所致；有的患者则为左心衰竭，表现为呼吸困难、胸闷、咳嗽、发绀、心悸、不能平卧，重则发生急性肺水肿，咳出泡沫样痰。还有部分患者以心律失常表现突出。更有部分患者表现极不典型，如疼痛部位、性质不典型，出现一些疼痛的替代症状，如咽部异物感、吞咽困难、左上肢发作性酸软无力等，应高度警惕。

急性心肌梗死时常见的并发症为各种心律失常、心力衰竭、心源性休克。老年患者还可有室壁瘤、心脏破裂、乳头肌断裂、肺炎、栓塞、继发感染等并发症，并有相应并发症的体征，因此，应提高警惕，做到早发现、早治疗。

三、辅助检查

1. 血液学检查

胸痛开始 2 小时后可有血白细胞计数升高［常为（10 ~ 20）×10^9/L］及中性粒细胞比例增加（常在 0.80 以上），约 1 周恢复正常。红细胞沉降率（简称血沉）常在 1 ~ 2 天开始加快，数周恢复正常。

2. 血清酶学检查

心肌细胞内含有大量的酶，受损时这些酶进入血液，测定血中心肌酶谱对诊断及估计心肌损害程度有十分重要的价值。常用的有：①血清肌酸激酶（CK），发病 4 ~ 6 小时在血中出现，24 小时达峰值，后很快下降，2 ~ 3 天消失。该酶在骨骼和脑细胞中含量也较高，其同工酶有 CK - MM、CK - MB 和 CK - BB，CK - MB 主要存在于心肌细胞中，其敏感性和特异性均几乎达 100%。②AST，发病后 6 小时升高，2 ~ 3 天达高峰，3 ~ 6 天降至正常。该酶也存在于肝、肾及肌肉中，故特异性较差。③LDH，8 ~ 12 小时升高，2 ~ 3 天达高峰，1 ~ 2 周降至正常。此酶存在于多种组织中，故特异性差。其他还有 α - 羟丁酸脱氢酶（α - HBDH）、丙酮酸激酶（PK）等。

3. 肌红蛋白测定

血清肌红蛋白升高出现时间比 CK 略早，约在发病 4 小时出现，多数 24 小时即恢复正常；尿肌红蛋白在发病后 5 ~ 40 小时开始排泄，持续时间平均达 83 小时。

4. 心电图

心肌梗死时心电图常呈特异性动态变化，为诊断心肌梗死最重要的检查，也是最简便快捷的检查手段。同时心电图可反映非梗死区的供血情况及显示心律失常，其动态观察可为病情演变提供明确的证据。

其特征性心电图改变是在面向坏死区、坏死区外围的损伤区、损伤区外围的缺血区的导联上出现典型改变：病理性 Q 波、ST 段抬高及 T 波倒置。其典型的演变过程：急性期面向梗死区的导联出现病理性 Q 波及抬高的 ST 段与 T 波融合形成单向曲线；亚急性期（发病后数日至 2 周）面向梗死区的导联上抬高的 ST 段逐渐回落至基线，T 波变平坦或倒置，慢性期（发病后数周至数月）T 波倒置更深，呈冠状 T 波。在背向梗死区的导联分别出现"镜中映像"式的相反变化。

病理性 Q 波多在发病后数小时至 24 小时出现，少数可超过 24 小时。在超急性期，心电图上可能仅有异常高大的 T 波及 ST 段抬高，甚至完全正常。束支传导阻滞、预激综合征可能掩盖梗死波形；多发性梗死时可能使各自的变化"中和"；而心室肥厚、左束支及左前分支阻滞、慢性肺心病、心肌病、预激综合征等均可能产生假 Q 波，应注意鉴别。

病理性 Q 波的出现表示有心肌的坏死，为急性心肌梗死心电图上最重要的表现，但部分病例心电图上始终不出现病理性 Q 波，称为无 Q 波心肌梗死（NQMI）。近年来由于诊断技术的提高及早期治疗的改进，NQMI 已占到所有梗死的 30% 左右，由于其病理变化、治疗及预后和 Q 波心肌梗死（QMI）有所不同，应引起临床注意。

5. 心向量图

当心肌梗死不能通过心电图确诊时，往往可通过心向量图得到证实。

6. 超声心动图

超声心动图并不用来诊断急性心肌梗死，但对探查心肌梗死的各种并发症极有价值，尤其是室间隔穿孔破裂，乳头肌或腱索断裂或功能不全造成的二尖瓣关闭不全、脱垂、室壁瘤和心包积液。

7. 放射性核素检查

放射性核素心肌显影及心室造影^{99m}锝及^{131}碘等形成热点成像或^{201}铊、^{42}钾等冷点成像可判断梗死的部位和范围。用门电路控制 γ 闪烁照相法进行放射性核素血池显像，可观察室壁动作及测定心室功能。

8. 心室晚电位（LPs）

急性心肌梗死时 LPs 阳性率为 28% ~ 58%，其出现不似陈旧性心肌梗死稳定，但与室速和室颤有关，阳性者应进行心电监护及予以有效治疗。

9. 磁共振成像

磁共振成像（MRI）易获得清晰的室间隔像，故对发现间隔段运动障碍、间隔心肌梗死及并发症较其他方法优越。

四、诊断

急性心肌梗死有剧烈的心前区疼痛，休息或舌下含服硝酸甘油不能缓解，疼痛持续时间长，范围广泛，可向下颌或颈背等部位放射。有特征性心电图演变。血清心肌酶升高。对无病理性 Q 波的心内膜下心肌梗死，血清心肌酶检查对诊断价值更大。对老年人突然发生严重心律失常、休克、心力衰竭而原因未明者，或突然发生较重而持续时间较久的胸闷或胸痛者，均应考虑本病的可能。

五、治疗

(一) 一般治疗

1. 休息

急性期需卧床 1 周，保持环境安静，给予清淡易消化食物。

2. 吸氧

间断或持续吸氧 2 ~ 3 天，重者可以面罩给氧。

3. 监护

将患者安置于冠心病监护室，行心电图、血压、呼吸等监测 3 ~ 5 天，重者可延长。有血流动力学改变者可行漂浮导管做 PCWP 和静脉压监测。

4. 镇静、镇痛

尽快解除患者疼痛，常用药有：①哌替啶 50 ~ 100 mg，肌内注射，每 4 ~ 6 小时重复；②吗啡 5 ~ 10 mg，肌内注射或静脉注射，每 4 ~ 6 小时重复。使用前两种药物需注意呼吸抑制及血压变化。③硝酸甘油或硝酸异山梨酯舌下含服，每 2 小时 1 次；④严重者可行亚冬眠治疗（哌替啶 25 ~ 50 mg、异丙嗪 25 ~ 50 mg 合用，每 4 ~ 6 小时 1 次）。

此外，当今最新应用 β 受体阻滞剂，如普萘洛尔、阿替洛尔、噻吗洛尔、美托洛尔，对血压较高、心率较快的前壁梗死的患者不仅有显著镇痛效果，并且能改善预后。用药过程中应严密监测血压和心功能。

(二) 心肌缺血再灌注

1. 溶栓疗法

有静脉和冠状动脉两种给药途径。静脉溶栓简便易行，可争取抢救时机，但盲目用药，剂量偏大，出血并发症增多。因此有人主张先自静脉内给予半量，再在闭塞的冠状动脉内补充给药。适应证：心电图上 2 个或多个导联有进行性心肌损伤表现（ST 段抬高）；年龄小于 75 岁。禁忌证：对溶栓药物过敏者；2 周内有外科手术、脑出血或蛛网膜下隙出血者；凝血功能有缺陷者；新近有内脏出血或活动性溃疡者。

1）链激酶和尿激酶：均为纤维蛋白溶酶的激活剂。国内以静脉内给药者为多。方法：链激酶 50 万 ~ 100 万 U 加入 5% 葡萄糖液 100 ml 内，30 ~ 60 分钟滴完，之后每小时给予 10 万 U，静脉滴注 24 小时。用前需做皮肤过敏试验（简称皮试），治疗前半小时肌内注射异丙嗪 25 mg，加少量地塞米松同时滴注可减少过敏反应的发生。用药前后进行凝血方面的实验室检查，用量大时尤应注意出血倾向。冠状动脉内注射时先做冠状动脉造影，经导管向闭塞的冠状动脉内注入硝酸甘油 0.2 ~ 0.5 mg，后注入链激酶 2 万 U，继之每分钟 2 000 ~ 4 000 U，共 30 ~ 90 分钟，至再通后继续用 30 ~ 60 分钟，每分钟 2 000 U。患者胸痛突然消失，ST 段恢复正常，心肌酶峰值提前出现为再通征象，可每 15 分钟注入 1 次造影剂观察是否再通。尿激酶无抗原性，作用较链激酶弱。50 万 ~ 100 万 U 静脉滴注，60 分钟滴完。冠状动脉内应用时每分钟 6 000 U 持续 1 小时以上至溶栓后再维持 30 ~ 60 分钟。

2）重组组织型纤溶酶原激活剂（rtPA）：本品对血凝块有选择性，故疗效高于链激酶。冠状动脉内滴注 0.375 mg/kg，持续 45 分钟。静脉滴注用量为 0.75 mg/kg，持续 90 分钟。

3）其他：国内有去纤酶、链激酶、蝮蛇抗栓酶等蛇毒制剂，其疗效尚未明确。

单纯溶栓疗法再灌注率为 50%～75%，不能纠正造成冠状动脉残余狭窄的粥样斑块，溶栓成功后 15%～35% 会出现再次阻塞，在治疗后应使用肝素抗凝治疗 1 周及抗血小板凝集药物或继续用 PTCA。

2. PTCA

通过使病变内膜和粥样斑块破裂以及中膜过度伸展而使动脉腔内径增宽，达到冠状动脉再通。急性心肌梗死时可以紧急 PTCA 术，其成功的标准是直径增加 20% 以上，成功率 62%～90%，复发率 30% 左右，且大部分在治疗后 6 个月以内，第 2 次 PTCA 较首次成功率高，且并发症少，1 年后复发率 30%，若与溶栓相结合其疗效更佳。

（三）缩小梗死面积

治疗原则是减少心肌耗氧量，增加心肌供能，增加心肌供氧，保护缺氧心肌。

1. 硝酸酯类药物

此类药物能扩张冠状动脉，增加心肌供血。急性期静脉给药，缓解后改为口服。其剂量因人、依病情决定。常用首选药为硝酸甘油，其剂量为 25 mg 溶于 10% 葡萄糖液 500 ml 中静脉滴注，初滴速为每分钟 12.5 μg，每 5～10 分钟按心律、血压及临床效应调整滴速，一般为每分钟 25～50 μg，给药时间一般持续 72 小时，少数泵衰竭者为 7～10 天。如收缩压 <80 mmHg，加入多巴胺 10～20 mg 滴注。

2. β 受体阻滞剂

实践证明，早期应用 β 受体阻滞剂可缩小梗死面积，增加存活率。心力衰竭、支气管哮喘、低血压、心率慢时禁用。常用药物为普萘洛尔 5～10 mg 加入 10% 葡萄糖液 500 ml 内静脉滴注 2～3 小时，或 20～30 mg 每日 3 次，口服；也可选用噻吗洛尔 5～10 mg，每日 2 次，口服；或美托洛尔 50～100 mg，每日 2 次，口服。近年来有人提出，只要无 β 受体阻滞剂禁忌证的心肌梗死患者，在病后 5～7 天可长期服用 β 受体阻滞剂，以预防再梗死和猝死。

3. 钙通道阻滞剂

通常用硝苯地平 10～20 mg，每日 2～3 次，口服。有高血压者更适合应用，与硝酸酯类药物及 β 受体阻滞剂有协同作用，可以联合用药。

4. 低分子右旋糖酐

一般可选用低分子右旋糖酐每日静脉滴注 250～500 ml，7～14 天为 1 个疗程。在低分子右旋糖酐内加入活血化瘀药物如血栓通 4～6 ml、川芎嗪 80～160 mg 或复方丹参注射液 12～30 ml，疗效更佳。心力衰竭者应慎用。

5. 含镁极化液

急性心肌梗死患者常有血清镁浓度降低及心肌组织缺镁。缺镁可引起冠状动脉痉挛、心肌缺血及心律失常和猝死。因此，在普通极化液中加入镁有利于纠正心肌梗死后低镁血症，缓解冠状动脉痉挛，改善心肌缺血，预防心律失常和猝死。具体用法为10%氯化钾 10～15 ml，25%硫酸镁 10～20 ml，普通胰岛素 12 U 加入 10%葡萄糖液500 ml 中静脉滴注，每日 1 次，2 周为 1 个疗程。

6. 透明质酸酶

此酶能增加细胞间隙，促进营养物质的转运，有改善心肌缺血和减少梗死面积的作用。应在发病早期应用，超过 9 小时常难以奏效。用法：先用 150 U 做皮试，如阴性，则按 500 U/kg 静脉注射，每 6 小时 1 次，共用 48～72 小时。此疗法为现代试验性治疗之一。

7. 前列环素

前列环素（PGI$_2$）有扩张血管、抗血小板凝集及减少溶酶体酶释放，防止梗死灶扩大等作用，可每分钟 6 mg/kg 静脉滴注。

（四）严密观察，及时处理并发症

1. 抗休克

目前对急性心肌梗死休克的治疗尚不满意，需尽早发现，及时处理。

1）补充血容量：CVP 和 PCWP 低者，估计有血容量不足，可用低分子右旋糖酐或5%～10%葡萄糖液静脉滴注。待 CVP 或 PCWP 恢复后则应停止。输液速度不宜过快。

2）应用升压药：补充血容量后血压仍不升而 PCWP 和心排血量正常时，提示周围血管张力不足，可用升压药。常用升压药有①多巴胺 10～30 mg 加入 5%～10%葡萄糖液 100 ml 中，静脉滴注。②间羟胺 10～30 mg。③去甲肾上腺素 0.5～1 mg 静脉滴注。④多巴酚丁胺 250 mg 加入 5%葡萄糖液 250～500 ml 中静脉缓慢滴注。

3）应用血管扩张剂：经上述处理仍不升压，而 PCWP 升高，心排血量下降，周围血管收缩，出现四肢厥冷、发绀时，可用血管扩张剂。在 5%葡萄糖液 100 ml 中加硝普钠 5～10 mg、硝酸甘油 1 mg 或酚妥拉明 10～20 mg，静脉滴注。

4）其他：①纠正酸中毒可用 5%碳酸氢钠；②氧气吸入；③注意尿量，保护肾功能；④应用肾上腺皮质激素，如氢化可的松静脉滴注。

2. 抗心律失常

急性心肌梗死有 90%以上出现心律失常，绝大多数发生在梗死后 72 小时内，不论是快速性或缓慢性心律失常，均可引起严重后果。因此，需及早发现心律失常，特别是严重的心律失常前驱症状，并给予积极的治疗。

1）对出现室性期前收缩的急性心肌梗死患者，均应严密进行心电监护及处理。频发的室性期前收缩或室速，应以利多卡因 50～100 mg 静脉注射，无效时 5～10 分钟可重复，控制后以每分钟 1～3 mg 静脉滴注维持，情况稳定后可改为药物口服；如美西律150～200 mg、普鲁卡因胺 250～500 mg、溴苄胺 100～200 mg 等，每 6 小时 1 次维持。

2）对已发生室颤者应立即行心肺复苏术。在进行心脏按压和人工呼吸的同时争取尽快实行电除颤，一般首次即采取较大能量（200～300 J），争取 1 次成功。

3）对窦性心动过缓如心率小于每分钟 50 次，或心率在每分钟 50～60 次，但合并低血压或室性心律失常者，可以阿托品每次 0.3～0.5 mg 静脉注射，无效时 5～10 分钟重复，但总量不超过 2 mg；也可以使用氨茶碱 0.25 g 或异丙肾上腺素 1 mg 分别加入 300 ~ 500 ml 液体中静脉滴注，但这些药物有可能增加心肌耗氧量或诱发室性心律失常，故均应慎用。以上治疗无效、症状严重时可采用临时起搏措施。

4）对房室传导阻滞一度和二度 I 型者，可应用肾上腺皮质激素、阿托品、异丙肾上腺素治疗，但应注意其不良反应。对二度 II 型及三度者宜行临时心脏起搏。

5）对室上性快速心律失常可选用 β 受体阻滞剂、洋地黄类药物（24 小时内尽量不用）、维拉帕米、胺碘酮、奎尼丁、普鲁卡因胺等治疗。对阵发性室上速、房颤及房扑药物治疗无效者，可考虑同步直流电复律或人工心脏起搏器复律。

3. 心力衰竭的治疗

主要是治疗急性左心衰竭，以应用吗啡（或哌替啶）和利尿剂为主，也可选用血管扩张剂以减轻左心室后负荷，或用多巴酚丁胺 250 mg 加入 5% 葡萄糖液 250 ~ 500 ml 内静脉滴注，以每分钟 10 μg/kg 治疗。在梗死发生后 24 小时内宜尽量避免使用洋地黄类药物，以免引起室性心律失常。

4. 其他并发症的治疗

1）心肌梗死后综合征：患者表现为发热、胸痛、心包积液或肺炎，多出现在急性心肌梗死后 2 ~ 10 周。抗生素一般无效，可口服阿司匹林、吲哚美辛。心包或胸腔积液时可用糖皮质激素，如泼尼松 40 ~ 60 mg，每日 1 次，晨服，常需用 6 ~ 8 周，停药过早可再发。

2）肩手综合征：为急性心肌梗死后发生的肩、腕、手部的肿胀、疼痛、僵硬感及运动障碍，其原因可能是肩部肌肉反射性痉挛或梗死早期活动过少肌肉失用所致，治疗可采用理疗或局部封闭。

3）前胸壁综合征：这是急性心肌梗死后 1 ~ 2 月出现的前胸壁疼痛，与心肌病变无关，可因局部活动（如抬高上肢）而诱发，不伴心电图及心肌酶学改变。可予镇痛药物、镇静药物、理疗或酌用糖皮质激素治疗。

4）室壁瘤：发生率为 10% ~ 30%，心电图除有心肌梗死的异常 Q 波外，约 2/3 的病例有 ST 段持续抬高 1 个月以上。X 线检查、记波摄影、左心室造影、超声心动图和放射性核素心血池扫描均有助于诊断。并发室壁瘤易发生心力衰竭、心律失常或栓塞，必要时可考虑手术切除。

5）心脏破裂：心脏破裂是急性心肌梗死的严重并发症，一般在梗死后 1 周内发生，24 小时内发生者尤多。该症一旦发生，手术治疗是唯一方法，但患者常因病情来势凶猛而死亡。对室间隔的破裂穿孔，如有机会可紧急手术修补穿孔。

6）栓塞：急性心肌梗死后动脉栓塞的发生率为 2% ~ 10%，以脑栓塞及肺栓塞最为常见，其次是四肢动脉栓塞，多发生于起病 1 周之后。应在一段内科治疗的基础上针对病因进行治疗，有适应证者可以行溶栓治疗。

7）脑卒中：可能因同一机制造成心、脑急性血运障碍，治疗重点在心肌梗死，脑卒中无特效药，仅可使用对症支持治疗药物。

（五）康复期处理

无严重并发症而病情稳定者，平均住院 4~5 周即可出院。经 2~4 个月逐渐增加体力活动锻炼后，对运动负荷反应良好者，可逐渐恢复轻工作。即使完全康复后也不宜参加重体力劳动，亦应避免精神过度紧张，吸烟者应严格戒烟。

（六）中医治疗

1. 辨证论治

1）气虚血瘀型

多见于急性心肌梗死的初期，即发病后头 3 天之内。心前区剧痛，自汗，气短，倦怠，语言低微，胸闷。舌暗或见瘀点，苔薄白，或见舌体胖嫩，脉细或结代。

治法：益气活血。

方药：抗心梗合剂加减。

黄芪 20 g，丹参、黄精各 30 g，党参、赤芍、郁金各 15 g，川芎 10 g。

2）痰浊内阻型

多见于急性心肌梗死的中期，即发病后第 3 天至第 4 周。此时病情渐平稳，气虚或阳虚的症状有所减轻，而痰湿痹阻较为突出。胸闷如窒而痛，痰白黏、量多，倦怠身重，纳呆脘闷。苔浊腻，脉滑。

治法：温化痰饮，健脾利湿，宣痹通阳。

方药：瓜蒌薤白半夏汤合冠心Ⅱ号方加减。

瓜蒌、薤白、丹参各 30 g，党参、郁金各 15 g，半夏、桂枝、厚朴、赤芍、生大黄各 10 g。可随证加减。

3）气阴两虚型

以恢复期多见，即发病的第 3 周以后，湿浊或痰热痹阻之象渐退，舌苔由厚转薄，病情稳定转入恢复期阶段。心悸气短，倦怠乏力，心烦易怒，自汗盗汗，头昏脚软，夜寐不安。舌质黯红或淡黯，苔少或剥脱，脉细数。

治法：益气养阴，兼以活血化瘀。

方药：生脉散合冠心Ⅱ号方加减。

丹参 30 g，党参、郁金各 15 g，麦冬、赤芍、川芎各 10 g，五味子 6 g，降香 3 g。可随证加减。

2. 中成药

1）冠心苏合丸：1 丸，每日 2 次，口服。用于镇痛。

2）心痛丸：1 丸，每日 2 次，口服。

3）田七末：3 g 即冲服，对镇痛有效。

4）参附针：10~30 ml 加入 5% 或 10% 葡萄糖液 500 ml 中静脉滴注，每日 2 次。用于休克。

5）速效救心丸：发作时，每次 10~15 粒，吞下含服；预防，每次 4~6 粒，每日 3 次。用于镇痛。

6）七叶莲注射液：2 ml，肌内注射，每日 1 ~ 3 次，对镇痛有一定疗效。

7）复方丹参或丹参注射液：均可用 2 ml 肌内注射，每日 2 次；或 8 ~ 16 ml 加入 10% 葡萄糖液 200 ml 中静脉滴注。有扩张血管、增加心血流量、活血祛瘀镇痛之效。

8）醒脑静注射液：可肌内注射或静脉注射，每次 2 ~ 4 ml，每日 1 ~ 2 次。对神志欠佳者有效。

3. 单方、验方

1）太子参 30 g，麦冬 15 g，五味子 10 g。水煎，每日 1 剂，复煎，分 2 次服，连服 5 ~ 7 天；亦可加丹参 20 g。适用于气阴两虚者。

2）西洋参、田三七各 30 g，灵芝 60 g，丹参 50 g。上药共研极细末，储瓶备用。每次服 3 g，每日 2 次，温开水送下。适用于气阴两虚者。

3）白木耳、黑木耳各 10 g，冰糖少量。先将木耳温水泡发洗净，与冰糖一起放入锅中，加水适量，加盖，隔水炖 1 小时。1 次或分次服用。适用于气阴两虚者。

4）鲜山楂 30 g 打碎，加水适量，少量白糖调味，每日服 1 剂，疗程不限。

5）黑木耳 30 g，加葱、蒜适量，烹调做菜佐膳，要经常服用，可减慢血小板的凝聚，避免血栓的形成。

4. 针灸治疗

1）体针：主穴为心俞、厥阴俞，配穴为内关、足三里、间使。每次取主穴 1 对，配穴 1 对或 1 侧，不留针。每日 1 次，2 周为 1 个疗程。

2）穴位注射：主穴为心俞、厥阴俞，配穴为内关、间使。每日取两穴交替，每穴注射复方活血注射液 0.5 ml，15 ~ 20 次为 1 个疗程。

5. 推拿疗法

选上脘、中脘、下脘、神阙、关元等穴。

六、护理

（一）常规护理

1. 一般护理

1）休息：发病后不要搬动患者，就地抢救为宜。发病 48 小时内病情易发生变化，死亡率高，应向患者解释急性期卧床休息可减轻心脏负荷，减少心肌耗氧量，限制或缩小梗死范围，有利于心功能的恢复。第 1 周应绝对卧床，进食、排便、翻身、洗漱等一切日常生活由护理人员帮助照料，避免不必要的翻动，并限制亲友探视。此外，各项必需的医疗护理工作要集中一次做完，尽量减少患者的心脏负担。

2）饮食：患者进入监护室后 4 ~ 6 小时禁食，随后根据患者的临床状态酌情开始进食，给予高维生素的流食和半流食，如果汁、菜汤、米粥、面片等。有心力衰竭者适当限盐。

3）保持大小便通畅：心肌梗死患者由于卧床休息、消化功能减退、哌替啶或吗啡等镇痛剂的应用，胃肠功能和膀胱收缩受到抑制，易发生便秘和尿潴留。应予以足够的重视，酌情给予轻泻剂，嘱患者排便时勿屏气，避免增加心脏负担和导致附壁血栓脱落。排便不畅时宜加用开塞露，对 5 日无大便者可保留灌肠或给低压盐水灌肠。对排尿不畅者，可采用物理或诱导法，协助排尿，必要时行导尿术。

4）吸氧：氧治疗可改善低氧血症，有利于心肌梗死的康复。急性期给患者高流量吸氧，持续 48 小时。氧流量在每分钟 3～5 L，病情变化时可延长吸氧时间。待疼痛减轻，休克解除，可降低氧流量。注意鼻导管的通畅，24 小时更换 1 次。如果合并急性左心衰竭，出现重度低氧血症时，可采用加压吸氧或乙醇湿化加压除泡沫吸氧。

5）防止血栓性静脉炎或深部静脉血栓形成：血栓性静脉炎表现为受累静脉局部红、肿、痛，可延伸呈条索状，多因反复静脉穿刺输液和多种药物输注所致。行静脉穿刺时应严格无菌操作，患者感觉输液局部皮肤疼痛或红肿时，应及时更换穿刺部位，并予以热敷或理疗。下肢静脉血栓形成一般在血栓较大引起阻塞时才出现患肢肤色改变、皮肤温度升高和凹陷性水肿。应注意每日协助患者做被动下肢活动 2～3 次，注意下肢皮肤温度和颜色的变化，避免选用下肢静脉输液。

6）做好心理护理：急性心肌梗死是内科急症，严重威胁着患者生命安全，患者均会产生相应的心理变化，影响治疗效果。护士应根据患者的不同心理状态，采取相应的心理护理，如患者精神紧张、持续剧烈疼痛，应立即给予镇痛及镇静，同时耐心安慰患者，消除其恐惧心理，增强患者战胜疾病的信心，积极配合治疗。

2. 病情观察与护理

急性心肌梗死系危重疾病，应早期发现危及患者生命的先兆表现，如能得到及时处理，可使病情转危为安。故需严密观察以下情况。

1）血压：始发病时应 0.5～1 小时测量 1 次血压，随血压恢复情况逐步减少测量次数，每日 4～6 次，基本稳定后每日 1～2 次。若收缩压在 90 mmHg 以下，脉压减小，且音调低落，要注意患者的神志状态、脉搏、面色及尿量等，以及是否有心源性休克的发生。若发生心源性休克，在通知医生的同时，对休克者采取抗休克措施，如补充血容量，应用升压药、血管扩张剂以及纠正酸中毒，避免脑缺氧，保护肾功能等。有条件者应准备好 CVP 测定装置或漂浮导管测定 PCWP 设备，以正确应用输液量及调节液体滴速。

2）心率、心律：在冠心病监护病房进行连续的心电、呼吸监测，在心电监测示波屏上，应注意观察心率及心律变化。及时检出可能作为恶性心动过速先兆的任何室性期前收缩，以及室颤或完全性房室传导阻滞、严重窦性心动过缓、房性心律失常等，如发现以下症状：①每分钟 5 次以上；②呈二、三联律；③多源性期前收缩；④室性期前收缩的 R 波落在前一次主波的 T 波之上，均为转变阵发性室速及室颤的先兆，易造成心搏骤停。遇有上述情况，在立即通知医生的同时，需应用相应的抗心律失常药物，并准备好除颤器和人工心脏起搏器，协同医生抢救处理。

3）胸痛：急性心肌梗死患者常伴有持续剧烈的胸痛，因此，应注意观察患者的胸痛程度，因剧烈胸痛可导致低血压，加重心肌缺氧，扩大梗死面积，引起心力衰竭、休克及心律失常。常用的镇痛剂有罂粟碱肌内注射或静脉滴注，硝酸甘油 0.6 mg 舌下含服，疼痛较重者可用哌替啶或吗啡。在护理中应注意可能出现的药物不良反应，同时注意观察血压、尿量、呼吸及一般状态，确保用药安全。

4）呼吸急促：注意观察患者的呼吸状态，对有呼吸急促的患者应注意观察血压的变化、皮肤黏膜的血液循环情况、肺部体征的变化以及血流动力学和尿量的变化。发现患者有呼吸急促、不能平卧、烦躁不安、咳嗽、咳泡沫样血痰时，立即取半坐位，给予吸氧，准备好快速强心剂、利尿剂，配合医生按急性心力衰竭处理。

5）体温：急性心肌梗死患者可有低热，体温在 37～38.5℃，多持续 3 天左右。如体温持续升高，1 周后仍不下降，应疑有继发性肺部或其他部位感染，及时向医生报告。

6）意识变化：如发现患者意识恍惚、烦躁不安，应注意观察血流动力学及尿量的变化。警惕心源性休克的发生。

7）器官栓塞：在急性心肌梗死 1～2 周，注意观察组织或脏器有无发生栓塞现象。左心室内附壁血栓可脱落，从而引起脑、肾、四肢、肠系膜等动脉栓塞，应及时向医生报告。

8）室壁瘤：在心肌梗死恢复过程中，心电图表现虽有好转，但患者仍有顽固性心力衰竭或心绞痛发作，应疑有室壁瘤的发生，这是由于在心肌梗死区愈合过程中，心肌被结缔组织所替代，成为无收缩力的薄弱纤维瘢痕区。该区内受心腔内的压力而向外呈囊状膨出，形成室壁瘤。应配合医生进行 X 线检查以确诊。

9）心肌梗死后综合征：需注意在急性心肌梗死后两周、数月甚至两年内，可并发心肌梗死后综合征。表现为肺炎、胸膜炎和心包炎征象，同时有发热、胸痛、血沉和白细胞升高现象，酷似急性心肌梗死再发。这是由于坏死心肌引起机体自身免疫反应所致。若心肌梗死的特征性心电图变化有好转现象又有上述表现时，应做好 X 线检查的准备，配合医生做出鉴别诊断。本病应用肾上腺皮质激素治疗效果良好。若因误诊而用抗凝药物，可导致心腔内出血而发生急性心脏压塞。故应严密观察病情，在确诊为本病后，应向患者及家属做好解释工作，解除顾虑，必要时给患者应用镇痛剂及镇静剂；做好休息、饮食等生活护理。

（二）健康教育

1）注意劳逸结合，根据心功能进行适当的康复锻炼。
2）避免紧张、劳累、情绪激动、饱餐、便秘等诱发因素。
3）节制饮食，禁忌烟酒、咖啡、辛辣刺激性食物，多吃蔬菜、蛋白质类食物，少食动物脂肪、胆固醇含量较高的食物。
4）按医嘱服药，随身常备硝酸甘油等扩张冠状动脉药物，定期复查。
5）指导患者及家属，病情突变时，采取简易应急措施。

（谭元杰）

第四章　高血压

高血压是以血压升高为主要临床表现的综合征。高血压是多种心、脑血管疾病的重要病因和危险因素，影响重要脏器例如心、脑、肾的结构与功能，最终导致这些器官功能衰竭，迄今为止仍是心血管疾病死亡的主要原因之一。

一、病因

（一）遗传因素

高血压具有明显的家族聚集性，父母均有高血压，子女的发病率高达46%，约60%高血压患者可询问到有高血压家族史。高血压的遗传可能存在主要基因显性遗传和多基因关联遗传两种方式。在遗传表型上，除了血压升高的发生率可体现遗传性，在血压高度、并发症的发生等方面也可体现遗传性。

（二）环境因素

1. 饮食

不同地区人群血压水平和高血压患病率与钠盐平均摄入量显著有关，摄盐越多，血压水平和患病率越高，但是同一地区人群中个体间血压水平与摄盐量并不相关，摄盐过多导致血压升高主要见于对盐敏感的人群中。钾摄入量与血压呈负相关。饮食中钙摄入对血压的影响尚有争议，多数人认为饮食低钙与高血压发生有关。高蛋白质摄入属于升压因素，动物和植物蛋白质均能升压。饮食中饱和脂肪酸或饱和脂肪酸/不饱和脂肪酸比值较高也属于升压因素。饮酒量与血压水平线性相关，尤其与收缩压，每日饮酒量超过50 g乙醇者高血压发病率明显增高。

2. 精神应激

城市脑力劳动者高血压患病率超过体力劳动者，从事精神紧张度高的职业者发生高血压的可能性较大，长期生活在噪声环境中听力敏感性减退者患高血压也较多。高血压患者经休息后往往症状和血压可获得一定改善。

（三）其他因素

1. 体重

超重或肥胖是血压升高的重要危险因素。高血压患者约1/3有不同程度肥胖。血压与体重指数（BMI）呈显著正相关。肥胖的类型与高血压的发生关系密切，腹型肥胖者容易发生高血压。

2. 避孕药

服避孕药妇女血压升高发生率及程度与服用时间长短有关。35岁以上妇女容易出现血压升高。口服避孕药引起的高血压一般为轻度，并且可逆转，在终止避孕药后3~6个月血压多恢复正常。

3. 阻塞型睡眠呼吸暂停低通气综合征

阻塞型睡眠呼吸暂停低通气综合征（OSAS）是指睡眠期间反复发作性呼吸暂停，常伴有重度打鼾，其病因主要是上呼吸道咽部肌肉收缩或狭窄、腺样和扁桃体组织增生、舌根部脂肪浸润后垂以及下颌畸形。OSAS 患者 50% 有高血压，血压程度与 OSAS 病程有关。

二、临床表现

（一）症状

大多数起病缓慢、渐进，一般缺乏特殊的临床表现。常见症状有头晕、头痛、颈项板紧、疲劳、心悸等，呈轻度持续性，在紧张或劳累后加重，不一定与血压水平有关，多数症状可自行缓解。也可出现视物模糊、鼻出血等较重症状。约 1/5 患者无症状，仅在测量血压时或发生心、脑、肾等并发症时才被发现。

（二）体征

血压随季节、昼夜、情绪等因素有较大波动。冬季血压较高，夏季较低；血压有明显昼夜波动，一般夜间血压较低，清晨起床活动后血压迅速升高，形成清晨血压高峰。患者在家中的自测血压值往往低于诊所血压值。体格检查听诊时可有主动脉瓣区第二心音亢进、收缩期杂音或收缩早期喀喇音，少数患者在颈部或腹部可听到血管杂音。

（三）恶性或急进型高血压

少数患者病情急骤发展，舒张压持续 ≥130 mmHg，并有头痛、视物模糊、眼底出血、眼底渗出和视盘水肿，肾脏损害突出，持续蛋白尿、血尿与管型尿。病情进展迅速，如不及时有效降压治疗，预后很差，常死于肾衰竭、脑卒中或心力衰竭。病理上以肾小动脉纤维样坏死为特征。发病机制尚不清楚，部分患者继发于严重肾动脉狭窄。

（四）并发症

1）高血压危象，因紧张、疲劳、寒冷、嗜铬细胞瘤阵发性高血压发作、突然停服降压药等诱因，小动脉发生强烈痉挛，血压急剧上升，影响重要脏器血液供应而产生危急症状。在高血压早期与晚期均可发生。危象发生时，出现头痛、烦躁、眩晕、恶心、呕吐、心悸、气急及视物模糊等严重症状，以及伴有痉挛动脉累及靶器官缺血症状。

2）高血压脑病，发生在重症高血压患者，由过高的血压突破了脑血流自动调节范围，脑组织血流灌注过多引起脑水肿。临床表现以脑病的症状与体征为特点，表现为弥漫性严重头痛、呕吐、意识障碍、精神错乱，甚至昏迷、局灶性或全身抽搐。

3）脑血管病，包括脑出血、脑血栓形成、腔隙性脑梗死、短暂性脑缺血发作。

4）心力衰竭。

5）慢性肾衰竭。

6）主动脉夹层，是血液渗入主动脉壁中层形成的夹层血肿，并沿着主动脉壁延伸剥离的严重心血管急症，也是猝死的病因之一。高血压是导致本病的重要因素。突发剧烈的胸痛常易被误诊为急性心肌梗死。疼痛发作时心动过速，血压更高，可迅速出现夹层破裂或压迫主动脉大分支的各种不同表现。

三、辅助检查

（一）常规检查

常规检查的项目是尿常规、血糖、血胆固醇、血甘油三酯、肾功能、血尿酸和心电图。这些检查有助于发现相关的危险因素和靶器官损害。部分患者根据需要和条件可以进一步检查眼底、超声心动图、血电解质、低密度脂蛋白胆固醇与高密度脂蛋白胆固醇。

（二）特殊检查

如果为了更进一步了解高血压患者病理生理状况和靶器官结构与功能变化，可以有目的地选择一些特殊检查，如 24 小时动态血压监测、踝与臂血压比值、心率变异、颈动脉内膜中层厚度、动脉弹性功能测定、血浆肾素活性等。24 小时动态血压监测有助于判断血压升高严重程度，了解血压昼夜节律，指导降压治疗以及评价降压药物疗效。

四、诊断

高血压诊断主要根据所测量的血压值，采用经核准的水银柱或电子血压计，测量安静休息坐位时上臂肱动脉部位血压。必要时还应测量平卧位和站立位血压。高血压的诊断必须以未服用降压药物情况下 2 次或 2 次以上非同日多次血压测定所得的平均值为依据。

一旦诊断高血压，必须鉴别是原发性还是继发性。原发性高血压患者需做有关实验室检查，评估靶器官损害和相关危险因素。

高血压的预后不仅与血压升高水平有关，而且与其他心血管危险因素存在以及靶器官损害程度有关。因此，从指导治疗和判断预后的角度，现在主张对高血压患者做心血管危险分层，将高血压患者分为低危、中危、高危和极高危，分别表示 10 年内将发生心、脑血管病事件的概率为 <15%、15% ~ <20%、20% ~30% 和 >30%。用于分层的其他心血管危险因素：男性 >55 岁，女性 >65 岁；吸烟；血胆固醇 >5.72 mmol/L；糖尿病；早发心血管疾病家族史。靶器官损害：左心室肥厚；蛋白尿和（或）血肌酐轻度升高；超声或 X 线证实有动脉粥样斑块；视网膜动脉局灶或广泛狭窄。并发症：脑血管疾病、肾脏疾病、心血管疾病、重度高血压性视网膜病变。

五、治疗

高血压属慢性病，因此需要长期耐心而积极的治疗，主要目的是降低动脉血压至正常或尽可能接近正常，以控制并减少与高血压有关的脑、心、肾和周围血管等靶器官损害。近年来大量临床对照试验结果表明，通过降压药物或非药物治疗使血压降至正常，可减少高血压患者脑卒中的发生率和死亡率，防止和纠正恶性高血压，降低主动脉夹层分离的病死率。高血压患者的靶器官损害与血压增高的程度密切相关。因此，目前临床上对中重度高血压或已伴有靶器官损害的高血压患者，均主张立即开始使用降压药物治疗。

（一）一般治疗

1）劳逸结合，保持足够而良好的睡眠，避免和消除紧张情绪，适当使用镇静剂。避免过度的脑力和体力负荷。对轻度高血压患者，经常从事一定的体育锻炼有助于血压恢复正常，但对中重度高血压患者或已有靶器官损害表现的 2～3 级高血压患者，应避免竞技性运动。

2）减少钠摄入，维持足够的钾、钙和镁摄入。

3）控制体重，肥胖的轻度高血压患者通过减轻体重往往能使血压降至正常，对肥胖的中重度高血压患者，可同时行减轻体重和降压药物治疗。

4）控制动脉硬化的其他危险因素，如吸烟、血脂增高等。

（二）降压药物治疗

近年来，降压药物的研究发展迅速，特别是 β 受体阻滞剂、钙通道阻滞剂和血管紧张素转换酶抑制剂等新型降压药物的问世，从根本上改变了降压药物治疗的面貌。根据不同患者的特点单独选用或联合应用各类降压药物，已可使大多数高血压患者的血压得到控制。

1. 降压药物选用原则

1）各种降压药物有其各自的药理学特点，临床上应根据患者的年龄、高血压程度和分级、有无并发症（如糖尿病、高血脂、心绞痛、心力衰竭、心肌梗死、心律失常、支气管和肺部病变等）、有无其他冠心病危险因素的存在以及用药后的反应选择用药，才能得到满意的疗效。

2）缓进型高血压患者，阶梯式降压药物选择原则的首选药目前已从利尿剂和 β 阻滞剂扩展到包括钙通道阻滞剂和血管紧张素转换酶抑制剂，根据不同患者的特点，选用这四类药物中的一种，从小剂量开始逐渐增加剂量，直到血压获得控制或达最大量或出现不良反应。达到降压目的后再逐步改为维持量，以保持血压正常或接近正常。

3）密切注意降压药物治疗中所产生的各种不良反应，及时加以纠正或调整用药。

4）血压重度增高多年的患者，由于外周小动脉已产生器质性改变或由于患者不能耐受血压的下降，即使联合使用几种降压药物，也不易使收缩压或舒张压降至正常水平。此时不宜过分强求降压，否则患者反可感觉不适，并有可能导致脑、心、肾血液供应进一步不足而引起脑卒中、冠状动脉血栓形成、肾功能不全等。

5）老年人单纯收缩期高血压患者，应从小剂量开始谨慎使用降压药物，一般使收缩压控制在 140～160 mmHg 为宜。可选用钙通道阻滞剂或转换酶抑制剂，必要时加用少量噻嗪类利尿剂。老年人压力感受器不敏感，应避免使用胍乙啶、α 受体阻滞剂和拉贝洛尔等药物，以免产生体位性低血压。

6）急进型高血压的治疗措施和缓进型重度高血压相仿。如血压持续不下降，可考虑用冬眠疗法；如出现肾衰竭，以选用甲基多巴、肼屈嗪、米诺地尔、可乐定等降压药物为妥，且不宜使血压下降太多，以免肾血流量减少而加重肾衰竭。

2. 高血压危象的治疗

1）迅速降压：治疗目的是尽快使血压降至足以阻止脑、肾、心等靶器官进行性损害，但又不导致重要器官灌注不足的水平。可选用下列措施。

（1）硝普钠：30～100 mg 加入 5% 葡萄糖液 500 ml 中，避光，静脉滴注，滴速为 0.5～10 μg/（kg·min），使用时监测血压，根据血压下降情况调整滴速。

（2）二氮嗪：200～300 mg 于 15～30 秒静脉注射，必要时 2 小时后再注射。可与呋塞米联合治疗，以防水钠潴留。

（3）拉贝洛尔：20 mg 静脉缓慢推注，必要时每隔 10 分钟注射 1 次，直到产生满意疗效或总剂量 200 mg 为止。

（4）酚妥拉明：5 mg 缓慢静脉注射，主要用于嗜铬细胞瘤高血压危象。

（5）人工冬眠：氯丙嗪 50 mg，异丙嗪 50 mg 和哌替啶 100 mg，加入 10% 葡萄糖液 500 ml 中静脉滴注，亦可使用其一半剂量。

（6）血压显著增高，但症状不严重者，可舌下含服硝苯地平 10 mg，卡托普利 12.5～25.0 mg。

2）制止抽搐：可用地西泮 10～20 mg 静脉注射，苯巴比妥钠 0.1～0.2 g 肌内注射。

3）脱水、排钠、降低颅内压

（1）呋塞米 20～40 mg 或依他尼酸钠 25～50 mg，加入 50% 葡萄糖液 20～40 ml 中静脉注射。

（2）20% 甘露醇或 25% 山梨醇静脉快速滴注，半小时内滴完。

3. 高血压脑病的治疗

1）迅速降低血压

（1）硝普钠 30～100 mg 加入 5% 葡萄糖液 500 ml 中缓慢静脉滴注，根据血压调节滴速。

（2）25% 硫酸镁 10 ml 深部肌内注射；或用 5% 葡萄糖液 20 ml 稀释后缓慢静脉注射。

（3）利血平 1～2 mg 肌内注射，1～2 次/日，本药起效慢而平稳，适用于快速降压后，维持血压应用。

（4）酚妥拉明 5～10 mg，肌内注射或静脉注射，亦可稀释后静脉滴注。

2）降低颅内压，消除脑水肿。

3）控制癫痫。

4）病因治疗：症状控制后，肾衰竭者可行透析治疗，妊娠毒血症者应引产等。

（三）中医治疗

1. 辨证论治

1）肝阳上亢型

眩晕耳鸣，头痛目胀，每因烦劳或恼怒而头晕、头痛加剧，面时潮红，急躁易怒，少寐多梦，口苦。舌质红，苔黄，脉弦。

治法：平肝潜阳，滋肝养肾。

方药：天麻钩藤饮加减。

天麻 10 g，钩藤 20 g，石决明 20 g，山栀 10 g，杜仲 12 g，怀牛膝 12 g，桑寄生 15 g，黄芩 12 g，泽泻 12 g，桑叶 12 g，白芍 12 g。

肝火过盛者加龙胆草、野菊花、丹皮；大便干结者加当归龙荟丸。

2）肝风欲动型

眩晕急剧，剧烈头痛，恶心欲吐，手足麻木，甚则震颤，筋惕肉瞤，面色潮红，急躁易怒。舌红口苦，脉弦数或弦实有力。

治法：平肝潜阳，镇肝息风。

方药：镇肝息风汤加减。

淮牛膝 15 g，龙骨 15 g，生牡蛎 15 g，生白芍 12 g，麦冬 12 g，代赭石 15 g，玄参 12 g，龟板 12 g，川楝子 10 g，珍珠母 12 g，僵蚕 10 g，野菊花 10 g，桑叶 10 g，钩藤 20 g。

3）阴虚阳亢型

眩晕耳鸣，头痛时轻时重，烦劳时明显加重，腰膝酸软，疲乏无力。舌红苔少，或光红无苔，脉细数。

治法：育阴潜阳。

方药：大定风珠加减。

白芍 12 g，生地黄 12 g，龟板 12 g，生牡蛎 15 g，麦冬 10 g，鳖甲 12 g，阿胶 10 g（烊冲），五味子 10 g，淮牛膝 12 g，桑寄生 12 g，天麻 10 g。

4）痰湿阻逆型

头晕头痛，其重如裹，心烦欲吐，腹胀或痞满，或有腹泻，倦怠少食。舌淡苔腻，脉滑弦。

治法：健脾化湿，祛痰除眩。

方药：温胆汤加减。

竹茹 10 g，枳实 12 g，清半夏 12 g，陈皮 10 g，茯苓 10 g，天竺黄 10 g，天麻 10 g，钩藤 15 g，白术 12 g，桑叶 10 g，泽泻 10 g。

5）气血亏虚型

头晕目眩，头痛绵绵，烦劳则发或加剧，面色㿠白，唇甲不华，心悸少寐，神疲乏力，懒言嗜卧，食欲不振。舌质淡，脉细弱。

治法：补气养血，健脾养胃。

方药：归脾汤加减。

黄芪 12 g，党参 12 g，白术 10 g，茯苓 10 g，木香 10 g，枳实 12 g，当归 10 g，生姜 3 片，大枣 5 枚，阿胶 10 g（烊冲），天麻 10 g，钩藤 12 g，焦三仙各 15 g。

中气不足，清阳不升者加服补中益气丸。

老年性高血压患者，不论其辨证属哪种类型，治疗时加服知柏地黄丸，对血压的控制均有较好疗效，对气血不足者加服补中益气丸效果更佳。

2. 中成药

1）知柏地黄丸：对老年性高血压有较好疗效，尤其是对阴虚者。每次 1 丸，每日 2 次，口服。

2）补中益气丸：对老年人有气虚或气虚下陷的高血压患者，在稳定血压方面有较好疗效。每次 1 丸，每日 2 次口服。

3）朱砂安神丸：对高血压有心烦不寐者可加用，有利于血压的控制。每次 1 丸，每日 2 次，口服。

4）当归龙荟丸：对老年人高血压大便干结者，每次 1 丸，每日 2 次，口服。既可使大便通畅，又有利于血压的控制。

3. 单方、验方

1）磁石 60 g，生牡蛎 50 g，钩藤 60 g，桑叶 100 g，菊花 30 g，杜仲 30 g，桑寄生 30 g，白芍 30 g，玄参 30 g，川芎 30 g，当归 30 g，肉桂 15 g，生地黄 30 g，枳实 30 g，茯苓 40 g。做成药枕，天天枕用，对降压及降压后的巩固治疗，疗效较好。

2）丹参、夏枯草、马兜铃、代赭石各 30 g，怀牛膝、丹皮、钩藤、蒺藜各 15 g。水煎服，每日 1 剂。

3）决明子 24 g，枸杞子、菟丝子、女贞子、沙苑子、桑葚各 12 g，金樱子 9 g。水煎服，每日 1 剂。

4）菊花、槐花、荠菜花各 10 g。开水冲泡代茶。

5）杭菊花、冬桑叶、夏枯草各等量，做成枕头使用，常用有效。

6）海藻 15 g，苍术、紫菀、枸杞子各 9 g，枳实、香附各 4.5 g，桔梗、陈皮、清半夏、甘草各 3 g。每日 1 剂，服 3 剂后，每 15 天服 1 剂，继续三四个月后，每个月继续服 1 剂。

4. 饮食疗法

1）苹果挤汁，每次 100 ml，每日 3 次。

2）鲜萝卜汁 1 小杯，饮服，每日 2 次。

3）芹菜 350～700 g，红枣 100～200 g。加水适量煮汤，每日分 3 次饮用。

4）老陈醋浸泡花生米（连皮）1 周，每晚睡前嚼服 10 粒。

5）鲜柿叶 20 g，鲜柳叶 20 g。泡茶饮用，有一定降压效果。

6）芹菜 500 g，白糖 50 g。芹菜连同根叶洗净水煎 30 分钟后加白糖，代茶饮用。

7）黑木耳 6 g，山楂 20 g。洗净，清水浸泡 1 夜，放锅内蒸小时，再加冰糖适量，睡前服用。对高血压、动脉硬化、高血脂均有一定治疗效果。

8）先将水煮开，放绿豆及切碎的海带丝各 100 g，再加大米 150～250 g，煮成粥，长期当晚饭吃。

9）空腹用温水代服蜂蜜半杯，每日 1～2 次。长期坚持。

六、护理

（一）一般护理

1）为患者提供安静、温暖、舒适的环境，尽量减少探视。护理人员操作应相对集中，动作轻巧，防止过多干扰患者。头痛时嘱患者卧床休息，抬高床头，改变体位的动作要慢。避免劳累、情绪激动、精神紧张、环境嘈杂等不良因素。向患者解释头痛主要与高血压有关，血压恢复正常且平稳后头痛症状可减轻或消失。指导患者使用放松技术，如心理训练、音乐疗法、缓慢呼吸等。

2）遵医嘱应用降压药物治疗，测量血压的变化以判断疗效，观察药物不良反应。如硝苯地平有头痛、面色潮红、下肢水肿等不良反应，地尔硫䓬可致负性肌力作用和心动过缓。

3）定时测量患者血压并做好记录。患者有头晕、眼花、耳鸣、视物模糊等症状时，应嘱患者卧床休息，上厕所或外出时有人陪伴，若头晕严重，应协助在床上大小便。伴恶心、呕吐的患者，应将痰盂放在患者伸手可及处，呼叫器也应放在患者手边，防止取物时跌倒。避免迅速改变体位、活动场所光线暗、病室内有障碍物、地面滑、厕所无扶手等危险因素，必要时病床加用床档。

4）向患者阐明不良情绪可诱发高血压急症，根据患者的性格特点，提出改变不良性格的方法，避免情绪激动，保持心绪平和、轻松、稳定。指导其按医嘱服用降压药物，不可擅自增减药量，更不可突然停服，以免血压突然急剧升高。同时指导其尽量避免过劳和寒冷刺激。

5）定期监测血压，一旦发现血压急剧升高、剧烈头痛、呕吐、大汗、视物模糊、面色及神志改变、肢体运动障碍等症状，立即通知医生。

6）患者绝对卧床休息，抬高床头，避免一切不良刺激和不必要的活动，协助生活护理。保持呼吸道通畅，吸氧。安定患者情绪，必要时用镇静剂。连接好心电、血压、呼吸监护。迅速建立静脉通路，遵医嘱尽早应用降压药物，用药过程注意监测血压变化，避免出现血压骤降。

7）让患者了解自己的病情，包括高血压、危险因素及同时存在的临床情况，了解控制血压的重要性和终身治疗的必要性。教会患者和家属正确测量血压的方法，每次就诊携带记录，作为医生调整药量或选择用药的依据。指导患者调整心态，学会自我心理调节，避免情绪激动，以免诱发血压增高。家属应对患者充分理解、宽容和安慰。

8）饮食指导

（1）限制钠盐摄入，每日应低于 6 g。

（2）保证充足的钾、钙摄入，多食绿色蔬菜、水果、豆类食物，多食油菜、芹菜、蘑菇、木耳、虾皮、紫菜等含钙量较高的食物。

（3）减少脂肪摄入，补充适量蛋白质，如蛋类、鱼类等。

（4）增加膳食纤维摄入，预防便秘，因便秘时用力排便可使收缩压上升，甚至造成血管破裂。

（5）戒烟限酒。

（6）控制体重，控制总热量摄入。

9）服药指导

（1）强调长期药物治疗的重要性，用降压药物使血压降至理想水平后，应继续服用维持量，以保持血压相对稳定，对无症状者更应强调。

（2）告知有关降压药物的名称、剂量、用法、作用及不良反应，并提供书面材料。嘱患者必须遵医嘱按时按、量服药，如果根据自觉症状来增减药物，忘记服药或在下次吃药时补服上次忘记的药量，均可导致血压波动。

（3）不能擅自突然停药，经治疗血压得到满意控制后，可以逐渐减少剂量。但如果突然停药，可导致血压突然升高，冠心病患者突然停用 β 受体阻滞剂可诱发心绞痛、心肌梗死等。

（二）健康教育

1）指导患者根据年龄和血压水平选择适宜的运动方式，对中老年人应包括有氧、伸展及增强肌力 3 类运动，具体项目可选择步行、慢跑、太极拳等。运动强度因人而异，常用的运动强度指标为运动时最大心率达到 170 次/分减去年龄（如 50 岁的人运动心率为 120 次/分），运动频率一般每周 3～5 次，每次持续 30～60 分钟。注意劳逸结合，运动强度、时间和频度以不出现不适反应为度，避免竞技性和力量型运动。

2）根据患者的总危险分层及血压水平决定复诊时间。危险分层属低危或中危者，可安排患者每 1～3 个月随诊 1 次；若为高危者，则应至少每 1 个月随诊 1 次。

（谭元杰）

第五章　心搏骤停

　　心搏骤停是指各种原因引起的心脏突然停止搏动。临床表现为意识丧失、心音及大动脉搏动消失、呼吸停止、瞳孔散大等。一般心脏停搏 5 ~ 10 秒可因脑缺氧而致晕厥，停搏 15 秒以上可致抽搐（阿—斯综合征），如停搏超过 4 ~ 6 分钟，中枢神经系统遗留不可逆性的永久损害。心搏骤停是心脏性猝死的直接原因。

　　心脏性猝死是指急性症状发作后 1 小时内发生的以意识突然丧失为特征的，由心脏原因引起的自然死亡。

一、病因

（一）各种心脏病

1. 冠心病
大面积急性心肌梗死、冠状动脉痉挛或先天性冠状动脉异常。
2. 严重心律失常
室颤、室扑，房室传导阻滞、室内双束支传导阻滞或病窦综合征、QT 间期延长综合征、埋置起搏器故障等。
3. 心肌病变
急性心肌炎、扩张型心肌病、梗阻性肥厚型心肌病。
4. 心脏瓣膜病变
二尖瓣脱垂、主动脉瓣狭窄和关闭不全、人工瓣膜置换异常。
5. 先天性心脏病
主动脉瓣狭窄、肺动脉瓣狭窄、法洛四联症、马方综合征、艾森门格综合征等。
6. 血管性改变
多发性大动脉栓塞、大块肺动脉梗死、主动脉瘤、夹层动脉瘤破裂或分裂。
7. 其他
如亚急性细菌性心内膜炎、大量心包积液等。

（二）非心源性心搏骤停

1. 呼吸停止
气道阻塞（如气管内异物、溺水或窒息）、急性脑血管疾病、巴比妥类药物过量、头部外伤等，可发生呼吸停止，随后导致心搏骤停。
2. 电解质和酸碱平衡失调
严重高血钾（ >6.5 mmol/L）及低血钾常见，严重高血钙、高血镁、酸中毒也可发生心搏骤停。
3. 药物中毒或过敏
如注射青霉素、链霉素或某些血清制品发生严重过敏反应时，可导致心搏骤停。
4. 手术、治疗操作或麻醉意外
如心脏导管检查、支气管镜检查、气管插管或切开、胸腔手术和麻醉过程中，压迫颈动脉不当等，导致心搏骤停。

5. 其他

电击或雷击，导致心搏骤停。

二、心搏骤停的类型

（一）心室颤动

心室肌发生极不规则的快速而又不协调的颤动；心电图表现为 QRS 波群消失，代之以不规则的、连续的室颤波，频率为每分钟 200~400 次。

（二）无脉性电活动

此种情况也称电—机械分离，指心肌仍有生物电活动，断续出现慢而极微弱且常不完整的"收缩"情况，心电图上有间断出现的宽而畸形、振幅较低的 QRS 波群，频率多在每分钟 30 次以下。此时心脏已丧失排血功能，心脏听诊时听不到心音，周围动脉扪不到搏动。

（三）心脏停搏

心房、心室肌完全失去电活动能力，心电图上房室均无激动波可见，或偶见 P 波。

以上三种类型共同的结果是心脏丧失有效收缩和排血的功能，使血液循环停顿而引起相同的临床表现。其中以室颤最为常见，如心脏复苏无效，颤动波变为慢小，最后心脏停搏。

三、病理

冠状动脉粥样硬化是最常见的病理表现。急性冠状动脉事件如斑块破裂、血小板聚集、血栓形成等在心脏性猝死的发生中起着重要的作用。病理研究显示在心脏性猝死患者的冠状动脉中急性血栓形成的发生率为 15%~64%，但有急性心肌梗死表现者仅为 20% 左右。

陈旧性心肌梗死亦是常见的病理表现，心脏性猝死患者可见左心室肥厚，左心室肥厚可与急性或慢性心肌缺血同时存在。

此外，冠状动脉先天性异常、冠状动脉炎、冠状动脉夹层分离、心肌桥等非冠状动脉粥样硬化性病变也与心脏性猝死有关。

四、临床表现

心脏性猝死的临床经过大致分为 4 个时期：前驱期、终末事件期、心搏骤停和生物学死亡。

前驱期：有些患者在猝死前数天至数月可出现胸痛、气促、疲乏及心悸等非特异性症状。但亦可无前驱表现，瞬间即发生心搏骤停者。

终末事件期：导致心搏骤停前的急性心血管改变时期，通常不超过 1 小时。此期可表现为长时间的心绞痛或急性心肌梗死的胸痛、急性呼吸困难、突然心悸、持续心动过速、头晕目眩等。若心搏骤停瞬间发生，事前无预兆，则 95% 为心源性，并有冠状动脉病变。

心搏骤停：意识完全丧失为该期的特征。心搏骤停是临床死亡的标志，其症状和体征如下：①心音消失；②脉搏扪不到，血压测不出；③意识突然丧失或伴有短阵抽搐；④呼吸断续，呈叹息样，以后即停止。多发生在心搏骤停后 20 ~ 30 秒；⑤昏迷，多发生于心搏骤停 30 秒后；⑥瞳孔散大，多在心搏骤停后 30 ~ 60 秒。但此期尚未到生物学死亡。

生物学死亡：从心搏骤停至发生生物学死亡时间的长短取决于原来病变性质，以及心搏骤停至复苏开始的时间。室颤或心室停搏，如在前 4 ~ 6 分钟未予心肺复苏，则预后很差。

五、诊断

早期诊断心搏骤停最可靠的临床征象是出现意识突然丧失伴大动脉（如颈动脉和股动脉）搏动消失。一般主张：①用手拍并呼唤患者以确定意识是否存在，同时判断有无呼吸；②触诊颈动脉了解有无搏动。若两者均消失，即可确诊心搏骤停。其他征象出现的时间均较上述两项为晚，心音消失有助于诊断，但听心音常受到抢救时外界环境影响，若为证实心音消失而反复听诊，势必浪费宝贵时间，延误复苏进行。

心搏骤停的诊断成立后，应立即进行初步急救。在不影响心肺复苏的前提下，需进行病因诊断，以便予以相应的处理。有明显发绀者，多为呼吸骤停。如系呼吸道阻塞引起的窒息，患者往往有剧烈的挣扎；如系中枢性（脑干出血或肿瘤压迫），患者可以出现突然呼吸停止而无挣扎。原无发绀而发生心搏骤停者，多无明显发绀，常有极度痛苦的呼喊。因心脏本身疾患而发生心搏骤停者，多见于心肌梗死及急性心肌炎；心外原因多见于败血症及急性胰腺炎。

六、急救

心搏骤停诊断一经确立，应立即进行心肺脑复苏，目的在于建立人工的、进而自主的有效循环和呼吸。心肺脑复苏包括基础生命支持（BLS）、高级生命支持（ALS）和持续生命支持（PLS）三部分。

（一）基础生命支持

BLS 又称初期复苏处理或现场急救。是复苏中抢救生命的重要阶段，如果现场心肺复苏不及时，抢救措施不当甚至失误，则将导致整个复苏的失败。BLS 包括：呼吸停止的判定、开放气道（A）、人工呼吸（B）、胸外心脏按压（C）和转运等环节，注意其中 AB 的顺序应为 CAB，即应先行胸外心脏按压，再开放气道，最后行人工呼吸。

1. 胸外心脏按压

胸外心脏按压可刺激心脏收缩，恢复冠状动脉循环，以复苏心搏，提高血压，维持有效血液循环，恢复中枢神经系统及内脏的基本功能。其作用机制：胸廓具有一定弹性，胸骨可因受压而下陷。按压胸骨时，对位于胸骨和脊柱之间的心脏产生直接压力，引起心室内压力增加，瓣膜关闭，促使血液流向肺动脉和主动脉；放松时，心室内压降低，血流回流，另外，按压胸骨使胸廓缩小，胸腔内压增高，促使动脉血由胸腔内向周围流动；放松时，胸腔内压力下降，静脉血回流至心脏。如此反复，建立有效的人工循环。

1）操作方法

（1）使患者仰卧于硬板床或地上，睡在软床上的患者，则用心脏按压板垫于其肩背下。头后仰10°左右，解开上衣。

（2）救护者紧贴患者身体左侧，为确保按压力垂直作用于患者胸骨，救护者应根据个人身高及患者位置高低，采用脚踏凳式、跪式等不同体位。

（3）确定按压部位的方法：救护者靠近患者足侧的手的示指和中指沿着患者肋弓下缘上移至胸骨下切迹，将另一手的示指靠在胸骨下切迹处，中指紧靠示指，靠近患者足侧的手的掌根紧靠另一手的中指放在患者胸骨上，该处为胸骨中、下1/3交界处，即正确的按压部位。

（4）操作时，将靠近患者头侧的手平行重叠在已置于患者胸骨按压处的另一手之背上，手指并拢或互相握持，只以掌根部接触患者胸骨，操作者两臂位于患者胸骨正上方，双肘关节伸直，利用上身重量垂直下压，对中等体重的成人下压深度为5~6 cm，而后迅速放松，解除压力，让胸廓自行恢复。如此有节奏地反复进行，按压时间与放松时间大致相等，频率每分钟100~120次。

有效的按压可扪到大动脉如颈、股动脉的搏动，动脉血压可升至60~80 mmHg，瞳孔缩小，发绀减轻；皮温回升，有尿液排出，昏迷变浅或意识恢复，出现自主呼吸，心电图好转。

按压时过轻、过重，下压与放松比例不当；两臂倾斜下压，类似揉面状；一轻一重，或拍打式按压等都是不正确的。

2）胸外心脏按压并发症：胸外心脏按压操作不正确，效果将大为降低。按压的动作要迅速有力，有一定的冲击力，每次松压时需停顿瞬间，使心室充盈，但按压切忌用猛力，以避免造成以下并发症：①肋骨、胸骨骨折，肋软骨脱离，造成不稳定胸壁；②肺损伤和出血、气胸、血胸、皮下气肿；③内脏损伤，如肝、脾、肾或胰损伤，后腹膜血肿；④心血管损伤，发生心脏压塞、心脏起搏器或人工瓣膜损坏或脱离、心律不齐、室颤；⑤栓塞症（血、脂肪、骨髓或气体栓子栓塞）；⑥胃内容反流，造成窒息。

有以下情况的患者不宜采用胸外心脏按压：桶状胸、胸廓畸形、心脏压塞、肝脾过大、妊娠后期、胸部穿通伤等患者。

在多数情况下，胸外心脏按压为首选措施，但目前通用的胸外心脏按压所产生的血流远不能满足脑和心肌的需要，因此提出开胸心脏按压的应用指征应予放宽。因此，当有胸廓畸形、张力气胸、纵隔心脏移位、室壁瘤、左房黏液瘤、重度二尖瓣狭窄、心脏撕裂或穿破、心包积液时应果断开胸进行胸内心脏直接挤压。

2. 开放气道

一般采用仰头抬颏法（或仰头抬颌法），救护者一手置于前额，使头部后仰，另一手的示指与中指置于下颏附近下颏或下颌角处，抬起下颏（颌）。此法可使舌根离开咽后壁，可开放气道。

3. 人工呼吸

1）口对口人工呼吸

（1）单手抬颏法：开放气道后，一手抬起颏部使下颌前推、开口，另一手置于患者前额使患者头后倾，拇指与示指捏闭患者鼻孔或以颊部堵塞患者鼻孔，然后深吸一口气，用口部包含患者口部，用力吹入气体，同时观察胸廓起伏情况。

（2）双手托下颌法：用双手四指分别托起患者左右下颌角并使患者头后仰、下颌前推、开口，用双拇指分别捏闭左右鼻孔，然后深吸一口气，用口部包含患者口部，用力吹入气体。

2）口对鼻人工呼吸：对于牙关紧闭、下颌骨骨折或口腔严重撕裂伤等不适于口对口人工呼吸的患者应采用口对鼻人工呼吸。口对鼻人呼吸时，应紧闭患者嘴唇，深吸气后，口含患者鼻孔，用力吹入气体。

3）口对口鼻人工呼吸法：用于婴幼儿。与上法相似，用口包住婴幼儿口鼻吹气，同时观察胸部有无抬起。

在有简易呼吸器的条件时可用面罩扣紧患者口鼻，托起下颌，挤压气囊，吹气入患者肺内，再松开气囊使气体呼出，这样胸廓起伏一次即呼吸一次，给患者吸入100%的氧气。如插入气管导管，可接呼吸器，经导管进行间断正压人工呼吸。

心脏按压和口对口人工呼吸是心搏骤停抢救中最紧急的措施。两者必须同时进行，人工呼吸和心脏按压的比例为2:30，即做30次心脏按压后接着做2次人工呼吸。

此外，在胸外心脏按压前，予以迅速心前区叩击，可能通过机械—电转换产生低能电流而中止异位心律的近返通路，使室速或室颤转为较稳定的节律。但也有可能使室速转为更严重的室扑或室颤，且对心室停顿无效，而且不具有胸外按压推动血流的作用，因此现不作为心脏复苏抢救的常规。而属Ⅱb级心脏复苏措施，即对心搏骤停无脉者而一时又无电除颤器可供应立即除颤时可考虑采用。决不要为做心前区叩击而推迟电除颤。

4. 非同步直流电除颤或无创体外心脏除颤起搏器的应用

在进行徒手心肺复苏术的同时，应争取立即安置除颤器或除颤起搏器，接好除颤起搏多功能电板，如示波屏上显示为室颤，则按下降颤键，如系停搏就按起搏键。

电除颤成功率有报告可达98%，实施越早成功率越高。患者若为心室停搏或电—机械分离所致的心搏骤停，盲目除颤反可损伤心肌，不利于心脏复跳。此外，对电击除颤无效的室颤患者，还可试用超速起搏除颤。

注意事项：

1）除颤前应详细检查器械和设备，做好一切抢救准备。

2）电极板放的位置要准确，并应与患者皮肤密切接触，保证导电良好。

3）电击时，任何人不得接触患者及病床，以免触电。

4）对于细颤型室颤者。应先进行心脏按压、氧疗及药物等处理后，使之变为粗颤，再进行电击，以提高成功率。

5）电击部位皮肤可有轻度红斑、疼痛，也可出现肌肉痛，3天后可自行缓解。

6）开胸除颤时，电极直接放在心脏前后壁。除颤能量一般为 5～10 J。

（二）高级生命支持

主要为在 BLS 基础上应用辅助设备及特殊技术，建立和维持有效的通气和血液循环，识别及治疗心律失常，建立有效的静脉通路，改善并保持心肺功能及治疗原发疾病。

1. 气管内插管

应尽早进行，插入通气管后，可立即连接非同步定容呼吸机或麻醉机。每分钟通气 8～10 次即可。一般通气时，暂停胸外按压 1～2 次。

2. 环甲膜穿刺

遇有插管困难而严重窒息的患者，可以 16 号粗针头刺入环甲膜，接上"T"形管输氧，可立即缓解严重缺氧情况，为下一步气管插管或气管造口术赢得时间，为完全复苏奠定基础。

3. 气管造口

气管造口是为了保持较长期的呼吸道通畅。主要用于心肺复苏后仍然长期昏迷的患者。

4. 心肺复苏药物的应用

使用药物的目的在于提高心脏按压效果，增加心肌与脑的灌注，促使心脏尽早复跳；提高室颤阈，为电除颤创造条件；纠正酸中毒和电解质失衡；治疗心律失常。

1）给药途径

（1）静脉给药：首选现有的静脉通路，但应尽可能选用颈外静脉或中心静脉。若中心静脉不能选用而必须选用外周静脉时，应尽量选用肘部静脉而不用肢体远端尤其是下肢静脉。

（2）气管内给药：在无静脉通路的情况下，可通过气管内给药。效果与静脉给药几乎相同。可将静脉剂量的 1～2 倍稀释于 10～20 ml 生理盐水中，注入气管导管。如果能通过无菌细管将药物直接经气管导管插入深达气管支气管，则药物通过肺泡吸收更快。适于气管内给药的药物包括肾上腺素、利多卡因、阿托品、地西泮、纳洛酮等不会引起组织损伤的药物；碳酸氢钠、去甲肾上腺素及钙剂可能引起气道黏膜和肺泡损伤，不宜通过气管内给药。

（3）心内注射：心内注射需中断胸外心脏按压，并可能引起气胸与顽固性心律失常，损伤冠状动脉与心肌，发生心脏压塞，所以目前不主张首先采用。一旦应用，不主张经胸骨旁路，可考虑剑突旁路。后者损伤冠状动脉前降支的机会较少。操作方法为自剑突左侧，向头侧、向后、向外进针，回抽有回血后即可注入药物。在开胸心脏复苏时，可在直视下用细针头将药物注入左心室腔。心内注射的肾上腺素或抗心律失常药物剂量约为静脉剂量的一半。碳酸氢钠不允许心内注射。

2）常用药物

（1）儿茶酚胺类药物：儿茶酚胺类药物可分为纯 α 受体兴奋剂（甲氧明、去氧肾上腺素）、纯 β 受体兴奋剂（异丙肾上腺素、多巴酚丁胺）和 α、β 受体非选择性兴奋剂（肾上腺素、去甲肾上腺素、多巴胺和间羟胺）三类。

近年来，临床和实验一致认为肾上腺素应是心脏复苏的首选药物，因为肾上腺素不仅能兴奋 α_1 受体，也能兴奋 α_2 受体，其收缩外周血管的作用有利于提高主动脉舒张压，改善冠状动脉灌注，并能使脑微血管扩张，从而增加脑血流灌注，若在用药同时进行心脏按压，升高血压的效果更好。

心肺复苏时推荐肾上腺素的常规剂量为每隔 5 分钟给予 1 mg，静脉注射或经气管导管滴注。近年来，大剂量肾上腺素的应用受到重视，有人主张成人心肺复苏时每隔 5 分钟给予 2~5 mg 肾上腺素可提高复苏成功率，儿童可用 0.1~0.2 mg/kg。

（2）利多卡因：抑制心室异位节律，提高室颤阈值，治疗量对心肌收缩力和动脉血压均无明显影响，为室速的首选药物，对除颤成功后复发室颤者亦有效。常规剂量为 1 mg/kg 静脉注射，复律后继之以 1~4 mg/min 静脉滴注，每小时总量可达 225 mg。

（3）阿托品：降低迷走神经兴奋性，增加窦房结频率，改善房室传导，用于心室停搏、三度房室传导阻滞或高度房室传导阻滞，以及严重心动过缓。剂量为 0.5~1 mg 静脉注射，每 5 分钟 1 次，直至心率增至 60 次/分。

（4）溴苄胺：有明显的提高室颤阈值作用，在非同步除颤前，先静脉注射溴苄胺，具有较高的转复率，并防止室颤复发。用法：溴苄胺 5~10 mg/kg，静脉注射，不必稀释。注入后，立即进行电击除颤。如不成功可重复。每 15~30 分钟给 10 mg/kg，总量不超过 30 mg/kg。

（5）甲氧明：近年研究证明甲氧明在心脏复苏中效果良好，因其属单纯兴奋 α 受体的药物，可明显提高主动脉舒张压，改善冠状动脉灌注，提高复苏成功率，故近年主张首选。

（6）5% 碳酸氢钠：传统观念认为，因心搏骤停后导致代谢性乳酸中毒而使 pH 值降低，室颤阈值降低影响除颤，故最近十年来的心肺脑复苏的实验研究证明，心搏骤停时的酸中毒，主要是呼吸性酸中毒而非代谢性酸中毒，故反复应用大量的 5% 碳酸氢钠有严重的潜在性危害，1985 年，由美国心脏病学会、红十字会、心脏病学院和美国立心、肺、血液研究院主持召开的美国全国第三届心肺复苏（CPR）、心脏急救（ECC）会议，制定了 CPR－ECC 的标准和指南规定，其中指出了碳酸氢钠在成人 ALS 初期不主张应用。因为它不改善患者后果，只在除颤、心脏按压、支持通气和药物治疗后才考虑应用。用法：一般可静脉注射或快速静脉滴注，首剂为 0.5~1 mmol/kg（5% 碳酸氢钠 100 ml =60 mmol）；以后最好根据血气分析及 pH 值决定用量，如无条件，可每 10 分钟重复首次剂量的 1/2，连用 2~3 次。一般总量不超过 300 ml，同时保证充分通气，以免加重心脏和大脑功能损害。

（7）纳洛酮：可拮抗 β 内啡肽所介导的效应，增加心肌收缩力，升高动脉血压，改善组织血液灌注，有利于骤停后的心脏复苏。纳洛酮可迅速通过血—脑屏障，解除中枢抑制，有利于肺功能恢复。常规剂量为 0.01 mg/kg 静脉注射，可反复应用。

（8）异丙肾上腺素：每次 1 mg 静脉注射，于扭转型室速时将 1 mg 加入 5% 葡萄糖液中，以每分钟 2 μg 的速度静脉滴注。

（9）呼吸兴奋剂：使用呼吸兴奋剂的目的在于加强或完善自主呼吸功能。常用的有二甲弗林、尼可刹米、戊四氮、洛贝林等。近期有人认为，在呼吸复苏早期，由于脑组织内氧合血液的灌注尚未完全建立，细胞仍处于缺氧状态，此时不宜使用呼吸兴奋剂，用了反可刺激细胞的新陈代谢而加重细胞损害，致其功能恢复困难，甚至导致细胞死亡，常在复苏成功 20 ~ 30 分钟，脑组织才逐渐脱离缺氧状态，60 分钟后脑组织有氧代谢恢复。因此，呼吸兴奋剂的应用（包括中枢神经兴奋剂），在复苏成功 60 分钟后才考虑应用，有自主呼吸恢复，但有呼吸过浅、过慢、不规则等呼吸功能不全者应用最佳。

（10）其他用药：有指征时酌情应用升压药、强心剂、抗酸剂及抗心律失常药。

（三）持续生命支持

PLS 的重点是脑保护、脑复苏及复苏后疾病的防治。

1. 脑复苏

脑组织平均重量仅为体重的 2%，但脑总血流量占心排血量的 15%，脑的耗氧量相当于静息时全身耗氧量的 20% ~ 25%。脑组织对缺氧最敏感，而且越高级的部位，对缺氧的耐受性愈差，脑缺氧 10 秒，就可丧失意识，缺氧 15 秒可以出现数分钟的昏迷，缺氧 3 分钟可昏迷 24 小时以上，完全缺氧 8 分钟，大脑皮质的损害即不可逆转。因此心肺脑复苏术一开始就应注意对脑的保护以促使脑复苏。

近几年，大量临床实践证实，脑细胞并不是在脑血流灌注停止时即形成不可逆的损害，而是在灌注恢复后相继发生脑充血、脑水肿及持续低灌注状态，使脑细胞的损害逐渐加重，以致死亡。这一过程称为"再灌流损伤"，其程度与心跳停止时间长短、脑血流量多少及血糖浓度等因素密切相关。

再灌注造成不可逆损伤的机制有多种，迄今为止，一般认为与细胞内钙离子增多、氧自由基和前列腺素的作用关系较密切。

心肺复苏术中各个环节均是脑复苏的基本措施，针对脑复苏的具体措施有以下几种。

1）低温疗法：为目前治疗心搏骤停后脑缺氧损害的主要措施。低温可降低脑代谢，减轻脑水肿，稳定细胞膜，维持内环境稳定，抑制氧自由基的产生与脂质过氧化反应，减少氨基酸的释放，抑制破坏性酶反应等，因此从多方面对脑缺氧起到保护作用。使用低温疗法应注意以下几点。

（1）及早降温：心跳恢复，能测得血压即开始。

（2）以头部降温为主：患者头部戴冰帽，配合腹股沟、腋窝部放置冰袋，以尽快降低脑温。

（3）足够降温：在第一个 24 小时内将肛温降至 30 ~ 32℃，脑温降至约 28℃。

（4）复温方法：待四肢协调活动和听觉等大脑皮质功能开始恢复后才进行复温，以每 24 小时温度回升 1℃为宜。在降温的过程中，为避免寒战、制止抽搐，可应用冬眠疗法等。

2）脱水疗法：心肺复苏时，血压维持在 80/50 mmHg 以上时可予脱水，纠正颅内高压、脑水肿，连用药 3 ~ 5 天。一般给予 20% 甘露醇 250 ml 静脉快速滴注，还可给予呋塞米20～40 mg静脉注射或用地塞米松30 mg静脉滴注。脑水肿伴肺水肿,给予呋塞米加用地塞米松。脑水肿伴休克,先提高血压,纠正休克。脑水肿伴颅内出血时,可使用物理降温及脑外科治疗。

3)促使脑功能恢复:给予胞磷胆碱200～600 mg/d或酯谷胺100～400 mg/d,分次静脉滴注,还可给予肾上腺皮质激素等药物,以保护脑细胞,减少自溶性破坏,减少毛细血管通透性,抑制醛固酮和抗利尿激素的分泌,有利于利尿。

4)巴比妥类药物疗法:巴比妥类药物能增加神经系统对缺氧的耐受力,可以抑制脑灌注复苏后脑氧代谢率的异常增加,具有稳定脑细胞膜的作用。巴比妥类药物还可减轻脑水肿,改善局部血流的分布异常,缩小梗死面积。此外,巴比妥类药物还可防治抽搐发作,强化降温对脑代谢率的抑制能力,提高低温疗法的效果。一般强调在心脏复跳后30～60分钟内开始应用,迟于24小时则疗效显著降低。可选用2%硫喷妥钠5 mg/kg即刻静脉注射,每小时2 mg/kg(维持血药浓度2～4 mg),以达到安静脑电图为宜,总量不超过30 mg/kg,或用苯妥英钠7 mg/kg静脉注射。必要时可重复给药。2%硫喷妥钠多用于昏迷患者,属于深度麻醉药,应在麻醉医生指导下进行。下列情况暂停给药:①维持正常动脉压所需血管收缩药物剂量过大时;②心电图出现致命性心律失常时;③中心静脉压及肺动脉楔压升至相当高度或出现肺水肿。

5)高压氧的应用:高压氧可提高脑组织的氧分压,降低耗氧量及颅内压,促进脑功能的恢复,尤其对心肺复苏后脑损害严重,脑复苏比较困难,反复抽搐,持续呈昏迷状态且病情逐渐恶化者效果好。

6)钙通道阻滞剂疗法:钙通道阻滞剂可直接作用在细胞膜上的钙离子通道,抑制钙离子内流、释放。因而解除血管痉挛,抑制血小板凝聚,疏通脑微循环,减少钙离子对线粒体核酸异位酶的抑制,使ATP合成与释放增加,保护心功能,降低心肌耗氧量,减少乳酸生成,使糖利用接近正常。①维拉帕米0.075～0.15 mg/kg,静脉注射;②尼莫地平每次20～40 mg,每日3次;③利多氟嗪每次120 mg,每日6次;④硝苯地平每次10～20 mg,每日6次。

7)肾上腺皮质激素:肾上腺皮质激素在心肺脑复苏过程中具有多方面的良好作用。一般来讲,单独应用仅适于轻度脑损害者;多数情况下,常与脱水疗法、低温疗法同时应用。其用量要大,如地塞米松每次5～10 mg,静脉注射,每4～6小时1次,一般情况下应连用3～5天。

2.维持血压及循环功能

心搏骤停复苏后,循环功能往往不够稳定,常出现低血压或心律失常。低血压如系血容量不够,则应补充血容量;心功能不良者应酌情使用强心剂如西地兰;需用升压药物,则以选用间羟胺或多巴胺为宜;如发生严重心律失常,应先纠正缺氧、酸中毒及电解质紊乱,然后再根据心律失常的性质进行治疗。

多巴胺20～40 mg加入5%葡萄糖液100 ml中,静脉滴注,滴速以可维持合适血压及尿量为宜,每分钟在2～10 μg/kg,可增加心排血量;>每分钟10 μg/kg,则可使血管收缩;>每分钟20 μg/kg,降低肾及肠系膜血流。

如升压效果不满意,可加氢化可的松100～200 mg或地塞米松5～10 mg,补充血容量，纠正酸血症，多数血压能上升，待血压平稳后逐渐减量。

如升压药不断增加，而血压仍不能维持，脉压小，末梢发绀，颈静脉怒张，中心静脉压升高（或 PCWP 升高，左心房压升高），心力衰竭早期可加用血管扩张剂：①硝酸甘油 20 mg 加入 5% 葡萄糖液 100 ml 中，静脉滴注，滴速为 5～20 μg/min；②硝普钠 5 mg 加入 5% 葡萄糖液 100 ml 中，静脉滴注，滴速为 5～200 μg/min。用药超过 3 天，有氰化物中毒的可能；③酚妥拉明 2～5 mg 加入 5% 葡萄糖液 100 ml，静脉滴注，滴速为 20～100 μg/min。

3. 维持呼吸功能

患者均应做机械通气，根据患者血氧饱和度、血气分析和呼气末二氧化碳分压等结果，考虑选用间歇正压通气、呼气末正压通气等。机械通气超过 48 小时，可考虑气管切开。机械通气时应避免纯氧吸入。当患者有自主呼吸，而又考虑应继续机械通气或辅助呼吸，且有人机对抗时，可应用适量镇静剂或少量肌松药。无论机械通气还是自主呼吸，均应维持动脉血二氧化碳分压（$PaCO_2$）在 25～30 mmHg，这样可降低颅内压，减轻脑水肿。过度通气所致的呼吸性碱中毒可代偿代谢性酸中毒，脑组织中 pH 值升高，有助于脑循环自动调节功能的恢复。维持吸入氧浓度为 50% 时动脉氧分压不低于 100 mmHg。当患者自主呼吸恢复，又符合停机指征时，可选择同步间歇指令通气（SIMV），以逐步停用呼吸机。

4. 维持水、电解质和酸碱平衡

应该根据代谢性指标、水的出入量、生化指标以及血气分析结果调节液体的质与量，以维持水、电解质和酸碱平衡。已明确高血糖对脑有害，因此输液以平衡液为主，只有当低血糖时才给予葡萄糖液。对电解质失衡亦应根据实验室检查结果进行针对性治疗。酸中毒一般为混合型，除应用碱性药物外，应妥善管理呼吸。

5. 防治肾衰竭

复苏患者均应留置导尿管，监测每小时尿量，定时检查血、尿尿素氮和肌酐浓度，血、尿电解质浓度，鉴别尿少系因肾前性、肾后性或肾性肾功能所致，并依次给予相应的治疗。更重要的是心跳恢复后，必须及时稳定循环、呼吸功能，纠正缺氧和酸中毒，从而预防衰竭的发生。

6. 继发感染的防治

心搏骤停复苏后，容易继发感染，尤其是气管切开、气管插管、静脉切开后更应注意防治。

7. 重症监护

加强治疗、多脏器功能支持、全身管理，监护中心静脉压、动脉压、留置导尿管、心电图等，保持生命体征稳定，保持血浆胶体渗透压稳定。

（四）复苏的监测指标

1. 复苏的有效指标

1）瞳孔由大变小。

2）患者开始挣扎，出现吞咽动作、咳嗽、自主呼吸恢复等。

3）心电图出现房性或室性心律。

4）发绀消退。

2. 可终止复苏的指征

1）脑死亡：①深度昏迷，对任何刺激无反应；②自主呼吸停止；③脑干反射全部或大部分消失；④脑电图活动消失。

2）心跳停止：坚持做心肺复苏半小时以上无任何反应。心电图呈一直线。

3）心跳停止在 12 分钟以上而没有进行任何复苏措施治疗者，几乎无一存活。但是在低温环境下（如冰库、雪地、冷水中淹溺者）及年轻的创伤患者，即使心脏停搏超过 12 分钟，也应积极抢救。

八、监测与健康教育

（一）监测

1）发现心搏骤停患者，应将患者仰卧于硬板床或地面上，估计为室颤者应立即在心前区给予拳击 1 次，无心跳恢复时可再连击 2～3 次，一旦证明有心跳，切勿再进行捶击，以免复跳的心脏再次停跳。如无效，应行胸外心脏按压，按压要有节奏，力量要适中，避免因用力过猛而引起肋骨骨折、组织损伤、血气胸等。备好除颤器，以上方法无效时尽早电除颤。开始用 200～300 J，无效时可以再次电击，适当加大电量。

2）建立人工通气。先疏通气道，清理口腔及气管内异物，舌后坠者用舌钳将舌体拉出或放置口咽通气管。紧急情况下可行口对口人工呼吸，条件具备者尽早行气管插管、人工呼吸囊或呼吸机辅助呼吸。气管插管的方法有两种，经鼻或经口气管插管（紧急抢救时宜选用经口气管插管），插管动作要快、轻，注意此时不宜中止胸外心脏按压。

3）迅速建立静脉通路。一路可用留置针头，以备快速输液或输血，另一路可用普通头皮针，便于静脉推药。

4）连接监护仪，备好各种抢救用药、吸痰器等，积极配合医生进行抢救。

5）为促进脑组织的恢复，在抢救开始时，争取 5 分钟内用冰帽保护大脑，降低脑细胞代谢率，减轻脑组织的损害。对血压、心率已恢复稳定而意识尚未清醒者，立即进行全身体表降温，也可给予人工冬眠疗法，以保持低温，维持循环，保护心肾。镇静止痉，防止脑水肿发展。

6）复苏后的患者应安置在监护室，嘱患者绝对卧床休息，限制陪护及探视。

7）安排有经验的医护人员在监护室工作。室内保持空气新鲜，注意患者及室内清洁卫生。做好各种记录，随时备好各种抢救药品、器械；建立良好的静脉通路，以保证液体及药物的顺利输入。

8）应注意无菌操作，器械物品必须经过严格消毒灭菌。

9）如病情许可，应勤翻身叩背，防止压疮及继发感染的发生。患者如处于心低输出量状态时，则不宜翻身，防止引起心搏骤停的再次发生。

10）注意眼部护理，眼部可滴注抗生素或用凡士林纱布覆盖，防止角膜干燥或溃疡及角膜炎的发生。

11）严密观察心率、血压和呼吸的变化，复苏后心率应维持在每分钟 80～120 次，心率过速或过缓均易再次出现停搏或心力衰竭；若有多源性、频发性室性期前收缩或其他心律失常表现，应及时采取防治措施。因此，应做好心电监护，密切观察心电的变化。血压应维持在 80～100/50～60 mmHg，30～60 分钟测量 1 次，并详细记录。若血压下降应协助医生查明原因，是否血容量不足、泵衰竭、微循环功能障碍、心律失常、酸中毒或电解质紊乱等。复苏后的呼吸功能往往不健全，可表现为呼吸不规则，表浅、双吸气、潮式呼吸、间断呼吸等。应酌情调节氧流量，注意呼吸道有无分泌物阻塞，应及时清除以保证气道畅通，鼓励患者咳嗽排痰，必要时使用人工呼吸机或行气管切开术。

12）注意观察体温的变化，每日测体温 4 次，如体温超过 39℃，应给予物理降温、人工冬眠等；体温低、四肢厥冷者应注意保温。

13）注意及时观察酸中毒及水、电解质紊乱征象，因机体缺氧后可产生过量的乳酸易发生代谢性酸中毒。同时，由于二氧化碳不能很好地从肺中排出，故又可导致呼吸性酸中毒，应密切观察体征，如有无呼吸急促、烦躁不安、皮肤潮红、多汗和二氧化碳潴留而致酸中毒的症状，并及时采取防治措施。有条件者，可根据血气分析结果用药。

14）严密观察意识、瞳孔的变化及肢体活动情况，心搏停止后，脑细胞缺氧，继而发生脑水肿，颅内压增高。复苏后，应注意观察患者的意识、瞳孔的变化及肢体活动等情况。及早应用冰帽或冰袋，以减少脑的耗氧量，保护脑细胞。此外，应遵医嘱给予脱水剂、细胞活化剂等。

15）准确记录出入量，有计划地输液，一般每日液体不超过 2 000 ml，避免液体过多导致心力衰竭。

16）加强基础护理及监测病情，观察意识状态、生命体征，记出入量，了解电解质及血气分析结果。预防压疮、呼吸道感染。

17）复苏后保证患者摄入足够的热量，遵医嘱静脉输入高营养液，意识清楚者可进流质饮食或半流质饮食。

18）保持循环、呼吸功能，心脏复跳后患者血压较低，与心脏收缩无力、缺氧、酸中毒等因素有关，应遵医嘱给予处理，此时心脏仍处于不稳定阶段，需严密监测。继续保持呼吸道通畅，自主呼吸恢复后，可暂维持一段时间呼吸机的应用，观察呼吸频率、深度，监测血气分析结果。

19）维持肾脏功能，由于心搏骤停时间较长或复苏后持续低血压，易诱发急性肾衰竭，复苏后应监测尿量、尿比重。

（二）健康教育

1）预防心搏骤停的根本是防治器质性心脏病或影响心脏的其他因素，其中最重要的是防治冠心病。

2）心搏骤停可发生在任何场所，复苏成功与早期识别、早期抢救有关，因此，普及心肺复苏的知识与技术具有十分重要的意义。

3）建立社区急救医院，在最易发生心搏骤停的场所，如急诊室、手术室、冠心病监护病房等，均应有健全的复苏设备和专门训练的复苏队伍。

4）及时发现并处理心搏骤停的先兆征象，有助于预防心搏骤停的发生或提高复苏的成功率。

5）注意防止心搏骤停的复发，如积极治疗急性冠状动脉综合征；对持续性室速或室颤的存活者除了采用内外科治疗原发病外，还可植入 ICD。

（张彩霞）

第六章 休 克

第一节 概 述

休克是指机体在各种致病因素作用下，导致有效循环血量不足，组织和血液灌注障碍而引起的临床综合征。以往将血压的降低或恢复作为诊断休克和休克复苏的主要指标，但实验和临床研究均发现，在休克早期或复苏后，由于机体代偿机制，血压可以是正常甚至稍升高，而此时内脏微循环却已处于缺血状态。仅满足于血压的维持，则有可能忽视病情的进一步发展，使休克状态不断恶化，微循环衰竭，甚至导致多器官功能障碍综合征（MODS），终致患者死亡，应特别加以注意。

一、病因和分类

引起休克的原因很多，目前常按病理生理的变化分为五类：心源性休克、低血容量性休克、感染性休克、神经源性休克、过敏性休克。病因详见本章第二节至第六节。

二、发病机制和病理生理改变

（一）发病机制

休克发病机制的研究已进行了半个多世纪，随着实验研究的开展和深入，对休克发病机制的认识也逐步加深。

20世纪50年代前，人们对休克发病机制的研究集中在神经和体液因子对中等以上的阻力血管的作用，以及其与心排血量的关系上，认为在各种致休克因子（如创伤性失血、严重感染等）作用下，机体产生应激反应，交感神经高度兴奋，引起心血管系统过度兴奋，继而交感神经转向抑制，外周血管张力下降，血管扩张，外周阻力降低，不足以维持血压，心排血量下降，而使血压呈进行性下降，故将外周阻力看作是休克发生和发展的中心环节。在这一认识的基础上，当时采取的治疗措施主要是应用收缩血管的升压药，以增加血管张力，使心排血量与外周阻力相适应。但实践的结果是休克的死亡率未能降低，说明上述休克发病机制的认识仍有局限性。20世纪60年代后，随着对微循环认识的深化，逐步提出了休克发病机制的微循环学说，并根据血流动力学和微循环变化的规律，将休克的过程分为以下3期。

1. 微循环缺血期

主要机制：

1）在低血容量、内毒素、疼痛、血压下降等因素作用下，通过不同途径导致交感—肾上腺髓质系统兴奋，使儿茶酚胺大量释放。

2）交感神经兴奋、儿茶酚胺增多及血容量减少均可引起肾缺血，使肾素—血管紧张素—醛固酮系统活性增高，产生大量的血管紧张素Ⅲ，使血管强烈收缩。

3）血容量减少，可反射性地使下丘脑分泌抗利尿激素，引起内脏小血管收缩。

4）增多的儿茶酚胺可刺激血小板，立即产生更多的缩血管物质血栓素 A_2，引起小血管收缩。

5）胰腺在缺血、缺氧时，其外泌腺细胞内的溶酶体破裂，释放出蛋白水解酶。毛细血管内静水压下降、组织间液回吸收增加，有助于恢复有效循环，并优先保证心脑等器官代谢和功能活动。

2. 微循环淤血期

主要机制：

1）微循环持续性缺血使组织缺氧而发生乳酸中毒。

2）组织缺氧、内毒素可激活凝血因子XII、XIIa，促进凝血，同时可激活补体系统形成 C3b，形成大量的激肽。激肽具有较强的扩张小血管和使毛细血管增高的作用。

3）休克时，内啡肽在脑和血液中增多，对心血管系统有轻微抑制作用。

4）由于缺氧、组织内某些代谢产物增多对微血管有扩张作用，使多数或全部毛细血管同时开放，扩大了血管床的总容积，导致回心血量、心排血量和血压进一步下降。

3. 微循环衰竭期

主要机制：由于严重的淤血、缺氧和酸中毒使微血管高度麻痹、扩张，并使其活性物质失去反应，同时血管内皮受损、血流缓慢、血小板和红细胞易于聚集，可发生弥散性血管内凝血（DIC），此期则病情复杂，发展迅猛，常危及患者生命。

（二）病理生理改变

有效循环血量锐减、组织灌注不足及产生炎症介质是各类休克共同的病理生理基础。一方面，创伤、失血、感染等可以直接引起组织灌注不足；另一方面，其产生细胞炎症反应，引起一系列炎症应答，又加重组织灌注的不足，从而促进休克的进展。

1. 微循环的变化

在有效循环血量不足引起休克的过程中，占总循环量20%的微循环也发生相应的变化。

1）微循环收缩期：休克早期，由于有效循环血量显著减少，引起动脉血压下降，此时机体启动一系列代偿机制而发生以下病理生理变化，包括通过主动脉弓和颈动脉窦压力感受器引起血管舒缩中枢加压反射，交感—肾上腺髓质系统兴奋导致大量儿茶酚胺释放以及肾素—血管紧张素分泌增加等环节，引起心跳加快、心排血量增加以维持循环相对稳定；又通过选择性收缩外周（皮肤、骨骼肌）和内脏（如肝、脾、胃肠）的小血管使循环血量重新分布，保证心、脑等重要器官的有效灌注。由于内脏小血管平滑肌及毛细血管前括约肌受儿茶酚胺等激素的影响发生强烈收缩，动静脉短路开放，结果使外周血管阻力和回心血量均有所增加；毛细血管前括约肌收缩和后括约肌相对开放有助于组织液回吸收和血容量得到部分补偿。微循环内因前括约肌收缩而致"只出不进"，血量减少，组织仍处于低灌注、缺氧状态。若能在此时去除病因、积极复苏，休克常较容易得到纠正。

2）微循环扩张期：若休克继续进展，微循环将进一步因动静脉短路和直捷通道大量开放，使原有的组织灌注不足更为加重，细胞因严重缺氧处于无氧代谢状况，出现能量不足、乳酸类产物蓄积和舒血管介质如组胺、缓激肽等释放。这些物质可直接引起毛细血管前括约肌舒张，而后括约肌则因对其敏感性低仍处于收缩状态，导致微循环内"只进不出"。结果是血液滞留在毛细血管网内，使其静水压升高，加上毛细血管壁通透性增强，使血浆外渗、血液浓缩和血液黏度增加，回心血量又进一步降低，心排血量继续下降，心、脑器官灌注不足，休克加重而进入微循环扩张期。

3）微循环衰竭期：若病情继续发展，便进入不可逆性休克。淤滞在微循环内的黏稠血液在酸性环境中处于高凝状态，红细胞和血小板容易发生聚集并在血管内形成微血栓，甚至引起 DIC。此时，由于组织缺少血液灌注，细胞处于严重缺氧和缺乏能量的状态，细胞内的溶酶体膜破裂，溶酶体内多种酸性水解酶溢出，引起细胞自溶并损害周围其他细胞。最终引起大片组织、整个器官乃至多个器官功能受损。

2. 代谢改变

1）无氧代谢引起代谢性酸中毒：当氧释放不能满足细胞对氧的需要时，将发生无氧糖酵解。缺氧时丙酮酸在胞质内转变成乳酸，因此，随着细胞氧供减少，乳酸生成增多，丙酮酸浓度降低，即血乳酸浓度升高和乳酸与丙酮酸比率（L/P）增高。在没有其他原因造成高乳酸血症的情况下，乳酸盐的含量和 L/P，可以反映患者细胞缺氧的情况。当发展至重度酸中毒，pH 值 <7.2 时，心血管对儿茶酚胺的反应性降低，表现为心跳缓慢、血管扩张和心排血量下降，还可使氧合血红蛋白解离曲线右移。

2）能量代谢障碍：创伤和感染使机体处于应激状态，交感—肾上腺髓质系统和下丘脑—垂体—肾上腺轴兴奋，使机体儿茶酚胺和肾上腺皮质激素明显升高，从而抑制蛋白合成、促进蛋白分解，以便为机体提供能量和合成急性期蛋白的原料。上述激素水平的变化还可促进糖异生、抑制糖降解，导致血糖水平升高。

在应激状态下，蛋白质作为底物被消耗，当具有特殊功能的酶类蛋白质被消耗后，则不能完成复杂的生理过程，进而导致 MODS。应激时脂肪分解代谢明显增强，成为危重患者机体获取能量的主要来源。

3. 炎症介质释放和缺血再灌注损伤

严重创伤、感染、出血等可刺激机体释放过量炎症介质，形成"瀑布样"连锁放大反应。炎症介质包括白介素（IL）、肿瘤坏死因子（TNF）、集落刺激因子、干扰素和一氧化氮（NO）等。活性氧代谢产物可引起脂质过氧化和细胞膜破裂。

在炎症反应中，血管内皮细胞可通过调节血流、白细胞的黏附及聚集影响炎症应答的进程。在炎症应答中首先被激活的是中性粒细胞。炎症介质及胞外配体激活中性粒细胞后，可促进中性粒细胞在组织中游走。一方面分化形成的多形核白细胞（PMN）可清除感染源；另一方面激活 PMN 介导的细胞毒作用，产生活性氧、蛋白水解酶、血管活性分子等物质，可加重细胞、组织的损伤，甚至可能与休克相关的 MODS 的发展有关。

代谢性酸中毒和能量不足影响细胞各种膜的屏障功能。细胞膜受损后除通透性增加外，还出现细胞膜上离子泵的功能障碍如 $Na^+ - K^+$ 泵、钙泵。表现为细胞内外离子及体液分布异常，如钠、钙离子进入细胞内不能排出，钾离子则在细胞外无法进入细胞内，导致血钠降低、血钾升高，细胞外液随钠离子进入细胞内，引起细胞外液减少和细胞肿胀、死亡，而大量钙离子进入细胞内后除激活溶酶体外，还导致线粒体内钙离子升高，并从多方面破坏线粒体。溶酶体膜破裂后除前面提到释放出许多引起细胞自溶和组织损伤的水解酶外，还可产生心肌抑制因子（MDF）、缓激肽等毒性因子。线粒体膜发生损伤后，引起膜脂降解产生血栓素（TX）、白三烯等毒性产物，出现线粒体肿胀、线粒体嵴消失，细胞氧化磷酸化障碍而影响能量生成。

4. 内脏器官的继发性损害

1）肺：休克时缺氧可使肺毛细血管内皮细胞和肺泡上皮细胞受损，表面活性物质减少；复苏过程中，如大量使用库存血，其所含的微聚物可造成肺微循环栓塞，导致部分肺泡萎陷和不张、肺水肿及部分肺血管嵌闭或灌注不足，引起肺分流和无效腔通气增加，严重时导致急性呼吸窘迫综合征（ARDS）。ARDS 常发生于休克期内，也可在稳定后 48～72 小时发生。

2）肾：因血压下降、儿茶酚胺分泌增加使肾入球小动脉痉挛和有效循环血量减少，肾滤过率明显下降而发生少尿。休克时，肾内血流重分布并转向髓质，从而导致皮质区的肾小管缺血坏死，发生急性肾衰竭。

3）脑：因脑灌注压和血流量下降将导致脑缺氧。缺血、二氧化碳潴留和酸中毒会引起脑细胞肿胀、血管通透性增高，从而导致脑水肿和颅内压增高，严重者可发生脑疝。

4）心：冠状动脉血流减少，导致心肌缺血；心肌微循环内血栓形成，可引起心肌局灶性坏死；心肌含有丰富的黄嘌呤氧化酶，易遭受缺血再灌注损伤；电解质异常也将导致心律失常和心肌收缩功能下降。

5）胃肠道：肠系膜血管的血管紧张素 II 受体的密度高，对血管加压物质特别敏感，故休克时肠系膜上动脉血流量可减少 70%。肠黏膜因灌注不足而遭受缺氧性损伤。肠黏膜上皮的机械和免疫屏障功能受损，导致肠道内的细菌或其毒素经淋巴或门静脉途径侵害机体，称为细菌移位和内毒素移位，形成肠源性感染，导致休克继续发展和MODS，这是导致休克后期死亡的重要原因。

6）肝：休克可引起肝缺血、缺氧性损伤，可破坏肝的合成与代谢功能。另外，来自胃肠道的有害物质可激活肝巨噬细胞（Kupffer 细胞），从而释放炎症介质。组织学方面可见肝小叶中央出血、肝细胞坏死等。生化检测见血转氨酶、胆红素升高等代谢异常。受损肝的解毒和代谢能力均下降，可引起内毒素血症，并加重已有的代谢紊乱和酸中毒。

在整个休克的发展过程中，上述病理生理变化互为因果，形成恶性循环，加速细胞损伤及 MODS 的发生。

三、临床表现

按照休克的发病过程可分为休克代偿期和失代偿期，也称休克早期和休克期。

（一）休克代偿期

休克代偿期表现为精神紧张、兴奋或烦躁不安、皮肤苍白、四肢厥冷、心率加快、脉压小、呼吸加快、尿量减少等。此时若处理及时、得当，休克可较快得到纠正。否则，病情将继续发展，进入休克失代偿期。

（二）休克失代偿期

休克失代偿期表现为神情淡漠、反应迟钝，甚至可出现意识模糊或昏迷；出冷汗、口唇肢端发绀；脉搏细速、血压进行性下降。严重时，全身皮肤、黏膜明显发绀，四肢厥冷，脉搏摸不清、血压测不出，尿少甚至无尿。若皮肤、黏膜出现瘀斑或消化道出血，提示病情已发展至 DIC 阶段。若出现进行性呼吸困难、脉速、烦躁、发绀，一般吸氧而不能改善呼吸状态，应考虑并发 ARDS。

四、辅助检查

1. 血常规检查

红细胞计数、血红蛋白值可提示失血情况。血细胞比容增高反映血浆丢失。白细胞计数和中性粒细胞比例增加常提示感染存在。

2. 血气分析

血气分析有助于了解有无酸碱失衡。$PaCO_2$ 正常值为 $36 \sim 44$ mmHg。休克时，因肺过度换气，可致 $PaCO_2$ 低于正常；若换气不足，$PaCO_2$ 明显升高。若超过 45 mmHg 而通气良好，提示严重肺功能不全。$PaCO_2$ 高于 60 mmHg，吸入纯氧后仍无改善，应考虑有 ARDS。

3. 动脉血乳酸盐测定

动脉血乳酸盐反映细胞缺氧程度，正常值为 $1.0 \sim 1.5$ mmol/L。休克时间越长，血流灌注障碍越严重，动脉血乳酸盐浓度也愈高，提示病情严重，预后不良。

4. 血电解质测定

测定血钾、钠、氯等可了解体液代谢或酸碱失衡的程度。

5. DIC 的监测

疑有 DIC 时，应测血小板、出凝血时间、纤维蛋白原、PT 及其他凝血因子。血小板低于 80×10^9/L、纤维蛋白原少于 1.5 g/L、PT 较正常延长 3 秒以上时应考虑有 DIC。

6. 中心静脉压

中心静脉压代表右心房或者胸腔段静脉内的压力，其变化可反应血容量和右心功能。正常值为 $5 \sim 120$ cmH$_2$O。低于 5 cmH$_2$O 表示血容量不足；高于 15 cmH$_2$O 表示有心力衰竭；高于 20 cmH$_2$O 提示充血性心力衰竭。

7. PCWP

PCWP 反映肺静脉、左心房和右心室压力。应用 Swan－Ganz 漂浮导管测量。正常值为 $6 \sim 12$ mmHg。小于 6 mmHg 反映血容量不足；增高提示肺循环阻力增加，大于 30 mmHg 提示有肺水肿。

8. 心电图检查

心电图检查对各种心脏、心包疾病及电解质紊乱和心律失常的诊断皆有价值。

9. 放射线检查

放射线检查对诊断心、肺、胸腔、心包、纵隔、急腹症等疾病有帮助。

五、诊断和鉴别诊断

诊断休克的主要依据有以下几点。

1. 有引起休克的病因存在

如严重感染、创伤、烧伤、急性心肌梗死、大量失血或失水等。

2. 血压改变

收缩压 <80 mmHg，脉压 <20 mmHg，或高血压患者血压降低 20% 以上或原来血压降低 30 mmHg，应考虑休克可能。

3. 休克的临床表现

如烦躁不安或表情淡漠，意识模糊或昏迷，脉细速，皮肤苍白、发绀或花斑，肢体湿冷，尿少或无尿等。

休克须与体位性低血压和晕厥进行鉴别。体位性低血压多见于老年人，血压降低与体位变化或服用某些降压药物有关。晕厥是指突然发作的短暂意识障碍，表现为皮肤苍白、肢体发冷，出冷汗，但脉搏、血压多无改变，常由悲痛、恐惧、剧痛等引起。

六、治疗

根据休克的发病机制和病理生理，治疗应在去除病因前提下采取综合性措施，以支持生命器官的微循环灌注和改善细胞代谢为目的。

（一）病因治疗

一旦休克出现，应首先采取止血、抗感染、输液、镇痛等措施，去除休克发展的原始动因，同时积极处理引起休克的原发病。对于严重威胁生命又必须外科处理的原发病如体腔内脏器大出血、肠坏死、消化道穿孔或腹腔脓肿等，不应仅仅为了等待休克"纠正"而贻误手术机会，应在积极抗休克同时进行术前准备，包括插管、呼吸支持、配血、备皮等，争分夺秒挽救生命。此外，患者家属对于手术、麻醉风险和其他可能危险性的理解也应该是所有医生应当重视的事情。

（二）综合治疗

1. 一般处理

患者应处于休克体位（下肢可抬高 15°～20°、头部抬高 20°～30°），吸氧，保温，必要时适度镇静。

2. 液体复苏

各种休克都存在有效循环血量的绝对或相对不足，除心源性休克外，进行液体复苏是纠正有效循环血量下降、改善器官微循环灌注的首要措施。

1）复苏的目标推荐：应遵循个体化原则确定目标血压，初始血压目标为平均动脉压（MAP）≥65 mmHg；对于未控制的出血患者，如没有重度颅脑损伤，目标血压值可以较低；而有高血压病史的感染患者，以及升高血压后病情改善的患者，建议用较高的MAP，以降低其急性肾损伤（AKl）的发生率；而对于初始治疗无反应和（或）需要输注升压药的休克患者，推荐使用中心静脉导管监测血压。

2）液体种类：补液种类有晶体液和胶体液两种。晶体液以平衡液为主，可提高功能性细胞外液容量，并可纠正部分酸中毒。由于晶体液维持血容量的时间有限，故必须适当补充胶体液。常用的胶体液有低分子右旋糖酐、白蛋白、血浆及其代用品，胶体液通过提高胶体渗透压达到扩容目的。低血容量性休克往往要补充血液制品。

目前，没有任何一种液体是最理想的，同时也没有证据证明哪种液体比另一种液体更优越，因此，选择所要输注的液体，最好是在综合基础疾病、损失体液成分、休克程度、血浆白蛋白水平及是否出血等因素后做出判断。

3）液体量和速度：液体复苏时的扩容原则是"按需供给"，需要多少就补充多少，充分扩容。补液总量应视患者具体情况及心肾功能状态而定，可监测 CVP 或 PCWP，二者同时监测对防治肺水肿有重要意义，但并不能真正指示抗休克治疗是否已经达到了改善微循环的目标。临床常用血管外肺水指数（EVLWl）和血氧饱和度作为输液安全限制性指标，一般左心源性休克和阻塞性休克的患者，输液量控制在 0.5 ~ 1 L；右心源性休克和分布性休克的患者输液量控制在 2 ~ 3 L；出血性休克需要 3 ~ 5 L，包含血液制品。感染性休克的患者，最初 1 小时补液速度为 10 ~ 20 ml/kg。在最初的补液阶段，因补液量大、速度快，应注意使用强心剂以避免心力衰竭。扩容时要注意纠正血液流变学异常，根据血细胞比容的变化决定输血和输液的比例，使血细胞比容控制在 35% ~ 40% 范围。

在休克的治疗中，应该通过血流动力学监测来优化每个患者的液体管理，使患者处于最佳的容量状态。血流动力学支持治疗的目的是增加心排血量以及改善组织灌注。心排血量和心功能的评价有助于判断疗效。进行容量负荷实验时，心排血量增加 10% ~ 15% 提示患者对输液有反应。

3. 合理应用血管活性药物

血管活性药物是通过调节血管张力来达到改善循环的目的。应用血管活性药物的目的在于降低血管阻力，调节血管功能，故扩血管药物较缩血管药物更具优点。血管活性药物在休克的治疗上有其适应证，故针对不同情况合理使用缩血管和扩血管药物，可起到相互配合的作用。低血容量性休克和心源性休克的患者一般不常规使用血管活性药物，研究证实这些药物有进一步加重器官灌注不足和缺氧的风险，在积极进行容量复苏情况下，对于存在持续性低血压的低血容量性休克患者，可选择使用血管活性药物。对于感染性休克患者，即便是在进行容量复苏，也可考虑同时应用血管活性药物。

缩血管药物是治疗过敏性休克的最佳选择。早期轻型的休克或高排低阻型休克，在综合治疗的基础上，可采用缩血管药物。血压低至心脑血管临界关闭压（50 mmHg）以下，扩容又不能迅速进行时，应使用缩血管药物升压以确保心脑灌注。对于血管活性药物的选择上，首选多巴胺和去甲肾上腺素，多巴胺是常用的缩血管药物之一，该药在

$5 \sim 10\ \mu g/(kg \cdot min)$ 的用量时可同时兴奋 β_1 受体，增加心肌收缩力和心排血量，提升血压，在 $10\ \mu g/(kg \cdot min)$ 以上时主要作用于 α 受体，收缩外周血管，但增加肾、肠系膜等内脏血管供血。医学研究表明，去甲肾上腺素在升压治疗方面出现的副作用特别是在肾损害方面的副作用并不大于多巴胺。多中心随机对照试验证实，接受多巴胺的休克患者组与接受去甲肾上腺素的休克患者组 28 天生存率无显著差异，但多巴胺组患者心律失常不良事件增多，并且多巴胺在心源性休克的应用增加了患者的死亡率，所以，应该采取更审慎的态度对待多巴胺的抗休克应用。对于突发的过敏性休克，临床上常用肾上腺素进行紧急治疗。

4. 纠正代谢性酸中毒

酸中毒除了引起高血钾外，还可通过 H^+ 和 Ca^{2+} 的竞争作用直接影响血管活性药物的疗效，影响心肌收缩力。另外，酸中毒还使肝素灭活加速，肝血管阻力增加，影响内脏血灌注并促进 DIC 发生。因此，休克时纠正酸中毒十分重要，可根据血气分析及二氧化碳结合力补充碱性液体，常用药物有 5% 碳酸氢钠（首选）、乳酸钠（肝功能损害者不宜采用）和氨丁三醇（THAM 适用于需限钠患者）。

5. 糖皮质激素的应用

糖皮质激素有减轻毒血症及稳定细胞膜和溶酶体膜的作用，大剂量时还能：①增加心搏出量，降低外周阻力，扩张微血管，改善组织灌流；②维护血管壁、细胞壁和溶酶体膜的完整性，降低脑血管通透性，抑制炎症渗出反应；③稳定补体系统从而抑制过敏毒素、白细胞趋化聚集/黏附和溶酶体释放；④抑制花生四烯酸代谢，控制脂氧化酶和环氧化酶（COX）产物的形成；⑤抑制垂体 β 内啡肽的分泌；⑥维持肝线粒体正常氧化磷酸化过程。严重感染和感染性休克患者往往存在肾上腺皮质功能不全，机体对促肾上腺皮质激素（ACTH）反应改变，并失去对血管活性药物的敏感性，因此需要应用糖皮质激素。虽然大剂量、短疗程糖皮质激素能够阻止感染性休克时炎症反应的瀑布样释放，但不能提高患者的生存率，且副作用明显，已被摒弃。一项脓毒症激素治疗的荟萃分析结果提示，长期（≥5 天）应用小剂量糖皮质激素（氢化可的松 ≤300 mg/d）可使生存率得以改善，同时小剂量激素也没有增加胃肠道出血及院内双重感染的风险。

目前，对补液复苏和血管升压药治疗反应欠佳或依赖的感染性休克患者静脉给予氢化可的松，是多数重症监护室（ICU）采用的治疗方法之一，但用药的方式、时间和停药方式仍未统一，一般每日给予氢化可的松 200 ~ 300 mg，用药 5 天以上；也有人建议短期内（3 ~ 5 天）应用地塞米松 10 ~ 20 mg/d 或甲泼尼龙 20 ~ 80 mg/d 静脉滴注。

6. 肠道保护

休克严重时可引起腹胀、肠麻痹、应激性溃疡、肠道菌群紊乱和细菌、内毒素转位，使病情进一步恶化，故应注意休克时的肠道保护问题。应激因素重时应适当使用黏膜保护剂、制酸剂或生长抑素，避免消化道应激出血；情况允许时应尽早启动肠内营养；肠道菌群紊乱严重时还可采用"扶正祛邪"措施予以纠正，一方面给予抗脂多糖（LPS）血清、抗体或丙种球蛋白，口服肠道不吸收的抗生素进行选择性肠道去污染，另一方面给予益生菌和益生素，尽快恢复肠道正常生态。

7. 其他综合治疗手段

休克可引起内环境紊乱和 MODS，故治疗中应注意纠正体内水、电解质紊乱和酸中毒，同时应注意评估其余各脏器的功能，并根据特点进行保护和支持治疗，防止 MODS 出现。急性心力衰竭时，除强心利尿外还应减少补液量，适当降低前、后负荷；出现肾功能损害时，要注意利尿，必要时行血液净化治疗；出现休克肺时，要正压给氧，改善呼吸功能。

（三）抗休克治疗的进展

1. 高张高渗液

对于低血容量性休克，近年研究表明小剂量（4 ml/kg）应用 7.5% 氯化钠高张盐溶液或其与 6% ~12% 右旋糖酐 70 混合成的高张高渗液（HSD）有良好复苏效果。其作用机制可能是由于其高渗扩容作用，减轻了细胞水肿、刺激心肌和神经反射机制、改善血液的流态、重建小动脉自主活动和周围动脉扩张等。HSD 中高张盐液和胶体液的作用相加，以 4 ml/kg 输注可扩容 8 ~12 ml/kg，这对于低血容量性休克院前急救很有意义，抢救时可先静脉滴注 HSD 250 ml，再常规抗体克扩容，有人将这种疗法称为"小剂量复苏"。

2. 抗炎药物

休克时机体释放多种内源性介质参与机体全身性炎症反应调控，这些介质对休克病程和预后有重要影响。通过不同途径干涉这些介质的水平或作用，促进休克的复苏，是许多学者正努力奋斗的目标。

1）炎症因子拮抗剂：这类物质能通过干涉或阻断炎症信号转导通路的某个因子而达到抗炎效果，抗 LPS、抗 TNF - a 和抗 IL - 1 受体的单克隆抗体对内毒素休克有良好的防治作用，掌握好输入时机是治疗感染性休克成功的前提；己酮可可碱可抑制 TNF - a、IL - 1、IL - 6、IL - 8 的释放；血小板活化因子（PAF）拮抗剂具有阻断 PAF 的致炎作用，部分甚至可以完全逆转低血压，纠正低有效循环和心排血量状态。

2）自由基清除剂：自由基能直接损害细胞膜结构和 DNA，感染性休克时线粒体的呼吸爆发、核苷酸降解代谢增加都使体内自由基产量猛增，导致线粒体功能障碍、细胞发生凋亡或坏死，使用超氧化物活化酶（SOD）、还原性谷胱甘肽、维生素 C、辅酶 Q10、别嘌醇等自由基清除剂可减轻自由基引起的破坏。另外，氮自由基如 NO 均与感染性休克时的炎症紊乱和微循环障碍的形成机制有关，在一些研究中，使用 NO 合酶抑制剂（NOS）可明显改善动物内毒素休克模型的预后。

3）COX 抑制剂：血栓素 A_2（TXA_2）可收缩小血管，促血小板聚集，PGI_2 则与之作用相反，休克时 TXA_2/PGI_2 增加，导致组织灌注不良和 DIC。非甾体类抗炎药物（NSAIDs）阿司匹林、吲哚美辛等能抑制 COX，减少前列腺素的生成，还能抑制核因子（NF）- κB 的跨膜转运。NSAIDs 的作用是通过抑制 COX - 2 实现的，具有同样 COX - 2 抑制作用的还有糖皮质激素以及 COX - 2 的特异性抑制剂如塞来昔布、罗非昔布等。

4）NF 抑制剂或配体：NF 类的 NF - κB 和过氧化物酶体增殖物激活受体（PPARγ）能通过不同途径调控炎症反应，在休克时使用 NF - κB 抑制剂或 PPARγ 配体可以减轻抗炎的剧烈程度，从而保护器官功能。

5）酶抑制剂：这类物质包括乌司他丁、抑肽酶和 NOS 抑制剂等。乌司他丁是广谱酶抑制剂，可抑制炎性细胞释放的多种蛋白质、糖类和脂肪水解酶，保护溶酶体膜的稳定性，减少 MDF 和细胞因子的生成；抑肽酶抑制细胞释放的胰蛋白酶、纤维蛋白酶等多种酶类，从而对休克时的毛细血管通透性增加、血压下降和心功能降低以及 DIC 等有抑制作用。

6）其他抗炎药物：苯海拉明拮抗组胺的生成，色苷酸钠可稳定溶酶体酶、防止组胺释放，这些药物在抗休克的实验性治疗中均体现出一定的作用。

3. 热休克蛋白诱导剂

热休克蛋白（HSP）在机体的应激反应中起重要作用，可从分子水平调节细胞内平衡，启动内源性保护机制，提高抗氧化应激能力，抑制细胞凋亡，修复细胞损伤。现在人们已研制出 HSP 诱导剂，希望通过诱导 HSP 的表达，在器官、组织和细胞水平上抵抗休克所造成的损伤。

4. 休克的亚低温治疗

实验研究发现，轻度低温（34～36℃）与正常体温（37℃）相比，可延长出血性休克鼠存活时间约 1 倍，这为休克的临床救治开辟一条新的思路。

5. 阿片样物质拮抗剂

内源性阿片样物质（OLS）中以 β 内啡肽与休克关系密切。β 内啡肽广泛存在于中枢神经系统，休克时血中含量增加 5～6 倍，通过中枢阿片受体抑制血管功能，使血压下降。纳洛酮为内源性 OLS 的特异性拮抗剂，其结构与吗啡相似，能阻断 OLS 与阿片受体结合，包括拮抗 β 内啡肽效应，可提高血压，使左室收缩力加倍，外周血管阻力降低，改善组织灌注。

6. 镁剂和钙通道阻滞剂

休克时使用镁剂有助于改善由于细胞内钙超载引起的损害，钙通道阻滞剂如维拉帕米能阻断小动脉平滑肌的 Ca^{2+} 跨膜内流而使血管扩张，减轻心肌缺血再灌注损伤，试验中使用 $ATP - MgCl_2$ 和钙通道阻滞剂均可观察到其线粒体保护作用。

7. 血管紧张素转化酶抑制剂

血管紧张素 II 能强烈收缩血管，刺激醛固酮分泌，强化交感神经的缩血管效应，导致休克恶化，因而使用血管紧张素转化酶抑制剂有益于休克救治。

8. 中西医结合治疗

中医学对休克治疗有着悠久的历史，随着休克的病理生理机制的进一步阐明，中药对于休克的疗效日益受到重视，一部分具有抗炎、强心作用的中药如大黄、黄连、人参、丹参等已被做成单方或复方针剂广泛用于临床急救。对中西医结合抗休克治疗的深入研究不仅可以丰富中医学的理论宝库，也可使我们在休克的基础和临床工作方面取得有特色的突破。

简而言之，尽管纠正休克症状的救治过程大致相同，但由于各种病因的差异，具体细节和治疗的侧重点仍有差别，因此，在休克症状得以控制后，临床工作的主要任务应从对症治疗转变为对因治疗，同时重视患者的脏器功能恢复和内环境包括微循环状况的稳定和改善。

（张莉莉）

第二节 心源性休克

心源性休克是指由于心脏功能极度减退，导致心排血量显著减少并引起严重的急性周围循环衰竭的一组综合征。心源性休克是泵衰竭的极期表现。本病死亡率极高，国内报道为70%～100%，及时、有效的综合抢救可增加患者生存率。

一、病因

（一）心肌收缩力降低

大面积心肌梗死、急性暴发性心肌炎（病毒性、白喉性以及少数风湿性心肌炎等）、原发性及继发性心肌病（前者包括扩张型、限制型及肥厚型心肌病晚期；后者包括各种感染、甲状腺毒症、甲状腺功能减退引起的心肌病）、家族性贮积疾病及浸润（血色病、糖原贮积病、黏多糖体病、淀粉样变、结缔组织病）、家族遗传性疾病（肌营养不良、遗传性共济失调）、药物性和毒性过敏性反应（放射治疗及阿霉素、乙醇、奎尼丁、锑剂、依米丁等所致心肌损害）、心肌抑制因素（严重缺氧、酸中毒、感染毒素）、药物（钙通道阻滞药、β受体阻滞药等）、心瓣膜病晚期、严重心律失常（室扑或室颤）等均可导致心肌收缩力降低，引起心源性休克。

（二）心室射血障碍

大块或多发性大面积肺梗死（其栓子来源于体静脉或右心腔的血栓、羊水栓、脂肪栓、气栓、癌栓和右心心内膜炎赘生物或肿瘤脱落等）、乳头肌或腱索断裂、瓣膜穿孔所致严重的心瓣膜关闭不全、严重的主动脉口或肺动脉口狭窄导致心室射血障碍而引起心源性休克。

（三）心室充盈障碍

急性心脏压塞（急性暴发性渗出性心包炎、心包积血、主动脉窦瘤或主动脉夹层血肿破入心包腔等），严重二、三尖瓣狭窄，心房肿瘤（常见的如黏液瘤）或球形血栓嵌顿在房室口，心室内占位性病变，限制型心肌病等，可导致心室充盈障碍而引起心源性休克。

（四）混合型

同一患者可同时存在两种或两种以上原因，如急性心肌梗死并发室间隔穿孔或乳头肌断裂，其心源性休克的原因既有心肌收缩力下降因素，又有心室间隔穿孔或乳头肌断裂所致的心室射血障碍。再如风湿性严重二尖瓣狭窄并主动脉瓣关闭不全患者风湿活动时引起的休克，既有风湿性心肌炎所致心肌收缩力下降因素，又有心室射血障碍和充盈障碍所致血流动力学紊乱因素。

（五）心脏直视手术后低排综合征

多数心源性休克患者是由于手术后心脏不能适应前负荷增加所致，主要原因包括心功能差、手术对心肌的损伤、心内膜下出血或术前已有心肌变性坏死、心脏手术纠正不完善、心律失常手术造成的某些解剖学改变，如人造球形主动脉瓣置换术后引起左心室流出道梗阻以及低血容量等导致心排血量锐减而休克。

二、病理生理

（一）细胞的改变

休克发生后，由于组织灌注不足，细胞缺血、缺氧，葡萄糖由有氧代谢变为无氧酵解，ATP 产生减少，使细胞超微结构发生变化，最终细胞死亡。此外，细胞内各种生化过程利用钙的能力中断，导致心肌细胞丧失收缩功能。

（二）微循环的改变

微循环直接关系到组织细胞的滋养。休克时由于各种物质的强烈刺激及低血压引起儿茶酚胺的释放，使全身小动脉及小静脉收缩，减少微循环灌注，微循环异常改变，导致静脉回流减少，使心排血量进一步减少。

（三）重要脏器的变化

由于血压下降，冠状动脉供血不足，心功能障碍，使心排血量进一步下降而形成恶性循环。对肺脏的影响是出现肺水肿和 ARDS。休克早期因低血压肾脏灌注不良出现少尿或无尿，持续时间较久，可发生急性肾衰竭。休克加重后，也可使脑缺血、缺氧加重。另外，休克使胃肠道血液灌注不良而致消化道出血、急性胰腺炎和肝细胞损害。

三、分期

根据心源性休克发生发展过程，大致可将其分为早、中、晚三期。

1. 休克早期

由于机体处于应激状态，儿茶酚胺大量分泌入血，交感神经兴奋性增高，患者常表现为烦躁不安、恐惧和精神紧张，但意识清醒，面色或皮肤稍苍白或轻度发绀，肢端湿冷，大汗，心率增快，可有恶心、呕吐，血压正常或轻度增高或稍低，但脉压变小、尿量稍减。

2. 休克中期

休克早期若不能及时纠正，则休克症状进一步加重，患者出现表情淡漠，反应迟钝，意识模糊，全身软弱无力，脉搏细速无力或不能扪及，心率常超过 120 次/分，收缩压 <80 mmHg，甚至测不出脉压 <20 mmHg，面色苍白发绀，皮肤湿冷发绀或出现大理石样改变，尿量更少（ <17 ml/h）或无尿。

3. 休克晚期

可出现 DIC 和 MODS 的症状。前者可引起皮肤黏膜和内脏广泛出血；后者可表现为急性肾、肝和脑等重要脏器功能障碍或衰竭的相应症状。急性肾衰竭可表现为少尿或尿闭，血中尿素氮、肌酐进行性增高，产生尿毒症代谢性酸中毒等症状；尿比重固定，可出现蛋白尿和管型等。肺功能衰竭可表现为进行性呼吸困难和发绀，吸氧不能缓解症状，呼吸浅速而规则，双肺底可闻及细啰音和呼吸音降低，产生 ARDS 的征象。脑功能障碍和衰竭可引起昏迷、抽搐、肢体瘫痪、病理性反射、瞳孔大小不等、脑水肿和呼吸抑制等征象。肝功能衰竭可引起黄疸、肝功能损害和出血倾向，甚至出现昏迷。

四、临床表现

1. 轻度休克

意识尚清有但烦躁不安，面色苍白，口干，出汗，心率 >100 次/分、脉速有力，四肢尚温暖，但肢体稍发绀、发凉，收缩压 ≥80 mmHg、尿量略减，脉压 <30 mmHg。

2. 中度休克

面色苍白、表情淡漠、四肢发冷、肢端发绀、收缩压在 60 ~ 80 mmHg、脉压 <20 mmHg、尿量明显减少（ <17 ml/h）。

3. 重度休克

意识欠清、意识模糊、反应迟钝、面色苍白发绀、四肢厥冷发绀、皮肤出现大理石样改变、心率 >120 次/分、心音低钝、脉细弱无力或稍加压后即消失、收缩压降至40 ~ 60 mmHg、尿量明显减少或尿闭。

4. 极重度休克

意识不清、昏迷、呼吸浅而不规则、口唇皮肤发绀、四肢厥冷、脉搏极弱或扪不到、心音低钝或呈单音心律、收缩压 <40 mmHg、无尿，可有广泛皮肤黏膜及内脏出血，出现 MODS 征象。

由于心源性休克病因不同，除上述休克的临床表现外，还有其他临床表现。以急性心肌梗死为例，本病多发生于中老年人，常有心前区剧痛，可持续数小时，伴恶心、呕吐、大汗、严重心律失常和心力衰竭，甚至因脑急性供血不足可产生脑卒中征象。体征包括心浊音界轻至中度扩大，第一心音低钝，可有第三或第四心音奔马律；若并发乳头肌功能不全或腱索断裂，在心尖区可出现粗糙的收缩期反流性杂音；并发室间隔穿孔者在胸骨左缘第 3、4 肋间出现响亮的收缩期杂音，双肺底可闻及湿啰音。

五、辅助检查

（一）血常规

白细胞增多，常在（10～20）×10⁹/L，中性粒细胞增多，嗜酸性粒细胞减少或消失，血液浓缩时血细胞比容和血红蛋白增高，并发 DIC 时，血小板呈进行性减少。

（二）尿常规

尿量减少，尿中可有红细胞、白细胞、蛋白质和管型。在急性肾功能不全时，尿比重由早期较高转为较低，固定在 1.010～1.012。

（三）血生化及动脉血气分析

在休克早期，血清钠、氯、钾多在正常范围。在少尿或无尿时血钾增高，血尿素氮和肌酐增多。动脉血氧分压（PaO_2）正常值为 900～100 mmHg，$PaCO_2$ 正常值为 35～45 mmHg，动脉血 pH 值正常为 7.35～7.45。休克的早期由于过度换气，$PaCO_2$ 一般较低或在正常范围内。在休克中、晚期则出现代谢性酸中毒，并呼吸性酸中毒，PaO_2 降低，$PaCO_2$ 升高。

（四）动脉血乳酸盐监测

正常值为 1～1.5 mmol/L。休克持续时间越长，血液灌注障碍越严重，动脉血乳酸盐浓度越高。乳酸盐浓度持续升高，表示病情严重、预后不良。乳酸盐浓度 > 8 mmol/L 的患者，几乎死亡率达 100%。

（五）心肌标志物的监测

心肌标志物对心肌坏死的诊断和评价预后十分重要。心肌坏死后，心肌细胞膜的完整性遭受破坏，细胞内的大分子物质（心肌标志物）弥散至细胞间质，然后进入淋巴管和心肌微血管，最终在周围血液中可以检测到这些称为心肌标志物的大分子物质。急性心肌梗死或急性心肌炎并心源性休克时，CK 及 CK - MB、AST、LDH、α - HBDH、PK、肌钙蛋白 T（cTnT）、肌钙蛋白 I（cTnI）、肌红蛋白均增高，其中 cTnT，cTnI，CK - MB 的特异性及敏感性极高。

（六）DIC 的监测

休克晚期常易并发 DIC，故对疑有 DIC 的患者，应进行有关血小板和凝血因子消耗程度以及反映纤维蛋白溶解性的检查。血小板计数低于 80×10⁹/L，纤维蛋白原少于 1.5 g/L，凝血酶原时间较正常延长 3 秒以上，凝血因子Ⅰ、Ⅱ、Ⅴ、Ⅷ、Ⅹ、ⅩⅢ均减少，血浆鱼精蛋白副凝集试验阳性，即可确诊为 DIC。

六、诊断

心源性休克的诊断主要根据病史、临床表现和有关检查。急性心肌梗死、心肌炎、心肌病、心脏瓣膜病、严重心律失常、心包积液疾病的患者，出现收缩压 < 80 mmHg，脉压 < 20 mmHg；高血压患者血压下降超过80 mmHg或收缩压降至 100 mmHg 以下，同时伴有精神兴奋、烦躁不安或意识淡漠，反应迟钝，皮肤苍白，出冷汗，四肢发凉，呼吸浅而快，脉搏细速，尿量减少，则可诊断为心源性休克。若能结合下列血流动力学中有关参数，如 CVP > 12 cmH$_2$O，PCWP > 18 mmHg，心指数 < 2.2 L/(min·m^2)，则更有助于诊断。

七、鉴别诊断

心源性休克应重点与以下疾病相鉴别：

1. 低血容量性休克

失血可引起低血容量性休克，最常见的原因是十二指肠溃疡，以及多种创伤引起的严重内出血，其中以纵隔和胸膜后间隙出血最常见；主动脉剥离时血液进入剥离的主动脉，在主动脉中层、胸腔或腹膜后间隙积聚。患者表现为剧烈胸痛，其性质与急性心肌梗死很相似。主动脉剥离可扩展至心包而导致心脏压塞。此外，主动脉剥离可使冠状动脉开口处发生堵塞，由此并发心肌梗死。超声心动图检查对本症的诊断具有决定性价值。

2. 肺梗死

肺梗死多见于老年人、长期卧床的慢性病患者，以深静脉血管炎所致的血栓塞最为常见。肺梗死引起肺血流被阻，致使左室回心血量下降，使左室前负荷不足，心排血量及冠状动脉血流量均下降，严重者可并发休克。主要症状有呼吸困难、胸痛；半数患者有咳嗽和恐惧不安；肺部可听到哮鸣音。诊断主要依靠胸部 X 线、计算机体层成像（CT）等检查。

3. 神经源性休克

剧痛或严重创伤均可导致休克。另外，严重创伤的患者可致大出血，此时神经源性休克和出血性休克并存。经原发病治疗及诱因解除（如镇痛）、吸氧、皮下注射肾上腺素、静脉输液扩充血容量等大多较易纠正。结合临床病史鉴别诊断并不困难。

八、治疗

心源性休克的主要病理特点是心排血量减少，外周血管阻力可增高、正常或降低。病因治疗是心源性休克能否逆转的关键措施之一。若心源性休克是由于急性心肌梗死引起，则心肌再灌注就是最关键的措施。急性心脏压塞所致的心源性休克应立即施行心包穿刺引流，改善心脏的舒张功能。持续性快速心律失常所致的心源性休克，应立即给予同步直流电复律，若无条件可用胺碘酮、普罗帕酮、利多卡因等治疗。重度心动过缓所致的心源性休克，药物治疗无效时，宜安装临时或永久型心脏起搏器。各种心脏病所致的心源性休克应做相应的处理。本节着重讨论急性心肌梗死并发心源性休克的具体处理措施。

（一）一般治疗

1. 加强监测及护理

对患者要进行心电图、血压、脉搏、呼吸、体温、血氧饱和度和尿量的监测，如有必要还应监测动脉血压、CVP、PCWP、心排血量、心指数、外周血管阻力及动脉血气分析等。保持患者安静，避免过多搬动。患者的体位一般应采取头和躯干部抬高 20°～30°，下肢抬高 15°～20°的体位，以增加回心血量和减轻呼吸负担。保暖，但不加温，以免皮肤血管扩张而影响生命器官的血流量和增加氧的消耗。

2. 纠正低氧血症

保持呼吸道通畅和常规供氧有利于纠正低氧血症，提高 PaO_2，缩小心肌梗死面积，改善心脏功能，减少心律失常，防止无氧代谢，纠正代谢性酸中毒，改善微循环和保护重要器官的功能。轻度低氧血症的患者，可给予 24%～30% 浓度氧吸入，氧流量为每分钟 4～5 L。重度低氧血症患者，鼻导管及面罩给氧均不能有效地提高血氧饱和度，宜及时行气管插管或气管切开，采用呼吸机辅助呼吸，最好采用呼气末正压吸氧，使 PaO_2 达到或接近正常水平。必要时给予呼吸兴奋剂。

3. 解除疼痛

急性心肌梗死时，剧烈而持续的胸痛常使患者烦躁不安，可引起一系列循环系统反应，如血压升高或休克、心律失常，导致梗死面积扩大，因此要尽快解除胸痛。吗啡是解除急性心肌梗死时胸痛最有效的药物，具有中枢镇痛作用，能阻断中枢交感冲动的传出，使外周动静脉扩张，从而降低心脏前后负荷，降低心肌耗氧量，解除疼痛，消除焦虑，同时降低周围血液循环中的儿茶酚胺含量，使心律失常发生率降低。吗啡常用量为 3～5 mg 缓慢静脉注射或 5～10 mg 皮下注射，必要时 10～30 分钟重复应用。哌替啶镇痛作用较吗啡弱，但有抗迷走神经作用，适用于下壁心肌梗死心动过缓者的胸痛，常用量为 50～100 mg 肌内注射，4～6 小时重复 1 次。喷他佐辛无呼吸抑制及低血压副作用，但可使心肌收缩力降低。喷他佐辛常用量为 15～30 mg 肌内注射，必要时 2～4 小时重复给药。

4. 补充血容量

急性心肌梗死患者因大汗、呕吐、进食减少及使用利尿剂，可出现血容量相对或绝对不足。血容量与急性心肌梗死有一定的关系，如某种程度的血容量不足若在正常心脏，可不出现低血压或休克，但若同时存在急性心肌梗死，心脏功能低下，则可出现低血压或休克。急性心肌梗死如无血容量不足可无休克，但伴血容量不足可发生休克。急性心肌梗死伴血容量不足发生低血压或休克，可使心肌梗死面积扩大而加重休克。急性心肌梗死合并休克既有心功能减退，也可有血容量不足，在补液时要注意各种监测值的变化。临床上常采用液体负荷试验的方法来决定补液的量。一般选用羧甲淀粉或葡萄糖盐水，在前 20 分钟内输入 100 ml，如血压回升，尿量增加，症状改善，肺部啰音不增加，CVP 上升不超过 2 cmH_2O，PCWP 不变或略高，可继续补液，直至低血压控制，四肢转暖，尿量增加，CVP 升至 8～12 cmH_2O，保持 PCWP 15～18 mmHg。若 PCWP > 20 mmHg时，则不宜进行液体负荷试验，宜选用血管扩张剂及利尿剂。

5. 纠正酸中毒

心源性休克时可发生代谢性酸中毒，当血 pH 值<7.2 时，可给予5% 碳酸氢钠溶液，但要控制用量。这是因为在心源性休克时，输注的碳酸氢钠可在体内蓄积，产生过量氢离子缓冲液，生成二氧化碳，从而加重细胞内酸中毒。输注碳酸氢钠还会增加机体液体负荷，加重心力衰竭。

6. 抗血小板治疗

所有心源性休克的患者要常规给予阿司匹林。急性心肌梗死第一天应给予160 ~ 300 mg 的负荷量，以后常规服用维持量。对气管插管且无鼻饲的患者，可将药物碾碎含于舌下及双颊，通过黏膜吸收，或用阿司匹林栓剂经肛门给药。当患者对阿司匹林过敏或无效时，可用 ADP 受体拮抗剂噻氯匹定或氯吡格雷替代。血小板膜糖蛋白（Gp）Ⅱb/Ⅲa 受体拮抗剂，可降低急性心肌梗死 30 天内死亡率。心源性休克患者行 PTCA 术后接受 GpⅡb/Ⅲa 受体拮抗剂阿昔单抗治疗，可使血流达 TIMI 3 级者明显增多，无复流现象的发生率降低，死亡率降低。

7. 抗凝治疗

抗凝药物主要为普通肝素和低分子肝素。肝素可以降低急性心肌梗死的死亡率，对急性心肌梗死后再通血管的维持有一定作用。目前尚无确凿证据证实应用肝素对心源性休克短期预后会产生影响，普通肝素使活化部分凝血活酶时间（APTT）延长在正常值的 1.5 ~ 2 倍为最佳治疗量。低分子肝素在预防血栓形成的总效应方面优于普通肝素，不需要监测凝血时间。

8. 改善心肌代谢

极化液（葡萄糖、钾盐、胰岛素）可促进心肌摄取和代谢葡萄糖，使钾离子进入细胞内，恢复细胞的极化状态，以有利于心脏的正常收缩，减少心律失常，并促使心电图上抬的 ST 段回到等电位线。代谢调节治疗对缺血并发代谢紊乱区域及缺血以远未发生代谢紊乱区域心肌细胞均有益。实验研究证实，极化液对于急性心肌梗死并发心源性休克有益。能量合剂及大剂量维生素 C 亦可使用。

9. 肾上腺皮质激素

心源性休克是否使用肾上腺皮质激素，目前尚无统一意见。持否定态度者认为，肾上腺皮质激素可抑制急性心肌梗死部位炎性细胞反应，消除局部水肿，抑制心肌修复，易形成室壁瘤，甚至心脏破裂，且无资料证实使休克的死亡率降低。持肯定态度者认为，肾上腺皮质激素可阻断 α 受体兴奋作用，使血管扩张，降低外周血管阻力，改善微循环；保护细胞内溶酶体，防止溶酶体破裂；增强心肌收缩力，增加心排血量；增进线粒体功能和防止白细胞凝集；促进糖原异生，使乳酸转化为葡萄糖，有利于酸中毒的减轻。一般主张早期、大剂量、短期使用，如地塞米松 40 ~ 100 mg 分 3 ~ 5 次静脉注射，或氢化可的松 400 ~ 1 600 mg 静脉滴注。一般用药 1 ~ 3 天，在用药过程中密切观察病情变化及药物的副作用，病情改善后立即停药。

（二）循环支持

1. 药物治疗

在心源性休克发生早期，首先要及时纠正低血压状态，保证重要器官的有效灌注压。因此，在心源性休克的治疗中，正性肌力药物和血管活性药物的应用至关重要。其次是要在溶栓等血管开通治疗的同时保证冠状动脉灌注压及心肌供血。

1）多巴胺：是去甲肾上腺素的前体，具有 α 受体、β 受体兴奋作用，并可使肾上腺素能神经末梢释放去甲肾上腺素，还可兴奋多巴胺受体。其作用随应用剂量的大小而表现不同，小剂量 2～5 μg/（kg·min）表现为增强心肌收缩力，扩张肾、脑、肠系膜血管及冠状动脉，心率增快不明显，总外周阻力降低；中等剂量 6～10 μg/（kg·min）正性肌力作用明显，心率增加，总外周阻力变化不大；大剂量 >10μg/（kg·min）正性肌力作用明显，心率增快，总外周阻力增加，肾血管收缩。临床上要根据不同需要而选用不同的剂量。

2）多巴酚丁胺：是多巴胺的衍生物，主要兴奋 β_1 受体，正性肌力作用较强，而对血压、左室充盈压和心率的影响较小，且能降低体循环血管阻力，因此，对于心排血量低、左室充盈压高、体循环血管阻力和动脉压在正常范围的患者，宜选用多巴酚丁胺，按 5～10 μg/（kg·min）静脉滴注，也可与多巴胺合用。

3）洋地黄：主要抑制细胞膜 $Na^+ - K^+ - ATP$ 酶，使细胞内 Ca^{2+} 浓度增高，从而增强心肌收缩力，同时还有抑制房室传导的作用。在急性心肌梗死发病 24 小时内使用洋地黄有增加室性心律失常的危险，且不能改善由于心肌缺血所造成的心脏舒张功能下降，故不选用。但在休克伴有室上速、快速房颤时，可酌情应用快速作用洋地黄，其负荷量以常规剂量的 1/2～2/3 为宜。常用西地兰 0.4 mg 加入液体中缓慢静脉滴注，必要时再加 0.2～0.4 mg。

4）磷酸二酯酶抑制剂：包括氨力农和米力农等。其作用机制是抑制磷酸二酯酶的活性，使 cAMP 降解受阻，cAMP 升高，进一步使细胞膜上的蛋白激酶活性增强，促进 Ca^{2+} 通道膜蛋白磷酸化，Ca^{2+} 通道被激活，使 Ca^{2+} 内流增加，心肌收缩力增强；同时又有血管扩张作用，其血管扩张作用比多巴酚丁胺强，因此，低血压状态时不用。目前，尚无确凿证据证明，此类药物能降低急性心肌梗死并发心源性休克的死亡率。

5）去甲肾上腺素：是 α 受体、β 受体兴奋剂，能使血管收缩，显著增加心肌收缩力，使用中等剂量，血管阻力增加不大时，心排血量可增高，但如果收缩压升至 90 mmHg 以上，心排血量将减少，因此，用药过程中必须控制收缩压在 90 mmHg 左右。本药虽能使心肌耗氧量增高，但冠状动脉血流量随血压升高而增加，足以补偿增高的心肌耗氧量。本药能使肾动脉强烈收缩，尿量减少，对无尿及血管阻力过高的患者可考虑与酚妥拉明或多巴胺联用。静脉滴注去甲肾上腺素的常用量为 2～8 μg/min。

6）间羟胺：作用与去甲肾上腺素相似，但作用较缓和，持续时间较长，约 30 分钟。2～10 mg 肌内注射；或 2～5 mg 静脉注射；或 10～30 mg 加入 5% 葡萄糖液 100 ml 中静脉滴注。

7）酚妥拉明：是 α 受体阻滞剂，主要扩张动脉。适用于低心排血量，周围灌注不足而无肺淤血，表现为低排高阻型休克者。一般剂量为 0.1 ~ 0.3 mg/min 静脉滴注，必要时可增至 1 ~ 2 mg/min，但必须注意血压不宜降低过多。

8）硝酸酯类药物：该类药物主要扩张外周静脉，降低心脏前负荷，还可扩张冠状动脉，增加缺血区侧支血管的血流量，促进冠状动脉侧支循环的建立。适用于有肺淤血而无心排血量减少的患者。临床上常用硝酸甘油静脉滴注，从 5 ~ 10 μg/min 开始，根据血流动力学和临床反应状况调节剂量。

9）血管紧张素转化酶抑制剂：该类药物不但扩张动静脉，降低心脏前后负荷，增加心排血量，而且还通过影响心肌重塑，减轻心脏过度扩张，从而减轻心室过度充盈。常用的药物有卡托普利、依那普利、福辛普利等。该药应从小剂量开始逐渐增加剂量至最大耐受量，以不使血压降低过多为宜。

10）硝普钠：该药扩张动静脉，降低心脏前后负荷，增加心排血量，降低心肌耗氧量。主要适应于既有肺淤血又有外周血管痉挛及心排血量降低的患者。该药应从 10 ~ 15 μg/min 开始静脉滴注或泵入，在监测下逐渐增加剂量，严防血压急剧下降，亦可与升压药配伍应用。

11）L - 单甲基精氨酸：该药有一定的缩血管作用，可以用于心源性休克的治疗。根据报告，对已行经皮冠状动脉介入术（PCI）开通梗死相关血管、主动脉内球囊反搏术（IABP）支持并应用大剂量儿茶酚胺类药物，而心源性休克仍未得到纠正的急性心肌梗死患者，持续给予 L - 单甲基精氨酸 5 小时，患者 10 分钟内平均动脉压明显提高，5 小时开始排尿，停药 24 小时血流动力学明显改善，存活率明显增高。

总之，在心源性休克的病因诊断尚不明确，且休克不能得到及时纠正时，药物治疗的主要目标就是稳定患者的血流动力学。多巴胺最常用于纠正低血压，当多巴胺治疗及 IABP 支持效果仍不明显或出现心动过缓时，可加用去甲肾上腺素。多巴酚丁胺一般仅用于心指数低、PCWP 高而不伴低血压状态的重症患者。中等剂量多巴胺和多巴酚丁胺联用可起到协同效果。对心排血量较低但无低血压，且病情相对较轻的患者可在应用多巴酚丁胺的同时适当应用血管扩张剂（如硝酸甘油、卡托普利或硝普钠）来进一步降低心脏的前、后负荷。对于病情危重伴快速性室上速的患者，亦可酌情使用洋地黄。

2. 机械辅助支持治疗

心源性休克的机械辅助支持治疗可以增加冠状动脉灌注压，减轻心肌缺血，改善心肌代谢，减少心脏工作量，改善心功能，维持人体血液循环。

1）IABP：反搏装置主要由两部分组成，一部分是一根可以插入到主动脉内的球囊导管，另一部分是体外控制台。控制台设有正负驱动装置，并可利用心电图 R 波的触发作用与心脏同步地将二氧化碳气体注入和吸出于导管的球囊内。IABP 就是将一根带球囊的导管从股动脉插入，球囊位置在左锁骨下动脉远端的降主动脉，导管的球囊通常是 30 ~ 40 ml 的容积，内充二氧化碳气体，在左室舒张期，球囊急速充气而膨胀，使舒张期动脉压升高，促进冠状动脉血流量增加；在收缩期开始前，膨胀的球囊快速放气，使降主动脉形成一过性的真空效应，可以降低动脉收缩压和主动脉阻力，减轻心脏后负荷，从而改善心脏做功能力。对血流动力学影响的结果表现为冠状动脉血流量增加，心排血量增加，心指数增加，收缩期血压、左室舒张末压及 PCWP 均降低，因而降低死亡率。

应用 IABP 的建议：

Ⅰ类：①药物治疗不可纠正的心源性休克，IABP 可用于血管成形术和急诊血运重建术前以稳定病情；②急性心肌梗死合并急性二尖瓣反流或室间隔穿孔，IABP 可用于血管再通、瓣膜修补术前的过渡阶段；③复发、顽固性室性心律失常伴血流动力学不稳定者；④顽固的梗死后心绞痛患者 IABP 用于血管成形术及血运重建术前稳定病情。

Ⅱa 类：用于大面积心肌受损，伴血流动力学不稳定、左室功能障碍或持续心肌缺血的患者。

Ⅱb 类：①用于溶栓失败或三支血管病变的患者以预防再闭塞；②用于大面积心肌有/无活动性缺血危险的患者。

Ⅲ类：①主动脉关闭不全；②主动脉剥离。

2）心室辅助泵：该装置种类繁多，辅助形式包括左心辅助、右心辅助及双心室辅助，其基本结构包括血泵驱动系统、电子监控组件、血流动力学监测系统、能源和连接心脏和大血管的管道等。辅助方式有正位和异位两种，正位心室辅助需切除有病损的心脏，并将辅助泵安置在胸腔内，此泵目前较少使用。异位心室辅助泵可保留自体心脏，经治疗心功能改善后，辅助泵可以拆除，并可根据患者病情随时调节或改换单心室或双心室辅助乃至全人工心脏。暂时性左室辅助泵主要适用于：①严重左心衰竭或心源性休克，经药物和 IABP 治疗无效者；②心脏大手术和（或）术后不能脱离体外循环、低排综合征，经药物或 IABP 治疗无效者；③心搏骤停，复苏抢救；④改善某些供体器官的血供（如肾移植），有利于器官移植成功；⑤维持患者血液循环，为寻找合适的供体来源赢得时间，为器官移植做准备；⑥心脏移植过渡期维持血液循环。

3）经皮心房—股动脉左室辅助装置。

4）经皮应用体外膜肺氧合。

5）经皮放置的电动涡轮机，可以帮助血液回到左心室。

（三）再灌注治疗

急性心肌梗死并发心源性休克患者大多有严重的冠状动脉病变，且三支病变占多数，其次为严重的左主干病变。尽早恢复冠状动脉血流，可以减小心肌梗死面积，降低急性心肌梗死并发心源性休克的发生率和死亡率。

1. 溶栓疗法

急性心肌梗死患者即刻给予溶栓治疗，可减少心源性休克的发生率及死亡率。在已合并心源性休克时，溶栓治疗相关阻塞血管开通率降低，给予升压药或 IABP 支持后保证血压在近正常水平时，溶栓治疗可能使相关阻塞血管开通率提高，降低死亡率。临床上常采用高强度的溶栓剂，如组织型纤溶酶原激活剂（tPA）、rtPA、替奈普酶（TNK - tPA），或选用尿激酶。对因条件限制不能行冠状动脉造影和血管重建术的医院，溶栓治疗未再通者及并发室间隔穿孔、乳头肌断裂者，应尽快将患者转送到血管重建治疗中心治疗。

2. 经皮冠状动脉介入术

已有充足证据表明 PCI 用于急性心肌梗死合并心源性休克患者可降低死亡率，改善预后，文献报道其死亡率为 46%。急性心肌梗死合并心源性休克行 PCI，一般只干预梗死相关血管，极少数同时干预多支血管。在行 PCI 术前，最好在冠状动脉造影前置入 IABP。IABP 的支持可以增加患者对介入手术的耐受性，并有效降低 PCI 术后的住院死亡率。

直接 PCI 的适应证：

Ⅰ类：①可替代溶栓治疗用于急性心肌梗死及心电图 ST 段抬高或新出现左束支传导阻滞的患者，在症状出现 12 小时内或当存在持续缺血 12 小时以上时，可于梗死相关动脉行 PCI，PCI 应在入院（90±30）分钟内进行，PCI 中心应具备相当的设备和经验；②急性 ST 段抬高/Q 波出现或新发出现左束支传导阻滞的心肌梗死患者，在 36 小时内出现心源性休克者。若年龄小于 75 岁，则可在休克发生 18 小时内进行血运重建。

Ⅱa 类：有溶栓禁忌的患者。

Ⅱb 类：无 ST 段抬高的急性心肌梗死患者其梗死相关血管的血流缓慢（≤TIMI 2 级），且在发病 12 小时内。

Ⅲ类：①在急性心肌梗死时行非梗死相关血管的择期 PCI；②在发病 12 小时以后，但无心肌梗死的证据；③已接受纤维蛋白溶解治疗，而无心肌缺血的症状；④适于溶栓治疗，在无外科支持的一般中心行直接行 PCI。

3. 冠状动脉搭桥术

大多数急性心肌梗死合并心源性休克的患者存在严重左主干病变或三支病变。紧急冠状动脉搭桥术能挽救缺血的损伤心肌，使死亡率降至 36%。此手术最好在 IABP 支持下进行，提高患者对手术的耐受性，降低患者住院死亡率。

（四）防治并发症

心源性休克发生发展过程中可产生各种并发症，随病情的发展可引起 MODS，休克晚期可出现 DIC，因此，尽早防治并发症非常重要。以下列举三种常见并发症的防治。

1. 急性肾功能不全的防治

休克时肾灌注不足，极易发生急性肾功能不全，因此，要维持有效血容量，使动脉压维持在正常或接近正常，保持有效肾灌注。酌情应用利尿剂，如呋塞米 20～200 mg，必要时可重复使用。对于合并脑水肿者可小心使用甘露醇，但必须密切观察心功能变化，对于上述治疗无效者，可进行血液净化治疗，如血液透析，排除体内肌酐及尿素氮，维持水、电解质及酸碱平衡。

2. 急性脑水肿的防治

休克时，脑灌注不足，脑细胞缺血、缺氧，极易发生脑水肿。因此，要维持有效动脉压，酌情应用甘露醇、白蛋白、甘油盐水等，必要时加用肾上腺皮质激素（如地塞米松 10～40 mg）和利尿剂，以降低颅内压。对于烦躁不安患者可酌情给予镇静剂（如地西泮、苯巴比妥）。对于昏迷患者可酌情应用兴奋剂如尼可刹米、洛贝林。加强一般支持疗法，并使用改善脑细胞代谢药物，如胞磷胆碱、甲氯芬酯、吡拉西坦等。

3. DIC 的防治

在休克的晚期可出现 DIC，预后凶险，因此要早期使用抗血小板药物（如阿司匹林、氯吡格雷等）及抗凝药物（如普通肝素、低分子肝素等），改善微循环，不断进行有关血小板和凝血因子消耗的检查；若纤溶功能低下，已形成微血栓的患者，可酌情给予促纤溶药物如尿激酶等；对于消耗性凝血因子及血小板减少的患者可考虑给予输注鲜血和补充凝血因子及血小板。

（张莉莉）

第三节 感染性休克

严重感染特别是革兰阴性菌感染常可引起感染性休克。感染性休克亦称脓毒性休克，是指由微生物及其毒素等产物所引起的脓毒病综合征伴休克。感染灶中的微生物及其毒素、胞壁产物等侵入血液循环，激活宿主的各种细胞和体液系统，产生细胞因子和内源性介质，作用于机体各种器官、系统，影响其灌注，导致组织细胞缺血缺氧、代谢紊乱、功能障碍，甚至 MODS。

一、病因

（一）病原体

感染性休克的常见致病菌为革兰阴性菌，如肠杆菌科细菌（大肠杆菌、克雷伯菌、肠杆菌等）；不发酵杆菌（假单胞菌属、不动杆菌属等）；脑膜炎球菌；类杆菌等。革兰阳性菌如葡萄球菌、链球菌、肺炎链球菌、梭状芽孢杆菌等也可引起休克。某些病毒性疾病如流行性出血热，其病程中也易发生休克。

（二）宿主因素

原有慢性基础疾病，如肝硬化、糖尿病、恶性肿瘤、白血病、烧伤、器官移植以及长期接受肾上腺皮质激素等免疫抑制剂、抗代谢药物、细菌毒类药物和放射治疗，或应用留置导尿管或静脉导管者可诱发感染性休克。因此本病较多见于医院内感染患者，老年人、婴幼儿、分娩妇女、大手术后体力恢复较差者尤易发生。

（三）特殊类型的感染性休克

中毒休克综合征（TSS）是由细菌毒素引起的严重综合征。最初报道的 TSS 是由金黄色葡萄球菌所致，近年来发现也可由链球菌引起。

二、临床表现

下列患者应警惕有发生休克的可能：①老年体弱与婴幼儿；②原患白血病、恶性肿瘤、肝硬化、糖尿病、尿毒症、烧伤等严重疾病者；③长期应用肾上腺皮质激素等免疫抑制剂发生感染者；④感染严重者；⑤并非胃肠道感染而吐泻频繁或胃肠道出血，非中枢神经系统感染而有意识改变、大量出冷汗、心率快或出现房颤者。

三、辅助检查

（一）血常规

可见白细胞计数增多，以中性粒细胞增多尤为明显，核左移严重，可见中毒颗粒、核变性等。细菌感染时白细胞硝基四唑氮试验阳性，尤其是细菌性脑膜炎。

（二）病原学检查

可根据病情具体进行血液、痰液、尿液、胆汁、创面分泌物、体液等培养，必要时做厌氧菌及特殊培养，并做药敏试验。若怀疑内毒素性休克可做鲎溶解试验。

（三）其他

根据需要选择做尿常规、肝肾功能、电解质、血气分析，以及有关血液流变学、微循环、凝血因子及心电图检查等。

四、治疗

（一）一般治疗

1. 体位

最有利的体位是头和腿抬高30°或与平卧位相交替。如有心力衰竭、肺水肿则取半卧位。

2. 吸氧

一般多采用鼻导管给氧，氧流量2~4 L/min，必要时可用面罩给氧、加压给氧，其吸入的氧浓度可更高。

3. 降温

感染性休克伴有高热患者应及时降温。可采用冷敷、乙醇擦浴等物理降温方法；在应用物理降温效果不显著且无休克征象时可考虑应用药物降温。常用的药物有：柴胡注射液2~4 ml/次，肌内注射，每日1~2次；阿司匹林0.5 g加冷水或冰水200 ml，保留灌肠。

4. 建立必要的监测项目

1）CVP。

2）PAWP。

3）留置导尿管测尿量：尿量＜25 ml/h 常提示肾血流不足。

4）心电监护。

5）定期做血气分析。

6）血红细胞、血红蛋白、血细胞比容及白细胞计数分类。

5. 其他

1）保暖。

2）昏迷患者应注意吸痰，保持呼吸道通畅，保护角膜，预防压疮。

（二）补充血容量

此类患者休克的治疗首先以输注平衡盐溶液为主，配合适当的胶体液、血浆或全血，恢复足够的循环血量。一般应做 CVP 监测维持正常 CVP 值，适当间断输注红细胞纠正贫血状态，以保证正常的心脏充盈压、动脉血氧含量和较理想的血液黏度。感染性休克患者，常有心肌和肾受损，应根据 CVP 调节输液量和输液速度，防止过多地输液导致不良后果。

（三）控制感染

主要措施是应用抗菌药和处理原发感染灶。对病原菌尚未确定的患者，可采取经验给药，或选用广谱抗菌药。腹腔内感染多数情况下以肠道的多种致病菌感染为主，可考虑选用碳青霉烯类抗生素、第三代头孢菌素、抗厌氧菌药等。致病菌明确的情况下，则按药敏试验结果指导抗菌药物的选择。要注意的是细菌耐药越来越普遍，药物选择要紧密结合临床具体情况。集束化治疗建议中把感染性休克患者治疗的抗生素使用时间提倡到 1 小时内，说明了早期应用抗生素的重要性。需要强调的是，单单靠抗生素的使用是片面的，必须尽早处理原发感染病灶，只有这样，才有助于纠正休克和巩固疗效。

（四）纠正酸碱平衡

感染性休克的患者，常伴有严重的酸中毒，且发生较早，需及时纠正。一般在纠正、补充血容量的同时，经另一静脉通路滴注 5％碳酸氢钠 200 ml，并根据血气分析结果，再行补充。

（五）心血管活性药物的应用

经补充血容量、纠正酸中毒而休克未见好转时，应采用血管扩张药物治疗，还可与以 α 受体兴奋为主，兼有轻度兴奋 β 受体的血管收缩剂和兼有兴奋 β 受体作用的 α 受体阻滞剂联合应用，以抵消血管收缩作用，保持、增强 β 受体兴奋作用，而又不致使心率过于增速，例如山莨菪碱、多巴胺等或者合用间羟胺、去甲肾上腺素，或去甲肾上腺素和酚妥拉明的联合应用。

感染性休克时，心功能常受损害。改善心功能可给予洋地黄、β 受体激活剂如多巴酚丁胺。

（六）肾上腺皮质激素

在使用有效抗生素治疗的基础上，早期使用较大剂量的肾上腺皮质激素，缓慢静脉注射，疗程宜较短。可用地塞米松，每日 20～40 mg，分次静脉注射或静脉滴注，亦可用氢化可的松，每日 0.2～0.6 g 静脉滴注。

（七）脑水肿的防治

给予脑血管解痉剂（莨菪碱类、肾上腺皮质激素），并给渗透性脱水剂（甘露醇）和高能合剂以恢复钠泵功能。

（八）DIC 治疗

一经确诊，应在抗休克、控制感染基础上早期给予肝素 0.5～1.0 mg/kg，静脉注射或静脉滴注，每 4～6 小时 1 次；双嘧达莫每日 150～200 mg 口服；丹参注射液每日 20～40 ml，稀释后静脉滴注；抑肽酶 2 万～4 万 U，静脉注射，每 4～6 小时 1 次。

（张莉莉）

第四节　低血容量性休克

低血容量性休克常因大量出血或体液丢失，或液体积存于第三间隙，导致有效循环血量降低引起包括大血管破裂或脏器出血引起的失血性休克及各种损伤或大手术引起血液、体液丢失的创伤性休克。

低血容量性休克的主要表现为 CVP 降低、回心血量减少、心排血量下降所造成的低血压；经神经内分泌机制引起的外周血管收缩、血管阻力增加和心率加快；以及由微循环障碍造成的组织损害和器官功能不全。及时补充血容量、治疗其病因和制止其继续失血、失液是治疗此型休克的关键。

一、病因

（一）大量失血

严重创伤、骨折、挤压伤等所致的外出血和肝、脾、肾破裂引起的内出血；消化性溃疡、急性胃黏膜病变、食管胃底静脉曲张破裂等所致消化道出血；异位妊娠破裂、黄体破裂所致腹腔内出血；动脉瘤破裂、肝癌结节破裂出血；呼吸道、泌尿道、生殖道疾病所致出血均可导致血容量绝对减少引起休克。

（二）严重失液

严重吐泻、糖尿病酮症酸中毒、糖尿病非酮症高渗性昏迷、大量利尿、严重烧伤等可致大量体液丢失；急性弥漫性腹膜炎、绞窄性肠梗阻等可致大量体液潴留于肠腔或腹腔等第三间隙中，从而导致休克。

上述原因均可引起有效循环血量减少，导致静脉回心血量减少，心排血量减少；同时引起外周血管阻力增加，组织器官灌注不足。

二、临床表现

低血容量性休克患者可出现心悸、头昏、乏力、出汗、晕厥、尿少、呼吸加快、皮肤湿冷苍白、精神状态改变（淡漠嗜睡或躁动）等临床症状。应特别警惕出汗、心悸、乏力、头重脚轻感等内出血的早期症状。患者可出现与病因相关的症状，如黑便、便血、尿血、腹泻、呕吐、多尿、皮肤黏膜出血等血容量丢失的症状。创伤患者应询问有无胸痛、腹痛、腰背与肢体疼痛，询问受伤机制，如高坠伤、交通伤等。早期血压可不下降或轻度升高，后期表现为血压下降。

三、辅助检查

1. 血常规检查

血细胞比容的测定，如高于45%则血流速度减慢、血液黏度倍增、血流量成倍减少。

2. 肾功能检查

如尿量、尿常规、血尿素氮、肌酐、尿素、尿和血的渗透压及其比值等。

3. 生化检查

测定血钾、钠、钙、氯等，了解机体电解质的情况。

4. 凝血检查

常规项目有血小板计数、纤维蛋白原含量、PT、优球蛋白溶解时间。

5. 血气分析

PaO_2、$PaCO_2$、二氧化碳结合力、血 pH 值等可判定休克有无伴发代谢性或呼吸性酸或碱中毒。

6. X 线检查

胸部 X 线检查可了解肺部情况。

7. 心电图检查

心电图检查可了解心脏的情况。

8. 肺功能检查

肺功能检查可了解通气与血流比例（V/Q）等。

9. 眼底检查

眼底检查可观察有无小动脉挛缩、静脉迂曲扩张及视网膜出血、水肿等。

10. 甲皱微循环检查

甲皱微循环检查可观察微循环，对判断低血容量性休克有一定价值。

四、治疗

低血容量性休克的治疗，必须包括病因治疗（止血）和纠正休克两方面。

（一）病因治疗

积极治疗引起容量丢失的原发病，是纠正低血容量性休克的基本措施。对于体表部位的明显外出血，可采取局部填塞、压迫包扎等方法暂时止血，待休克基本控制后再行手术止血；内脏器官破裂出血，应尽早手术治疗；各种原因所致上消化道出血、咯血，一般先内科保守治疗，必要时可考虑手术；应充分利用超声、CT 或血管造影等方法，迅速查找出血部位不明确的活动性内出血。对于由严重吐泻、糖尿病酮症酸中毒、弥漫性腹膜炎等严重失液所致低血容量性休克，应在充分液体复苏治疗的同时，针对病因积极处置。

（二）纠正休克

1）对于未控制出血的失血性休克患者，早期宜采取控制性液体复苏，减少因大量输液而稀释凝血因子，加重出血；一般使 PaO_2 维持在 50 mmHg 左右，以供重要脏器的基本灌注，待出血彻底控制后再进行积极的容量复苏。

2）输血及输注血制品在低血容量性休克中应用广泛。失血性休克时，丧失的主要是血液，但液体复苏并非需要全部补充血细胞成分，必须考虑到凝血因子的补充。浓缩红细胞临床输血指征为血红蛋白≤70 g/L；血小板输注主要适用于血小板数量减少（< $50 \times 10^9/L$）或功能异常伴有出血倾向的患者。

（张莉莉）

第五节 过敏性休克

过敏性休克是人体因接触某些药物或免疫血清等物质，导致以急性周围循环灌注不足为主要表现的全身性变态反应。除休克表现外，还有喉头水肿、支气管痉挛、肺水肿等征象，低血压和喉头水肿是致死的主要原因。

一、病因

导致过敏性休克的原因很多，以药物与生物制品多见，其中以青霉素过敏最多见。常见致敏物质有以下几种。

1. 抗生素类

青霉素、合成青霉素、与青霉素有交叉抗原性的头孢类抗生素、链霉素、磺胺药、呋喃西林、氯霉素、四环素等。

2. 异种血清、血液制品类

破伤风抗毒素、白喉抗毒素、抗蛇毒血清、免疫球蛋白制剂等。

3. 麻醉药类

普鲁卡因、利多卡因等。

4. 激素类

胰岛素、促肾上腺皮质激素等。

5. 解热镇痛药类

水杨酸、阿司匹林等。

6. 其他药物类

右旋糖酐、碘剂、镇静安眠药物、糜蛋白酶、细胞色素 C、枸橼酸乙胺嗪、氨茶碱、苯海拉明等。

7. 特殊原因类

毒虫蜇伤、海蜇刺伤、毒蛇咬伤、食物、吸入物、接触油漆、飞蛾鳞毛、动物皮屑、蟑螂粪便等。

8. 中药类

某些静脉制剂、昆虫类药物等。

以上各种致敏原作用于人体后，会刺激淋巴细胞产生特异性 IgE 抗体，吸附于肥大细胞和嗜碱性粒细胞上，使机体处于致敏状态。当机体再次接触该致敏原时，致敏原的抗原决定簇迅速与相应抗体相结合，使细胞脱颗粒，释放大量血管活性物质，导致血管舒缩功能紊乱，毛细血管通透性增强，血浆外渗，有效循环血量减少，致多器官灌注不足而引起休克；同时可致平滑肌收缩与腺体分泌增加，引起呼吸道、消化道症状，加重休克。

二、临床表现

过敏性休克的表现与严重程度因机体反应性、抗原进入量及途径等不同而有很大差别。本病大都突然发生，半数以上患者在接受病因抗原（如青霉素 G 注射等）5 分钟内发生症状，仅 10% 患者症状起于半小时以后，极少数患者在连续用药的过程中出现。

过敏性休克有两大特点：其一是休克表现，出汗、面色苍白、脉速而弱，四肢湿冷、发绀，烦躁不安、意识不清或完全丧失，血压迅速下降乃至测不出，脉搏消失，最终导致心跳停止；其二是在休克出现之前或同时，伴有一些过敏相关的症状。

（一）皮肤黏膜表现

往往是过敏性休克最早且最常出现的症状之一，表现为皮肤潮红、瘙痒，继而出现广泛的荨麻疹和（或）血管神经性水肿；还可出现打喷嚏、水样鼻涕、声音嘶哑等。

（二）呼吸道阻塞症状

喉头水肿和（或）支气管痉挛（哮喘）是本病多见的表现，也是最主要的死因。患者出现咽喉堵塞感、胸闷、气急、喘鸣、憋气、发绀，以致因窒息而死亡。

（三）其他症状

较常见的有刺激性咳嗽、连续打喷嚏、恶心、呕吐、腹痛、腹泻，严重者可出现大小便失禁。

三、辅助检查

血红蛋白、红细胞计数和血细胞比容可由于血液浓缩而增高。可有嗜酸性粒细胞增多。尿量减少，可能出现蛋白尿。严重者动脉血乳酸增高。

四、治疗

一旦出现过敏性休克，力争现场抢救，因为过敏性休克发病是闪电般的过程，发病急而凶险，但治疗后缓解亦很快，故做过大样本综述的药理专家均强调应立即行现场抢救。

1）立即脱离可疑的过敏物质，如过敏性休克发生于药物注射之中，应立即停止注射，并可在药物注射部位之近心端扎止血带，视病情需要每 15～20 分钟放松止血带 1 次防止组织缺血性坏死；如属其他过敏原所致，应将患者撤离致敏环境或移去可疑过敏原。

2）即刻使患者取平卧位，松解领裤等扣带。如患者有呼吸困难，上半身可适当抬高；如意识丧失，应将头部置于侧位，抬起下颌，以防舌根后坠堵塞气道；清除口、鼻、咽、气管分泌物，畅通气道，面罩或鼻导管吸氧（高流量）。严重喉头水肿有时需行气管切开术；严重而又未能缓解的气管痉挛，有时需行气管插管和辅助呼吸。对进行性声音嘶哑、舌水肿、喘鸣、口咽肿胀的患者推荐早期选择性插管。

3）对意识、血压、呼吸、心率和经皮血氧饱和度等生命体征进行密切监测。

4）立即皮下注射 0.1% 肾上腺素 0.5～1 ml，如症状不缓解，可 20～30 分钟后再皮下或静脉注射 1 次，直至脱离危险。

5）立即给予地塞米松 20 mg 或氢化可的松 100～200 mg，加入 5%～10% 葡萄糖液中静脉滴注。滴速不宜过快。

6）有弥散性支气管痉挛的给予扩支气管药物如 β_2 受体兴奋剂或氨茶碱。

7）盐酸异丙嗪 25～50 mg 或盐酸苯海拉明 4 mg，肌内注射。

8）血压不回升者，可酌情给予多巴胺 20 mg 加入 5%～10% 葡萄糖液中静脉滴注，输液速度根据血压情况决定，一般每分钟 40 滴左右，也可酌情使用去甲肾上腺素、间羟胺等。

9）针灸治疗，取人中、十宣、足三里、曲池等穴。

10）呼吸受抑制时，应立即行口对口人工呼吸，并肌内注射尼可刹米 0.375 g 或洛贝林 3~6 mg，喉头水肿影响呼吸时可行气管切开。

11）心搏骤停时应立即行胸外心脏按压或心内注射 1‰盐酸肾上腺素 1 ml。

12）治愈后要进行预防治疗。对有任何一种过敏反应者，不仅要防避已知过敏原，还要提高警觉增加过敏试验种类，以防止再次发病。

（张莉莉）

第六节　神经源性休克

神经源性休克是动脉阻力调节功能严重障碍，血管张力丧失，引起血管扩张，导致周围血管阻力降低，有效循环血量减少性休克。多见于严重创伤、剧烈疼痛（胸腔、腹腔或心包穿刺等）刺激，以及高位脊髓麻醉或损伤，起病急，及时诊断、及时治疗，预后良好。正常情况下，血管运动中枢不断发放冲动沿传出的交感缩血管纤维到达全身小血管，使其维持着一定的紧张性。当血管运动中枢发生抑制或传出的交感缩血管纤维被阻断时，小血管就将因紧张性的丧失而发生扩张，结果是外周血管阻力降低，大量血液淤积在微循环中，回心血量急剧减少，血压下降，引起神经源性休克。此类休克的病理生理变化和发生机制比较简单，预后较好，有时不经治疗即可自愈，有的则在应用缩血管药物后迅速好转。

其发病机制是交感神经系统对于维持血管张力具有重要的作用，当交感神经系统受到刺激或损伤后，可干扰血管运动中枢，导致血管张力降低，全身血管扩张，大量循环血液流入扩张的微循环，血压下降，回心血量减少，心排血量也减少，产生休克的一系列临床表现。

剧痛引起的休克应给予吗啡、哌替啶等镇痛。由于血管扩张造成的休克，则可静脉滴注或肌内注射血管收缩剂治疗，此类药物包括间羟胺、去甲肾上腺素、去氧肾上腺素、甲氧明或麻黄碱等，同时考虑输入适量的液体，以补充血容量的不足。

（张莉莉）

第七节　休克的监测与护理

1）应设专人监护，保持病室安静，详细记录病情变化、出入量及用药等。

2）休克患者应给予保暖，避免受寒，以免加重休克，当患者体温过低时，应增加室温，增加被服。室温保持在 20℃左右为宜，温度太高会增加组织的代谢率，从而增加氧气的消耗量。维持适当的舒适，减少不必要的活动，让患者充分休息。若需补充血容量而快速输入低温保存的大量库存血，易使患者体温降低，故输血前应注意将库存血复温后再输入。感染性休克高热时，应予物理降温，如用冰帽或冰袋等；必要时采用药物降温。

3）对于烦躁或意识不清的患者，应加床旁护栏以防坠床；必要时，四肢以约束带固定于床旁。

4）应在抗休克的同时，做好必要的术前准备，如青霉素、普鲁卡因、破伤风抗毒素试验、备皮、配血，协助有关辅助诊断，一切操作均要快而准确。

5）注意观察患者的意识变化，早期休克患者处于兴奋状态，烦躁而不合作，应耐心安抚，并注意患者的安全，必要时加以约束。当缺氧加深，从兴奋转化为抑制，出现表情淡漠、感觉迟钝时，应警惕病情恶化。如经过治疗，患者从烦躁转为安静，由昏迷转为清醒，往往是休克好转的标志。

6）休克时体温大多偏低，但感染性休克可有高热。应每小时测量 1 次，对高热者应给予物理降温，一般要降至 38℃ 以下即可，不要太低。注意药物降温不宜采用，以防出汗过多，加重休克。体温低于正常应予保温，但不要在患者体表加温（如热水袋），因体表加温将使皮肤血管扩张，破坏了机体的调节作用，减少生命器官的血液供应，对于抗休克不利。

7）根据病情每 15～30 分钟测 1 次脉搏，注意脉搏的频率、节律与强度。脉搏过快提示血中儿茶酚胺增多；脉搏快而细，血压低，表示心脏代偿失调，趋向衰竭。相反，脉搏由快变慢，脉压由小变大，说明周围循环阻力降低，表示休克好转。

血压应每 15～30 分钟测量 1 次，加以记录。休克早期表现之一为脉压缩小，如收缩压降至 90 mmHg，或脉压降至 30 mmHg 时，应引起注意。

8）尿量能正确反映组织灌流情况，是观察休克的重要指标。危重及昏迷患者需要留置尿管（注意经常保持通畅，预防泌尿系逆行感染），记录每小时尿量。成人尿量要求每小时 30 ml（小儿每小时 20 ml），如能达 50 ml 则更好；若尿量不足 30 ml 时，应加快输液；若过多，应减慢输液速度。若输液后尿量持续过少，且中心静脉压高于正常，血压亦正常，则必须警惕发生急性肾衰竭。

9）观察面颊、耳垂、口唇、甲床、皮肤，如患者皮肤由苍白转为发绀，表示从休克早期进入中期。从发绀又出现皮下瘀点、瘀斑，则提示有 DIC 可能；反之，如发绀程度减轻并转为红润、肢体皮肤干燥温暖，说明微循环好转。如四肢厥冷表示休克加重，应保温。

10）血流动力学的监测，可帮助判断病情和采取正确的治疗措施。

11）使用血管活性药物时应从低浓度、慢速度开始，并用心电监护仪每 5～10 分钟测 1 次血压，血压平稳后每 15～30 分钟测 1 次。

12）根据血压测定值调整药物浓度和滴速，以防血压骤升或骤降引起不良后果。

13）若发现注射部位红肿、疼痛，应立即更换滴注部位，并用 0.25% 普鲁卡因封闭穿刺处，以免发生皮下组织坏死。

14）血压平稳后，应逐渐降低药物浓度、减慢速度后撤除，以防突然停药引起不良反应。

15）对于有心力衰竭的患者，遵医嘱给予西地兰等增强心肌功能的药物，用药过程中，注意观察患者心率变化及药物的不良反应。

16）对患者做心理上的安抚，休克患者往往意识是清醒的，因此可以接受医护人员给予的心理安抚。要选择适当的语言来安慰患者，耐心解释有关病情变化，以稳定患者情绪，减轻患者痛苦。医护人员在实施抢救中，说话要细声而谨慎，举止要轻巧而文雅，工作要稳重而有秩序，以影响患者心理，使其镇定并增强信心。

17）亲切关怀患者，医护人员要关怀患者，询问患者有何不适，有何要求，耐心解答提问，及时解决患者的合理要求，使患者心情舒畅，更好地配合治疗与护理。

18）做好患者亲友或陪伴人员的安慰工作，劝导患者亲友或陪伴人员不要在患者面前表现出情绪波动而干扰患者心绪的宁静，并指导他们一些简单的生活护理技术，以配合医护人员做好工作。

（张莉莉）

第七章　肺栓塞

肺栓塞是以各种栓子阻塞动脉或其分支为其发病原因的一组疾病或临床综合征的总称，包括肺血栓栓塞症（PTE）、脂脉栓塞综合征、羊水栓塞、空气栓塞等。肺栓塞曾被认为是我国的少见病，以致长期以来国内临床界在很大程度上忽视了对该病的识别与诊断，这种现象使临床肺栓塞的识别与检出率低下。实际上，肺栓塞绝非少见，且病死率很高，近年来由于对肺栓塞诊断的重视，临床病例有增加趋势，欧美国家的流行病学调查更是说明了其多发性。

一、病因和发病机制

（一）血栓来源

肺栓塞常由下肢深部静脉系统血栓迁徙所致；也可源于盆腔静脉、肾静脉、肝静脉，以及锁骨下静脉或上腔静脉长期留置导管处的血栓；有时非血栓物质，如脂肪颗粒、羊水、空气、瘤细胞团等亦可引起。据国内报道，有30%左右的栓子来自右心室，特别是心脏病患者并发心肌梗死、房颤、心力衰竭时，易发生附壁血栓引起的肺栓塞和肺梗死（肺栓塞后肺组织缺血、坏死）。

（二）心脏病

心脏病为我国肺栓塞的最常见原因，几乎包括各类心脏病，并发房颤、心力衰竭和亚急性细菌性心内膜炎者的肺栓塞发病率较高。以右心腔血栓最常见，少数来源于静脉系统。细菌性栓子除见于亚急性细菌性心内膜炎外，亦可由于起搏器感染引起。前者感染性栓子主要来自三尖瓣，偶尔先天性心脏病患者的二尖瓣赘生物可自左心经缺损分流处进入右心而到达肺动脉。

（三）肿瘤

肿瘤在国内为第二位原因，占35%，远较国外6%为高。以肺癌、消化系统肿瘤、绒癌、白血病等较多见。恶性肿瘤并发栓塞仅约1/3为瘤栓，其余均为血栓。据推测，肿瘤患者血液中可能存在凝血激酶以及其他能激活凝血系统的物质，如组蛋白、组织蛋白酶和蛋白水解酶等，故肿瘤患者肺栓塞发生率高，也可以是其早发症状。

（四）妊娠和分娩

孕妇肺栓塞发病率较同龄的非孕妇高数倍，产后和剖宫产术后发生率最高。妊娠时腹腔内压增加，激素松弛血管平滑肌，盆静脉受压引起静脉血流缓慢，改变血液流变学特性等均易加重静脉血栓形成。此外还伴有凝血因子和血小板增加，血浆素原—血浆素蛋白溶解系统活性降低。但这些改变与无血栓栓塞的孕妇相比并无绝对差异。羊水栓塞也是分娩期的严重并发症。

（五）其他

其他病因还有长骨骨折致脂肪栓塞，意外事故和减压病造成空气栓塞，寄生虫和异物栓塞。没有明显的促发因素时，还应考虑到遗传性抗凝因素减少或纤溶酶原激活抑制剂的增加。

（六）诱发因素

血液淤滞、静脉损伤、高凝状态是促进深静脉血栓形成（DVT）的三要素。

1. 血液淤滞

长期卧床、肥胖、心力衰竭、静脉曲张和妊娠等情况易发生血液淤滞。

2. 静脉损伤

外科手术、创伤及烧伤后常易引起静脉损伤，尤其以盆腔和腹部的恶性肿瘤切除等大手术及下肢较大的矫形手术后更易引起下肢静脉血栓形成和肺栓塞。

3. 高凝状态

某些凝血和纤溶系统异常，易引起静脉血栓和肺栓塞，如抗凝血酶Ⅲ、蛋白C和蛋白S及纤溶系统中某些成分缺乏等。

二、病理生理

（一）呼吸生理的变化

肺栓塞后引起生理无效腔增大，通气受限，肺泡表面活性物质减少，通气与血流比值失调，故常出现低氧血症。

（二）血流动力学改变

肺栓塞后，即引起肺血管床减少，使肺毛细血管血流阻力增加。阻力增加明显时，可引起肺动脉高压、急性右心衰竭、心输血量骤然降低、心率加快、血压下降等。患者平均肺动脉压一般为 25 ~ 30 mmHg。

（三）神经体液介质的变化

新鲜血栓在肺血管内移动时，引起其表面覆盖的血小板脱颗粒，释放各种血管活性物质，如腺嘌呤、肾上腺素、组胺、5-羟色胺、缓激肽、前列腺素及纤维蛋白降解产物等，它们可以刺激肺的各种神经受体和气道的受体，引起呼吸困难、咳嗽、心率加快、血管通透性增加等。

三、临床表现

肺栓塞的临床表现多种多样，缺乏特异性，实际是一较广的临床谱。临床症状主要取决于血管堵塞的范围、发生速度和心肺的基础状态。不同患者临床表现差异很大，当仅栓塞2~3个肺段时，可无任何临床症状；当栓塞15个肺段以上时，可发生休克或猝死。

肺栓塞基本上有4个临床综合征：①急性肺心病，突然出现呼吸困难，有濒死感、发绀、右心衰竭、低血压、肢端湿冷，见于突然栓塞两个肺叶以上的患者。②肺梗死，突然出现呼吸困难，胸痛、咯血及胸膜摩擦音或胸腔积液。③不能解释的呼吸困难，栓塞面积相对较小，是提示生理无效腔增加的唯一症状。④慢性反复性肺血栓栓塞，起病缓慢，发现较晚，主要表现为重症肺动脉高压和右心衰竭。

另外，也有少见的矛盾性栓塞和非血栓性肺栓塞，矛盾性栓塞系指与肺栓塞同时存在的脑卒中，是由于肺动脉高压导致卵圆孔开放，静脉栓子到达体循环系统引起；非血栓性肺栓塞是由长骨骨折引起的脂肪栓塞综合征或与中心静脉导管有关的空气栓塞。

（一）症状

1. 呼吸困难及气短

此为肺栓塞最重要的临床症状，可伴有发绀。呼吸困难的程度和持续时间的长短与栓子的大小有关。栓塞较大时，呼吸困难严重且持续时间长，反复发生的小栓塞，可多次发生突发的呼吸困难，呼吸困难的特征是浅而速。

2. 胸痛

常为钝痛，较大的栓塞可有夹板感。若表现为胸骨后压迫性痛，这可能为肺动脉高压或右心室缺血所致。冠状动脉供血不足，常可发生心肌梗死样疼痛。有时因栓塞部位附近的胸膜有纤维素性炎症，产生与呼吸有关的胸膜性疼痛。据此可判断肺栓塞的部位。

3. 晕厥

晕厥可提示有大的肺栓塞存在，发作时均可伴脑供血不足。要注意与中枢神经系统疾病相鉴别。

4. 咯血

肺栓塞或有充血性肺不张时，可出现咯血，均为小量咯血，大咯血少见。

5. 休克

休克多见于巨大栓塞，常伴肺动脉反射性痉挛，可致心输出量急剧下降，血压下降，患者常有大汗淋漓、四肢厥冷、焦虑、面色苍白等，严重者可猝死。

6. 其他

如室上速、充血性心力衰竭突然发作或加重。慢性阻塞性肺疾病恶化、过度通气等。

（二）体征

1. 一般体征

大约半数患者有不同程度的发热、呼吸急促，急慢性肺栓塞常伴有心力衰竭而出现发绀，这是右向左分流和周围循环不良所致，此时 PaO_2 降低。

2. 心脏体征

急性肺栓塞时常见肺动脉压升高所致的肺动脉瓣第二心音亢进，时有窦性心动过速或呈现期前收缩。慢性肺栓塞亦可由于肺动脉压升高而导致肺动脉瓣第二心音亢进。

3. 肺部体征

慢性肺动脉栓塞在肺部可听到干、湿啰音，少数患者可有胸膜摩擦音及胸腔积液。

4. 腹部体征

慢性肺栓塞，由于常并发右心衰竭而有肝脾大。

5. 四肢体征

慢性肺栓塞可见由右心衰竭而致的四肢水肿或下肢静脉曲张。

肺栓塞临床表现极不一致，微小的肺栓塞可以无任何体征。慢性肺栓塞患者除有慢性右心衰竭外，多数患者并无明显心肺疾患体征。急性肺栓塞者，初期无症状及体征，一旦大的静脉血栓栓塞时，可引起窦性心动过速、室速、室颤而突然死亡。

四、辅助检查

（一）实验室检查

血白细胞、血清 LDH、血清纤维蛋白降解产物可轻度升高。血气分析常提示急性呼吸性碱中毒和过度通气。

（二）胸部 X 线检查

典型表现为肺中下部的圆形或楔形的浸润阴影，楔形影的底部朝向胸膜，可有少量胸腔积液。

（三）心电图检查

出现各种心律失常及右束支传导阻滞，电轴右偏，明显顺时针方向转位。肺型 P 波，S_I、Q_I 型改变，T 波倒置。

（四）放射性核素检查

用放射性核素[113]铟或[99m]锝行肺灌注扫描，显示被阻塞的肺动脉供血区缺损有诊断意义。

（五）肺血管造影检查

肺血管造影检查是肺栓塞最特异性的确诊方法，可探测到直径 3 mm 的栓子。如出现充盈缺损和比衬剂的流动中断，可作为栓塞的依据，其中以充盈缺损更为可靠。

（六）血气分析及肺功能检查

1. 血气分析

肺栓塞后常有低氧血症。PaO_2 平均为 62 mmHg，仅有 9% 肺栓塞患者显示 $PaO_2 > 80$ mmHg。原有心肺疾病的肺栓塞患者 PaO_2 更低。但是 PaO_2 无特异性，如果无低氧血症也不能排除肺栓塞。

2. 肺泡氧分压与动脉血氧分压差

肺泡氧分压与动脉血氧分压差 $[P_{(A-a)}O_2]$ 梯度的测定较 PaO_2 更有意义，因肺栓塞后常有过度通气，因此 $PaCO_2$ 降低，而肺泡气的 PaO_2 增高，$P_{(A-a)}O_2$ 梯度应明显增高，当 $P_{(A-a)}O_2$ 梯度和 $PaCO_2$ 正常，可作为除外肺栓塞的依据。

3. 无效腔增大

生理无效腔气与潮气量比值（V_D/V_T）在栓塞时增高。当患者无限制性或阻塞性通气障碍时，$V_D/V_T > 40\%$，提示肺栓塞可能。$V_D/V_T < 40\%$，又无临床肺栓塞的表现，可排除肺栓塞。

（七）数字减影血管造影

数字减影血管造影（DSA）是一种新的以电子计算机为辅助的 X 线成像技术。静脉法 DSA 有周围静脉法（穿刺肘窝或股静脉注入造影剂）及中心法（通过短导管自腔静脉入口或右心房内注入造影剂）。不需高浓度的造影剂，从而减少造影剂不良反应。由于 DSA 空间分辨率低，肺段以下肺动脉分支的显影远不如计算机体层血管成像（CT-PA）的显影，加上 DSA 在肺栓塞的诊断中仍有假阳性及假阴性，特别周围静脉法的准确性受到一定限制，因此个别病例还要做 CTPA。

（八）CT 和 MRI

近年来快速 CT（螺旋 CT 和超高速 CT）、肺 MRI 动脉造影和 MRI 周围静脉造影的技术发展很快，已成为准确、无创伤、简易、快速检出急性肺栓塞的方法。CT 和 MRI 的准确性只限于肺段以上的肺动脉分支，但当结合了对深静脉血栓形成的评价后，就足以满足临床需要了。因为肺栓塞患者主要的危险是梗死的复发，故发现下肢深静脉残余的血栓十分重要。这样的准确性足以识别需外科治疗的慢性肺栓塞患者的中心性栓子，并在诊断和术前评价病情时，为常规动脉造影补充信息，甚至可避免行动脉造影检查。一般来说 CT 优于 MRI，这是因为 CT 可获得较好的空间分辨率、血栓和血流间的高对比度，检查时间短，更易于监测和细致地观察纵隔与肺实质的情况。但 MRI 亦有其优势，它不需用碘化的对比剂，有肺动脉和周围静脉联合成像的功能，对血栓性栓塞可作出较全面的评价，在检出无症状却有血栓栓塞危险性患者的深静脉血栓方面，准确性要高于超声波和容积阻抗测定法，且较少有人为因素的影响。

（九）超声心动图检查

经胸与经食管超声心动图能间接或直接提示肺栓塞存在征象，是有价值的检查方法。

1. 直接征象

右心血栓可有活动型、不活动型、混合型三个类型，活动型多为蛇样运动的组织，不活动型多为无蒂及致密的组织，混合型两者皆有。活动型 98% 发生肺栓塞，病死率为 44%；不活动型 40% 发生肺栓塞，病死率为 9%；混合型发生率为 62%，病死率为 29%。

2. 间接征象

右心室扩张为 71% ~100%，右肺动脉内径增加 72%，左心室径变小为 38%，室间隔左移及矛盾运动为 42% 以及肺动脉压增高等。小的肺动脉栓塞和先前有右心疾病者间接征象易呈阴性。

经胸超声心动图肺栓塞的检出率为5.6%，经食管超声心动图为14%。经食管超声心动图对肺栓塞的诊断敏感性为97%，特异性为88%，阳性预计准确性为91%，阴性预计准确性为96%。当并发肺动脉高压和肺心病时，出现相应的超声征象，如肺动脉和右心室流出道血流加速、三尖瓣跨瓣压差增加，肺动脉瓣回声曲线"α"波变浅，收缩中期提前关闭及右心房室增大等。

五、诊断

根据病史、临床表现，结合辅助检查可做出诊断。肺栓塞的临床表现不典型，容易误诊。

减少误诊的首要条件是提高临床医生对肺栓塞的认识，其次要清楚肺栓塞可能发生的情况，包括下肢无力、静脉曲张、不对称性下肢水肿和血栓性静脉炎。原有疾病突然发生变化，呼吸困难加重或创伤后呼吸困难、胸痛、咯血；晕厥发作；原因不明的呼吸困难；不能解释的休克；低热、血沉增快、黄疸、发绀等；心力衰竭对洋地黄制剂反应不好；胸部X线片示肺野有圆形或楔形阴影；肺扫描有血流灌注缺损；原因不明的肺动脉高压及右心室肥大等。国外资料显示，肺栓塞从出现症状到明确诊断时间为7天之内者占68%，7~30天者占23%，>30天者占9%。

六、肺血栓栓塞症的临床分型

（一）急性PTE

1. 大面积PTE

临床上以休克和低血压为主要表现，即体循环动脉收缩压<90 mmHg，或较基础值下降幅度≥40 mmHg，持续15分钟以上。需除外新发生的心律失常、低血容量或感染中毒症所致的血压下降。

2. 非大面积PTE

不符合以上大面积PTE的标准，即未出现休克和低血压的PTE。

非大面积PTE中一部分病例在临床上出现右心衰竭，或超声心动图表现有右心室运动功能减弱（右心室前壁运动幅度<5 mm），归为次大面积PTE亚型。

（二）慢性血栓栓塞性肺动脉高压

本型多可追溯到呈慢性、进行性发展的肺动脉高压的相关临床表现，后期出现右心衰竭；影像学检查证实肺动脉阻塞，经常呈多部位、较广泛的阻塞，可见肺动脉内贴血管壁、环绕或偏心分布、有钙化倾向的团块状物等慢性栓塞征象；常可发现深静脉血栓形成的存在；右心导管检查示静息肺动脉平均压>20 mmHg，活动后肺动脉平均压>30 mmHg；超声心动图检查示右心室壁增厚（右心室游离壁厚度>5 mm），符合慢性肺心病的诊断标准。

七、治疗

（一）一般治疗

1. 休息

发生肺栓塞后，应立即卧床休息，采取仰卧位，使静脉回流不受障碍。如血栓来自下肢，应抬高下肢，减少活动。

2. 吸氧

一般给予持续鼻导管吸氧。如果缺氧明显，且伴有低碳酸血症者，则用面罩给氧，必要时用人工呼吸机或高频通气。

3. 镇痛

剧烈胸痛可皮下注射吗啡 5～10 mg（昏迷、休克、呼吸衰竭者禁用），也可用哌替啶 50～100 mg 肌内注射或罂粟碱 30～60 mg 肌内注射。

4. 抗休克

严重低血压是肺血流大部被阻断或急性右心衰竭的表现，一般提示预后不良。用多巴胺 20～40 mg 和（或）间羟胺 20～40 mg 加入 100～200 ml 5% 葡萄糖液中静脉滴注，根据血压调整升压药物的浓度和滴注速度，使收缩压保持在 90 mmHg 左右。

5. 治疗心力衰竭

可用毒毛花苷 K 0.25 mg 或西地兰 0.4～0.8 mg 加入 50% 葡萄糖液 20～40 ml 内缓慢静脉注射。

6. 缓解支气管平滑肌和肺血管痉挛

皮下或静脉注射阿托品 0.5～1 mg，以减低迷走神经张力，防止肺动脉和冠状动脉反射性痉挛。必要时可每 1～4 小时注射 1 次。阿托品还可缓解支气管平滑肌痉挛，并减少支气管黏膜腺体分泌。对支气管平滑肌痉挛明显者给予氨茶碱 0.25 g 加入 50% 葡萄糖液 40 ml 内缓慢静脉注射，必要时可加用地塞米松 10～20 mg 静脉注射。

7. 防治继发感染

肺栓塞可从含菌栓子或支气管进入感染，故宜应用有效抗生素。可选用青霉素、氨苄西林或头孢类、阿米卡星等。

8. 心肺复苏

对于心脏停搏者，应立即复苏，体外心脏按压能使近心脏区肺动脉栓子碎裂而有被推入末梢部位的可能。

（二）抗凝治疗

应用抑制血液凝固的药物，可防止血栓扩大及新血栓形成。有出血倾向、中枢神经系统手术后、有消化道溃疡及大量出血史、未经控制的严重高血压、严重肝肾衰竭等为抗凝治疗的禁忌证。

1. 肝素疗法

无抗凝绝对禁忌证的肺栓塞病例，应立即开始肝素治疗。当肝素与抗凝血酶Ⅲ结合时，可终止凝血活酶生成和抑制其活性，也可抑制血小板聚集及脱颗粒，防止 5 - 羟色胺等释放，并促使纤维蛋白溶解，从而中止血栓的生长及促进其溶解。

肝素使用方法：

1）持续静脉内输液：效果最好，出血并发症也减少，适用于巨大肺栓塞，首次应给予一个初始负荷剂量（1 万 ~ 2 万 U）；静脉输注。2 ~ 4 小时开始标准疗法，每小时滴注 1 000 U，由输液泵控制滴速，每日总量为 2.5 万 U。

2）间歇静脉注射：每 4 小时（5 000 U 肝素）或每 6 小时（7 500 U 肝素）静脉内给予肝素 1 次，每日总量为 3.6 万 U。

3）间歇皮下注射：每 4 小时（5 000 U）、每 8 小时（1 万 U）、每 12 小时（2 万 U）皮下注射 1 次肝素，必须避免肌内注射，以防发生血肿。

肝素一般连续使用 7 ~ 10 天。肝素抗凝治疗的主要并发症是出血，出血部位常见于皮肤、插管处，其次为胃肠道、腹膜后间隙或颅内。凡年龄 > 60 岁、异常凝血、尿毒症、酒精性肝炎、舒张压 > 110 mmHg 或严重肺动脉高压，易发生出血，使用肝素时应非常慎重。一般用肝素前，必须测定凝血时间、APTT、PT 及血浆肝素水平等来调节剂量，以维持凝血时间延长一倍或 APTT 延长至对照值的 1.5 ~ 2.5 倍所需用的肝素剂量为所需剂量，当并发出血时，APTT 及凝血时间延长，此时应中断治疗数小时；如出血明显可用等量的鱼精蛋白对抗肝素的作用，待出血停止后再用小剂量肝素治疗，并使APTT 维持在治疗范围的下限。

使用肝素的禁忌证：两个月内有脑出血、肝肾功能不全、活动性消化性溃疡、10 天内刚做过大手术（尤其是颅内及眼科手术）及亚急性细菌性心内膜炎等。

2. 华法林

在肝素开始应用后的第 1 ~ 3 天加用口服抗凝药物华法林，初始剂量为 3.0 ~ 5.0 mg。由于华法林需要数天才能发挥全部作用，因此与肝素需至少重叠应用 4 天，当连续 2 天测定的国际标准化比率（INR）达到 2.5 时，或 PT 延长至正常值的 1.5 ~ 2.5 倍时，方可停止使用肝素，单独口服华法林治疗。应根据 INR 或 PT 调节华法林的剂量。

抗凝治疗的持续时间因人而异。一般口服华法林的疗程至少为 3 个月。部分病例的危险因素短期可以消除，例如服用雌激素或临时制动，疗程可能为 3 个月即可；对于栓子来源不明的首发病例，需至少给予 6 个月的抗凝治疗；对复发性静脉血栓栓塞症、并发肺心病或危险因素长期存在者，抗凝治疗的时间应延长，达 12 个月或以上，甚至终身抗凝。

妊娠的前 3 个月和最后 6 周禁用华法林，可用肝素或低分子肝素治疗。产后和哺乳期妇女可以服用华法林，育龄妇女服用华法林者需注意避孕。

华法林的主要并发症是出血。华法林所致出血可以用维生素 K 拮抗。华法林有可能引起血管性紫癜，导致皮肤坏死，多发生于治疗的前几周。

3. 苯茚二酮

开始剂量为 200 ~ 300 mg 口服，以后每日以 50 ~ 100 mg 口服维持，每日复查 PT（奎氏法）使之维持正常 2 倍左右，疗程 6 周以上。

（三）溶栓治疗

溶栓治疗可迅速溶解肺栓塞时的血栓，恢复肺组织再灌注，逆转右心衰竭，增加肺毛细血管血容量及降低病死率和复发率。肺栓塞溶栓治疗的开展与急性心梗溶栓治疗成功有关。目前肺栓塞的溶栓疗法已经比较安全、简便、迅速和更为有效。在美国，估计目前仅有不足 10% 的肺栓塞患者接受了溶栓治疗，该疗法不够普及可能是肺栓塞病死率长期不降的重要原因之一。我国在 20 世纪 90 年代初期逐渐开展了急性肺栓塞溶栓治疗，特别是经过近 5 年来的临床研究，溶栓方法已趋向规范化。

溶栓疗法是药物直接或间接将血浆蛋白纤溶酶原转变为纤溶酶，迅速裂碎纤维蛋白，溶解血栓；同时通过清除和灭活凝血因子Ⅱ、Ⅴ和Ⅷ，干扰血液凝血作用，增加纤维蛋白和纤维蛋白原的降解，抑制纤维蛋白原向纤维蛋白转变及干扰纤维蛋白的聚合，发挥抗凝效应。

链激酶与尿激酶能渗透到血栓内部激活纤溶酶原，使其转变为纤溶酶，因而可使血栓加速溶解。目前溶栓治疗主要应用在大块型肺动脉栓塞患者或肺栓塞阻塞肺血管床 50% 以上，或伴有低血压患者。禁忌证为大手术、分娩、大创伤后不满 10 日、急性内出血、严重高血压、凝血因子缺乏或有出血倾向、2 个月内有过脑出血或颅内手术史者。用药时机：起病 9 小时内用药可直接溶解血栓，也有人指出开始治疗的时间可推迟到 48 小时以内，但最迟不能超过 5 日。具体用药方法：链激酶具有抗原性和致热原性，故给药前应先做皮试。如皮试阴性，先给予异丙嗪 25 mg 肌内注射，半小时后静脉注射 25 万 U，30 分钟内注射完，继以每小时 10 万～15 万 U 持续静脉滴注 24～72 小时，与少量地塞米松（2.5～5 mg）同时静脉滴注，可防止链激酶引起寒战、发热不良反应。尿激酶首次 10 分钟内注入 20 万 U，继以每小时 20 万 U 持续静脉滴注 24～72 小时，链激酶和尿激酶均无选择地激活全身纤溶系统，导致全身纤溶状态和出血倾向，目前应用日益广泛的 tPA 为一种新型的溶栓剂，对纤维蛋白有较高的亲和力，能选择性地与血栓表面的纤维蛋白结合，所形成的复合物对纤溶酶原有很高的亲和力，在局部有效地激活纤溶酶原转变成纤溶酶，使血栓溶解而不产生全身纤溶状态。此类药物的用法是，以 rtPA 50 mg 静脉滴注 2 小时，必要时再追加 40 mg 静脉滴注 4 小时，用药后肺栓塞的血栓可在 2～6 小时溶解，其有效率为 94%；也可用生物活性 tPA 的治疗。也可以合用 tPA 和链激酶，tPA 90～120 mg 溶于 150 ml 生理盐水内静脉滴注 4～6 小时，接着用链激酶 60 万 U 溶于 50 ml 生理盐水内静脉滴注 30 分钟，每日 1 次，共 5 日。除以上溶栓药物外，还可根据情况选用纤维蛋白溶酶、去纤维蛋白制剂——安克络酶等。通常溶栓治疗仅进行 24～72 小时，治疗结束后要等 2～4 小时使纤维蛋白溶酶作用消失后，再继续用肝素治疗 7～14 日，但应注意诱发出血等不良反应。

（四）手术治疗

对溶栓治疗有禁忌，抗凝后仍有反复发作或预计有致命性抗栓塞者，待危险期稳定后可进行必要的造影，然后采取静脉导管吸取栓子或手术取栓子。为了阻断原发病走向肺部的通路，可结扎下腔静脉或经皮下腔静脉安装 Greenfield 过滤器或 Hunter – Session

阻塞气囊。

1. 肺栓塞取栓术

肺栓塞取栓术死亡率可高达 70%，本手术可挽救部分患者的生命。但必须严格掌握手术指征。

1）肺动脉造影证明肺血管 50% 或以上被阻塞；栓子位于主肺动脉或左右肺动脉处。

2）抗凝和（或）溶栓治疗失败或有禁忌证。

3）经治疗后患者仍处于严重低氧血症、休克和肾脑损伤的状态。

2. 腔静脉阻断术

主要预防下肢或盆腔栓子再次脱落入肺循环以致危及肺血管床。方法如下：

1）下腔静脉结扎术。

2）下腔静脉折叠术，包括用缝线间隔缝合或塑料钳夹，本手术病死率在 5% 以内，术后易发生下肢肿胀、血液淤滞及皮肤溃疡，目前可以做下腔静脉置网术，即在肾静脉至下腔静脉开口之下方，用不可吸收的血管缝线，缝制间隔为 1 mm 的网，这样可滤过由下腔静脉进入肺动脉的致命大血栓，并避免了上述方法的并发症。

3）下腔静脉伞式过滤器法，即从颈内静脉插入特制的器材，直至下腔静脉远端，敞开伞式过滤器，使下腔静脉部分阻塞，这样 3 mm 以上的栓子即被留滞，但其可发生过滤器的脱落、移行及静脉穿孔等危险。上述各种腔静脉的阻断术后，复发率为 10% ~ 20%。因术后侧支循环可能增大，栓子能通过侧支循环进入肺动脉，或阻断的器材局部可有血栓形成，因此术后需继续抗凝治疗。

（五）非血栓性肺栓塞的治疗

1. 肺空气栓塞

立即采用头低脚高位，使空气栓子由低位浮向高位的肢体，从而解除肺栓塞。同时及时采取肝素抗凝、有效的氧疗及抗休克治疗等。

2. 肺脂肪栓塞

及时处理原发病，以切断脂肪栓子的来源为主。同时采用正压面罩给氧，以 60% 氧浓度，5 cmH$_2$O 压力给氧，可改善肺泡水肿，纠正低氧；亦可用高频通气机给氧，可起到持续气道加压作用。

3. 羊水栓塞

本病一旦确诊，应及时采用有效的氧疗，酌情补充血容量，应用硝苯地平 10 mg，每日 3 次，氨茶碱 250 mg 稀释后缓慢静脉注射以降低肺动脉压，减轻心脏负荷，改善心肺功能，同时采用肾上腺皮质激素抗过敏及肝素抗凝血治疗。待病情平稳后，及时结束产程。

八、预后

肺栓塞的部位和原有肺功能情况决定预后。肺栓塞的自然病死率不完全清楚。不到 10% 的栓塞在急性期致死，其中 75% 在症状出现后 1 小时内死亡，其余 25% 在以后的

48 小时内死亡。大多肺栓塞可在血凝块碎破、脱落和蛋白溶解作用下被消除；或在原位机化收缩后血流动力学改善，2～8 周可恢复至原来水平。肺栓塞极少导致慢性肺部疾病，发生永久性肺动脉高压亦为罕见。当频繁反复发生栓塞而吸收不充分时可发展成慢性肺动脉高压，主要见于慢性病患者。

九、预防

积极防治静脉血栓形成或血栓性静脉炎，如口服阿司匹林肠溶片 25～50 mg，每日 1 次或双嘧达莫 25～50 mg，每日 3 次。有一定预防作用。长期卧床患者应经常翻身、活动肢体，以助静脉血回流通畅。手术后患者早期下床活动，腹带或肢体绷带勿过紧或压迫过久，以免妨碍膈肌运动及下肢静脉回流。保持大便通畅，避免突然用力使腹压升高而致栓子脱落。

（张彩霞）

第八章　肺源性心脏病与原发性肺动脉高压

第一节　肺源性心脏病

　　肺心病是由于支气管—肺组织、胸廓或肺血管病变致肺血管阻力增加，产生肺动脉高压，使右心室结构或（和）功能改变的疾病。根据起病缓急和病程长短，可分为急性和慢性肺心病两类。

　　临床上以慢性肺心病多见，故本节主要论述慢性肺心病。

　　肺心病是呼吸系统的常见病，寒冷、高原地区、贫困农村患病率高，随着年龄增高患病率增加，肺心病在冬、春季节，气候骤变时易急性加重。

一、病因和发病机制

（一）病因

1. 支气管、肺疾病

　　以慢性阻塞性肺疾病最为多见，占 80% ~ 90%，其次为支气管哮喘、支气管扩张、重症肺结核、肺尘埃沉着病（尘肺）、特发性肺间质纤维化和各种原因引起的肺间质纤维化、结节病、过敏性肺泡炎、嗜酸性肉芽肿、药物相关性肺疾病等。

2. 胸廓运动障碍性疾病

　　较少见，严重的脊椎后凸、侧凸、脊椎结核、类风湿性关节炎、胸膜广泛粘连及胸廓形成术后造成的严重胸廓或脊椎畸形，以及神经肌肉疾患如脊髓灰质炎，均可引起胸廓活动受限、肺受压、支气管扭曲或变形，导致肺功能受损。气道引流不畅，肺部反复感染，并发肺气肿或纤维化。缺氧，肺血管收缩、狭窄，阻力增加，形成肺动脉高压，发展成慢性肺心病。

3. 肺血管疾病

　　甚少见。累及肺动脉的过敏性肉芽肿病，广泛或反复发生的多发性肺小动脉栓塞及肺小动脉炎，以及原因不明的原发性肺动脉高压症，均可使肺小动脉狭窄、阻塞，引起肺动脉高压和右心室负荷过重，发展成肺心病。

4. 呼吸中枢功能障碍造成通气不足

　　如原发性肺泡通气不足、慢性高原病、呼吸中枢损害等。

（二）发病机制

　　肺心病发生的先决条件是肺动脉高压。持久而日益加重的肺动脉高压使右心负荷加重、右心室肥大，最终导致右心衰竭。

1. 肺动脉高压

　　1）肺血管阻力增加的功能因素：缺氧、高碳酸血症时收缩血管的活性物质增多，使肺血管收缩，血管阻力增加；而高碳酸血症（二氧化碳潴留），会使肺动脉对缺氧反应更加敏感，促进并加重肺小动脉痉挛，增加肺循环阻力而产生肺动脉高压；缺氧还可使支气管平滑肌细胞膜对 Ca^{2+} 的通透性增强，细胞内 Ca^{2+} 含量增高，使平滑肌兴奋—收缩耦联效应增强，肺血管收缩。

2）肺血管阻力增加的解剖因素：长期反复发作的慢性支气管炎及支气管周围炎可累及邻近细小动脉，引起管壁炎症，管壁增厚、管腔狭窄甚至完全闭塞；随肺气肿的日益加重，肺泡内压增高，使肺泡壁毛细血管受压，也造成管腔狭窄或闭塞；肺泡壁的破裂造成毛细血管网的毁损，肺泡壁毛细血管床减损，当其减少超过 70% 时，肺循环阻力增大，促使肺动脉高压发生。

肺动脉高压的形成机制中，功能性因素较解剖因素更为重要，在急性加重期经治疗缓解后，缺氧和高碳酸血症得到纠正，肺动脉压可明显降低，甚至可恢复正常。

3）血容量增加与血液黏度增高，慢性缺氧产生继发性红细胞增多症，当血细胞比容超过 55% 时，血液黏度会显著增加，血流阻力随之增高，缺氧和高碳酸血症使交感神经兴奋，心排血量增加，肾小动脉收缩，肾血流减少，水钠潴留，血容量增多。血液黏度增加和血容量增多，加重肺动脉高压和心脏负荷。

2. 右心肥大及心力衰竭

肺循环阻力增加，右心负荷加重，发挥其代偿功能而肥厚。早期右心室尚能代偿，随病情发展，尤其当急性呼吸道感染时，加重肺动脉高压，当超过右心负荷时则发生右心力衰竭。此外，由于心肌缺氧，乳酸堆积，高能磷酸键合成降低，血容量增多，电解质及酸碱失衡所致心律失常等，均可促使心力衰竭的发生。

3. 其他器官的损害

由于反复或持续缺氧及高碳酸血症，脑细胞及其间质水肿，可导致颅内高压，甚至发生脑疝、脑出血，肝肾功能受损，胃及十二指肠黏膜糜烂、水肿、溃疡或大出血等，多器官功能损伤。

二、临床表现

（一）心肺功能代偿期

1）原发病表现，如慢性阻塞性肺疾病患者长期反复咳嗽、咳痰，逐渐出现乏力、呼吸困难，可有明显慢性阻塞性肺疾病的体征。

2）肺动脉高压及右心室肥大表现为肺动脉瓣区第二心音亢进，提示有肺动脉高压，剑突下见到心脏收缩期搏动或三尖瓣区闻及收缩期杂音多提示有右心室肥大。

（二）心肺功能失代偿期

本期可见胸闷、乏力、呼吸困难、呼吸频率加快、发绀，重者头痛、失眠、神志恍惚、张口呼吸、大汗淋漓、谵妄、抽搐甚至昏迷等呼吸衰竭症状；也可见气急、心慌、厌食、呕吐、上腹胀满、面及下肢水肿等右心衰竭症状。体征可见球结膜充血水肿、眼底视网膜血管扩张和视盘水肿等颅内压增高表现；腱反射减弱或消失；皮肤潮红、多汗，颈静脉怒张，肝大且压痛，肝颈静脉回流征阳性，腹腔积液及下肢肿胀；血压早期升高，晚期下降；心率增快或心律失常，三尖瓣区闻及收缩期吹风样杂音，严重者出现舒张期奔马律及第三心音、第四心音；肺动脉瓣第二心音亢进。

（三）并发症

1. 心律失常

心律失常多表现为房性期前收缩及阵发性室上速，也可有房扑及房颤。

2. 上消化道出血

缺氧、高碳酸血症及循环淤滞可使上消化道黏膜糜烂坏死，发生弥散性渗血；或因其他原因产生应激性溃疡出血。

3. 肾衰竭

呼吸衰竭、心力衰竭、休克等原因均可导致氮质血症、尿毒症的发生。

4. 休克

可因严重感染、严重心力衰竭、上消化道大出血等引起休克。

5. 酸碱平衡失调及电解质紊乱

呼吸衰竭时，呼吸性酸中毒普遍存在。由于体内代偿情况的不同，或并存有其他疾病时，可出现各种不同类型的酸碱平衡失调及电解质紊乱。

6. 肺性脑病

肺性脑病为中、重度呼吸衰竭所引起的高碳酸血症、低氧血症、酸碱平衡失调等一系列内环境紊乱引起的脑部综合征。患者表现为烦躁不安、神志模糊、嗜睡、谵语及四肢肌肉抽搐等。

7. DIC

因严重缺氧、酸中毒、感染、休克等因素激活凝血因子以及红细胞增多，血液黏度增高，促使血液进入高凝状态，发生 DIC。

三、辅助检查

（一）X 线检查

除肺、胸基础疾病及急性肺部感染的特征外，尚可有肺动脉高压征象，如右下肺动脉干扩张，其横径≥15 mm；其横径与气管横径比值≥1.07；肺动脉段明显凸出或其高度≥3 mm；中央动脉扩张，外周血管纤细，形成"残根"征；右心室增大征，皆为诊断慢性肺心病的主要依据。个别患者心力衰竭控制后可见心影有所缩小。

（二）心电图检查

主要表现有右心室肥大的改变，如电轴右偏、额面平均电轴≥ +90°、重度顺钟向转位、$R_{V1} + S_{V5} \geq 1.05$ mV 及肺型 P 波，也可见右束支传导阻滞及低电压图形，可作为诊断慢性肺心病的参考条件。在 V_1、V_2 甚至延至 V_3，可出现酷似陈旧性心肌梗死图形的 QS 波，应注意鉴别。

（三）超声心动图检查

通过测定右心室流出道内径（≥30 mm）、右心室内径（≥20 mm）、右心室前壁的厚度、左右心室内径比值（<2）、右肺动脉内径或肺动脉干及右心房增大等指标，可诊断慢性肺心病。

（四）血气分析

慢性肺心病肺功能代偿期可出现低氧血症或并发高碳酸血症，当 $PaO_2 < 60$ mmHg、$PaCO_2 > 50$ mmHg 时，表示有呼吸衰竭。

（五）血液检查

红细胞及血红蛋白可升高。全血黏度及血浆黏度可增加，红细胞电泳时间常延长；并发感染时白细胞总数增高，中性粒细胞增加。部分患者血清学检查可有肾功能或肝功能改变；血清钾、钠、氯、钙、镁均可有变化，除钾以外，其他多低于正常。

（六）其他

肺功能检查对早期或缓解期慢性肺心病患者有意义。痰细菌学检查对急性加重期慢性肺心病可以指导抗生素的选用。

四、诊断

诊断标准：

1. 病史

有慢性支气管炎、肺气肿及其他引起肺结构或功能损害而导致右心肥大的疾病。

2. 临床表现

有慢性咳嗽、咳痰症状及肺气肿体征，剑突下有增强的收缩期搏动和（或）三尖瓣区心音明显增强或出现收缩期杂音，肺动脉瓣区第二心音明显亢进（心肺功能代偿期）。在急性呼吸道感染或较剧烈活动后出现心悸、气短及发绀等症状及右心衰竭体征（心肺功能失代偿期）。

3. 胸部 X 线诊断

1）右肺下动脉干扩张：横径≥1.5 cm。经动态观察右肺下动脉干横径增宽在2 mm以上。

2）肺动脉段凸出，高度≥3 mm。

3）中心肺动脉扩张与外周分支纤细两者形成鲜明对比，呈"残根状"。

4）右前斜位圆锥部凸出高度≥7 mm。

5）右心室增大（结合不同体位判断）。

具有1）~4）项中2项以上或第5）项者可诊断。

4. 心电图检查

1）主要条件

（1）额面平均电轴 ≥ +90°。

（2）重度顺钟向转位 $V_5 R/S \leq 1$（阳性率较高）。

（3）$V_1 R/S \geq 1$；aVR R/S 或 $R/Q \geq 1$（阳性率较低）。

（4）$V_1 \sim V_3$ 呈现 QS、Qr、qr（需除外心肌梗死）。

（5）$R_{V1} + S_{V5} > 1.05$ mV。

（6）肺型 P 波：P 波电压 ≥0.22 mV；或电压 ≥0.2 mV 呈尖峰型；或低电压时 P 波电压 >1/2R 波呈尖峰型；P 电轴 ≥ +80°。

2）次要条件

（1）肢体导联普遍低电压。

（2）完全或不完全性右束支传导阻滞。

具有一项主要条件即可诊断，两项次要条件为可疑。必要时可做超声心动图、心电向量图检查作为辅助诊断。

5. 血流动力学方面的诊断

有条件时可做漂浮导管检查，静息状态下肺动脉收缩压 > 30 mmHg，平均压 > 20 mmHg 作为早期肺心病诊断依据；平均肺动脉压 >30 mmHg 则应考虑肺动脉高压伴右心室肥厚。

6. 超声心动图诊断

1）主要条件

（1）右心室流出道 ≥30 mm。

（2）右心室舒张末期内径 ≥20 mm。

（3）右心室前壁厚度 ≥5.0 mm，或者振幅增强者。

（4）左心室与右心室内径比值 <2。

（5）右肺动脉内径 ≥18 mm，或主肺动脉内径 ≥20 mm。

（6）右心室流出道与左心房内径之比 >1.4。

（7）肺动脉瓣超声心动图出现肺动脉高压征象者（"α"波低平或 <2 mm，有收缩中期关闭征）。

2）参考条件

（1）室间隔厚度 ≥12 mm，振幅 <5 mm 或是矛盾运动征象者。

（2）右心房 ≥25 mm（剑突下区探查）。

7. 心电向量诊断

在肺胸疾病基础上，心电向量图具有右心室及（或）右心房增大指征者均符合诊断。

8. 放射性核素诊断

肺灌注扫描肺上部血流增加、下部减少，即表示可能有肺动脉高压。

肺心病基层诊断参考条件如下：

1）慢性胸、肺疾病病史和（或）具有明显肺气肿征。

2）气急、发绀能除外其他心脏病所致者，或出现无其他原因可以解释的神志改变。

3）剑突下明显增强的收缩期搏动和（或）三尖瓣区（或剑突下右侧）心音较心尖区明显增强或出现收缩期杂音。

4）肝大压痛，肝颈静脉回流征阳性和（或）踝以上水肿伴颈静脉怒张。

5）静脉压增高。

6）既往有肺心病史或右心衰竭史者。

以第1）条为基数，加上2）~6）条中任何一条即可诊断。

五、治疗

慢性肺心病是呼吸系统病变的晚期表现，其所发生的低氧血症和高碳酸血症常影响全身各重要脏器和组织。因此，在治疗中，急性加重期关键在于迅速有效地控制感染，保持呼吸道通畅，纠正缺氧和二氧化碳潴留，处理好电解质紊乱和酸碱失衡，改善右心衰竭状态；病情缓解期，应抓紧扶正固本的防治措施，积极治疗基础病变，提高免疫力，减少急性发作，延缓病情发展。

（一）急性发作期治疗

1. 控制感染

呼吸道感染是发生呼吸衰竭和心力衰竭的常见诱因，故需积极应用药物予以控制。目前主张联合用药。宜根据痰培养和致病菌对药物敏感的测定选用，但不要受致菌药物试验的约束。未能明确何种致病菌时，根据感染的环境及痰涂片革兰染色选用抗菌药物。院外感染以革兰阳性菌占多数，院内感染则以革兰阴性菌为主。可选用两者兼顾的抗菌治疗。除全身用药外，尚可局部雾化吸入或气管内滴注药物。长期应用抗生素要防止真菌感染。一旦真菌已成为肺部感染的主要病原菌，应调整或停用抗生素，给予抗真菌治疗。

2. 治疗呼吸功能不全

1）清除痰液、保持气道通畅：给予化痰药物（溴己新等），或结合雾化吸入清除痰液。同时配合使用氨茶碱等支气管解痉剂解除气道痉挛，保持气道通畅，改善肺通气功能，以利于氧气吸入和二氧化碳的排出，缓解机体缺氧状况。

2）吸氧：慢性肺心病多为Ⅱ型呼吸衰竭，因此，吸氧应采取24小时持续低流量、低浓度、鼻导管吸氧方式，尤其当 $PaCO_2 > 80$ mmHg 时，此时由于二氧化碳对呼吸中枢不仅没有兴奋作用，而且抑制呼吸，而呼吸中枢的兴奋性刺激主要来自低氧血症，若给予高浓度吸氧会造成外周 PaO_2 突然升高，减少或停止对呼吸中枢的刺激，加重呼吸衰竭或导致呼吸停止。另外，呼吸衰竭患者禁止使用镇静剂，以免抑制呼吸。

3）使用呼吸兴奋剂及呼吸机：严重呼吸性酸中毒或呼吸衰竭患者可通过使用呼吸兴奋剂如尼可刹米、洛贝林等，必要时使用呼吸机改善呼吸功能。

4）经鼻人工气道技术的应用：经鼻人工气道技术的引进是降低呼吸衰竭死亡率的关键，国内对重症Ⅱ型呼吸衰竭的治疗，多先应用静脉滴注呼吸兴奋剂如尼可刹米、二甲氟林、多沙普仑、氨苯噻唑及洛贝林等。呼吸兴奋剂若与抗感染、扩张支气管和排痰等措施配合应用能起到有益的作用，但如气道不通畅，其应用可增加耗氧量反而不利，一般在应用 24 小时后若未能使 $PaCO_2$ 下降、PaO_2 上升即应停用，考虑建立人工气道，施用机械通气治疗。国内在 20 世纪 80 年代初及以前多经口腔插管建立人工气道，但神志清醒的患者，常难以接受，而且在插管时可能发生迷走神经反射性心脏停搏。近年来气管插管导管的制作材料由橡胶改为塑料，又进而使用硅胶体组织相容性较橡胶好，聚氯乙烯塑料导管用热水浸泡后变软有利于通过弯曲的上呼吸道，硅胶管较塑料管更佳。因此，经鼻气管插管患者易于接受，很少引起支气管黏膜损伤，患者可以进食便于口腔护理，便于长期应用的机械通气。

5）机械通气技术的应用。

机械通气的适应证有：①肺性脑病时。②呼吸频率 > 30 次/分或 < 6 次/分；潮气量 < 200 ml 或最大吸气压力 < 15 cmH_2O。③在适当控制性氧疗情况下 PaO_2 < 35 mmHg。④失代偿性呼吸性酸中毒 pH 值 < 7.25。⑤$PaCO_2$ 进行性升高时，在未建立人工气道条件下若呼吸衰竭不严重，患者神志清醒能配合治疗时可采用鼻面罩双水平气道正压呼吸，可取得一定疗效。在严重 Ⅱ 型呼吸衰竭，自主呼吸受到明显抑制时，可采用同步持续强制通气方式（ACMV）通气。当感染得到控制、病情好转，要换用 SIMV，在进一步好转准备撤机时可换用压力支持通气方式（PSV），在新型机械通气机具有 PSV + SIMV 方式时将压力下调至 5 cmH_2O 或更低，刚刚能克服通气机管道阻力水平，稳定 2 ~ 4 小时即考虑撤机。

3. 控制心力衰竭

肺心病是以右心损害为主的心脏病，右心衰竭的治疗最主要是去除病因。除上述积极控制感染、合理氧疗、降低右心后负荷外，主要治疗从三个方面考虑：①扩张肺血管；②利尿；③应用强心剂。

1）控制感染、吸氧：与治疗呼吸衰竭相同。

2）利尿剂：可增加尿量、减少血容量、减轻右心负荷来纠正右心衰竭。宜选用作用轻、小剂量的利尿剂，如氢氯噻嗪 25 mg，每日 1 ~ 3 次。尿量多时注意补钾，或用保钾利尿剂，如螺内酯 20 ~ 40 mg，每日 1 ~ 2 次。重度而急需行利尿的患者可用呋塞米 20 mg 肌内注射或口服。使用利尿剂后容易出现低钾低氯性碱中毒，痰液黏稠不易咳出和血液浓缩，应注意观察症状，行血清电解质及血气分析检查。

3）强心剂：慢性肺心病右心衰竭应用强心剂的疗效较其他心脏病为差，且慢性缺氧及感染易发生心律失常，这与处理一般心力衰竭有所不同。因此，对控制感染，改善心肺功能及应用利尿剂有效的右心衰竭患者一般不用强心剂。如经上述处理后右心功能未能改善者或以右心衰竭为主要表现者可考虑使用强心剂。强心剂的剂量宜小，一般为常规剂量的 1/2 或 2/3 量，同时选用作用快、排泄快的强心剂，常用制剂有西地兰 0.2 ~ 0.4 mg 加入 10% 葡萄糖液 20 ml 内静脉缓慢推注。用药前应注意纠正缺氧，防治低钾血症，以免发生药物毒性反应。低氧血症、感染等均可使心率增快，故不宜以心率作为衡量强心剂的应用和疗效考核指征。

4）扩张血管的药物：按照 Rubin 提出的评价血管扩张剂治疗肺动脉高压的标准，

即肺血管阻力下降20％；心排血量增加或不变；肺动脉压降低或不变；周围动脉血压不变或降低，但未产生不良反应，不影响氧合。在临床经常使用的血管扩张剂有以下几种。

（1）酚妥拉明：通过对肺小动脉α受体的阻滞作用，使血管扩张，肺动脉压下降，减轻右心室的后负荷。用法：本品10～20 mg加入10％葡萄糖液250～500 ml中静脉滴注，每分钟30～40滴，每日1次，维持3～11天。

（2）多巴胺：在综合治疗基础上加用本品30 mg、山莨菪碱30～60 mg，加入10％葡萄糖液250 ml内静脉滴注，每分钟20～30滴，每日1次。

（3）多巴酚丁胺：通过改善心肌的收缩力，增加心排血量，减轻右心室的淤血状态。用法：本品250 mg加入5％葡萄糖液500 ml中，以每分钟2.5～10 μg/kg的速度静脉滴注。房颤者禁用。

（4）硝普钠：国内近年研究表明，硝普钠能直接扩张肺血管床使肺循环阻力降低，从而降低右心室射血阻力，肺动脉、右心房压力下降，心排血量增加，应用硝普钠后临床症状改善明显，患者能从端坐位转至平卧或高枕位，发绀、水肿、颈静脉怒张、呼吸频率及心率等均有改善，静脉压下降。故认为硝普钠对于肺心病心力衰竭患者是有用的药物之一。

4. 肝素疗法

肝素不仅能抗凝，又能激活多种活性物质，结合抗体抗原复合物，抑制细菌毒性作用，增强吞噬细胞对病原菌的吞噬作用，加快炎症的吸收。有人报道480例重症肺心病患者在综合治疗基础上给予肝素100 mg分两组加入5％～10％葡萄糖液500～1 000 ml中，每分钟30滴静脉滴注，每日1次，7天为1个疗程，总有效率为80.3％，对照组总有效率为63.8％。

5. 控制心律失常

肺心病心律失常多因感染、缺氧、高碳酸血症、电解质紊乱或洋地黄过量引起。经积极控制呼吸道感染，纠正缺氧、高碳酸血症和电解质紊乱或停止使用洋地黄后，多数患者心律失常即可消失。经上述处理后，仍有心律失常者，可考虑应用抗心律失常药物，如属室上性心律失常，且未使用过洋地黄者，可考虑选用西地兰或维拉帕米等；室性异位心律者可给予利多卡因或美西律等。对于药物不能控制的快速性心律失常，根据指征，必要时行电复律。多源性房速不宜用洋地黄或抗心律失常药物治疗，应治疗基础病因，调整全身情况。由于β受体阻滞剂对呼吸道的作用，故其不适宜于肺心病患者。

6. 并发症的处理

1）肺性脑病的治疗：肺性脑病的治疗基本上和呼吸衰竭的治疗相同，对脑水肿患者应降低颅内压，除纠正缺氧与二氧化碳潴留的各项措施外，可再用脱水剂和地塞米松。脱水剂如20％甘露醇或25％山梨醇，剂量1～2 g/kg，静脉快速滴注，每日1～2次。在应用脱水剂时要注意血液浓缩和加重电解质与酸碱平衡紊乱的不良反应。对躁动者使用镇静剂应慎重。可用10％水合氯醛10～15 ml保留灌肠，或奋乃静口服，每次4 mg，已做气管插管或气管切开及辅助呼吸者，呼吸由人工控制，镇静剂可放手使用。

2) 纠正酸碱失衡及电解质紊乱

(1) 呼吸性酸中毒：一般不需补充碱性药物，经积极通畅气道，改善呼吸功能多可纠正，若 pH 值在 7.20 以下时，可小量补充 5% 碳酸氢钠 50~100 ml 观察。

(2) 呼吸性酸中毒并发代谢性碱中毒：首先要消除诱发因素，补充氯化钾，每日 5~10 g，直至纠正。单纯补钾不能纠正的低钾血症要静脉同时滴注硫酸镁 2~5 g，每日 1 次。并发代谢性酸中毒的补碳酸氢钠。对于由于利尿、大量出汗、长期低钠饮食、肾上腺皮质功能减退、抗利尿激素分泌失常等引起的缺钠性低钠，尤其是有低渗性脑病者，可补 3% 氯化钠，一般补至 130 mmol/L 即可，可根据 120 - 测得血钠 (mmol/L) ×0.6×体重 (kg) 算出所需 (mmol/L) 数，再根据 17 mmol = 1 g 氯化钠换算成氯化钠克数。

补钠原则：①分次给予，每一天补缺钠量的 1/3；②宁少勿多，以免血容量急骤增加，加重心脏负荷；③速度不要过快，一般 50 mmol/h 以下，或每分钟不超过 25 滴；④血清钠水平有所回升，症状改善后及时改为口服，血清钠接近正常或出现口渴立即停止补钠。

对心力衰竭引起的稀释性低钠血症，限制水的入量及改善心功能为治疗的根本措施。肺心病急性发作期患者进食减少，右心衰竭影响镁的吸收，利尿剂、洋地黄的使用增加镁的排泄，当血清镁低于 0.75 mmol/L，24 小时尿镁低于 20 mmol 时，认为机体有缺镁，当出现精神症状时，必须补镁治疗，一般 25% 硫酸镁 10~20 ml 加入 500 ml 5% 葡萄糖液中静脉滴注，每日 1 次，直至症状缓解。

低血磷患者，尤其血磷低于 0.32 mmol/L 时要静脉滴注磷酸钠或磷酸钾配制的溶液，首剂 0.08~0.16 mmol/kg，并根据血磷及临床症状调整用量。静脉补磷可出现低血钙、迁徙性钙化、低血压、高血钾、高血钠等不良反应，因而只适用于严重低磷患者。轻度低磷治疗基础疾病，增加饮食中磷的摄入即可。中度低磷可用磷酸盐制剂，每日 2.0~2.5 g，分 2~3 次口服。

3) 其他并发症的治疗：积极治疗消化道出血、休克、DIC 等。

(二) 缓解期治疗

缓解期治疗是改善预后，减少急性发作和住院次数，增强劳动力和延长患者寿命，降低病死率的重要措施。因此应积极预防呼吸道感染、防治慢性支气管炎和支气管哮喘等肺部疾患，提高机体免疫力等。

根据患者情况，选用下列方法提高机体免疫力。

1. 免疫疗法

1) 卡介苗做皮肤划痕治疗，每周 1 次，3 个月为 1 个疗程。

2) 左旋咪唑，50 mg，每日 3 次，每隔 2 周服用 3 天，连用 3~6 个月。

3) 支气管炎菌苗疗法，开始剂量 0.1 ml，每周 1 次，皮下注射，每次递增 0.1~0.2 ml，至 1 ml 为维持量，每年用 2~3 个月，有效者可连用 2~3 年。

2. 扶正固本疗法

根据机体不同情况进行辨证施治；或给予归脾丸、金匮肾气丸、百合固金丸或固肾定喘丸等。此外，胎盘组织液及丙种球蛋白亦可酌情使用。

（三）营养疗法

肺心病多数有营养不良（占60%～80%），营养疗法有利于增强呼吸肌力及改善免疫功能，提高机体抗病能力。应按具体情况给予合理营养，糖类不宜过高，因为糖的呼吸商高，过多二氧化碳生成会增加呼吸负荷。

六、预后

肺心病常反复急性发作，随肺功能的损害病情逐渐加重，多数预后不良，病死率在10%～15%，但经积极治疗可以延长寿命，提高患者生活质量。

七、预防

主要是防治足以引起本病的支气管、肺和肺血管等疾病。积极提倡戒烟，加强卫生宣教，增强抗病能力。防治原发病的诱因，如呼吸道感染、各种变应原、有害气体的吸入、粉尘作业等的防护工作等。

（张彩霞）

第二节　原发性肺动脉高压

原发性肺动脉高压是指原因不明的肺血管阻力增加所致的持续性肺动脉高压，原发性肺动脉高压是少见的进行性加重的疾病，其发病率目前尚不清楚。其病理改变主要是小的肌型肺动脉和小动脉中层肥厚、内膜纤维化和丛状样变。临床特点是肺动脉高压和右心室肥大，由于其临床表现缺乏特异性，故其诊断通常在排除胸肺疾病、肺血栓栓塞症和心脏疾病所致的继发性肺动脉高压之后才可确立。原发性肺动脉高压这一诊断在临床上可能包括三种疾病，即真正的原发性肺动脉高压、慢性反复肺血栓栓塞症和肺静脉闭塞性疾病。对上述三种疾病临床上鉴别较困难，因此世界卫生组织（WHO）将它们统称为不能解释的肺动脉高压。近年由于诊断技术提高，临床发现的病例增多，已成为心血管病鉴别诊断中经常遇到的重要问题，引起了临床广泛重视。

一、病因和发病机制

原发性肺动脉高压病因迄今不明，目前认为其发病与遗传因素、自身免疫及肺血管收缩等因素有关。

（一）遗传因素

家族性至少占所有原发性肺动脉高压的6%，家系研究表明其遗传类型为常染色体显性遗传。

（二）免疫因素

免疫调节作用可能参与原发性肺动脉高压的病理过程。有29%的原发性肺动脉高压患者抗核抗体水平明显升高，但却缺乏结缔组织病的特异性抗体。

（三）肺血管内皮功能障碍

肺血管收缩和舒张由肺血管内皮分泌的收缩和舒张因子共同调控，前者主要为TXA_2和内皮素1（ET-1），后者主要是PGI_2和NO。由于上述因子表达不平衡，导致肺血管处于收缩状态，从而引起肺动脉高压。

（四）血管壁平滑肌细胞钾离子通道缺陷

原发性肺动脉高压患者存在电压依赖性钾离子通道（Kv）功能缺陷，钾离子外流减少，细胞膜处于去极化状态，使钙离子进入细胞内，从而使血管处于收缩状态。

二、临床表现

原发性肺动脉高压可发生于任何年龄，但多数在30~40岁，女性多于男性。

（一）症状

进行性乏力和劳力性呼吸困难是最常见的早期症状，逐渐发展到休息时也感气急。晕厥是本病的常见症状，由心输出量明显减低、一过性脑缺血引起；也有人认为是肺动脉壁压力感受器通过血管迷走神经反射所致。劳累时常有胸骨后压迫感，有时出现明显的心绞痛，可能由于心输出量减低造成相对性冠状动脉供血不足，以及右心室肥厚使右心室相对缺血所致。部分患者发生间歇性少量咯血，可能与局限性小动脉瘤破裂有关。个别病例可因左肺动脉扩张，压迫喉返神经，出现声音嘶哑。难治性右心衰竭是主要死亡原因。

（二）体征

严重患者多有紫绀，多系周围性，如卵圆孔再开放则出现中心性发绀。颈静脉充盈，出现心房收缩波（a波）。肺动脉瓣区有肺动脉收缩期搏动，肺动脉瓣关闭音增强及第二心音分裂，并可听到收缩期喷射音及喷射性杂音，主肺动脉高度扩张时，可在胸骨左缘第2~3肋间听到肺动脉瓣相对关闭不全的反流性杂音。胸骨左下缘可听到室性或房性奔马律及三尖瓣关闭不全的反流性杂音。右心衰竭时可出现室性或房性奔马律、颈静脉怒张、肝大及下肢水肿等。

三、辅助检查

（一）心电图改变

1）电轴右偏。
2）右心室增大并有劳损。
3）肺型 P 波。

（二）超声波扫描

1）右心室内径增大，室壁增厚。
2）室间隔矛盾运动。
3）肺动脉增宽。

（三）X 线检查

1）肺动脉段突出，左、右肺动脉粗大，周围动脉细小呈截断现象。
2）右心室增大。
3）上腔静脉影增宽。

（四）右心导管检查

提示右心室和肺动脉压力增高。一般不予造影，以防检查中出现意外。

（五）放射性核素肺灌注扫描和肺动脉造影

放射性核素肺灌注扫描多数正常，也可呈不规则的灌注缺损或放射性核素分布稀疏。肺动脉造影可见肺动脉干增粗及肺动脉主要分支扩张，末梢动脉细小，造影剂在肺内循环时间延迟。此两项检查对诊断为原发性肺动脉高压的特异性不高，但可除外较大的肺动脉栓塞。

（六）肺活检

肺活检是鉴别不能解释的肺动脉高压病因（即对真正的原发性肺动脉高压、慢性反复肺血栓栓塞症及肺静脉闭塞性疾病进行鉴别）的唯一依据。主要病理改变的特点有以下几点。

1）原发性肺动脉高压呈典型致丛性肺动脉病变。
2）慢性反复肺血栓栓塞症的病理改变可见新旧血栓，血栓机化、再通，内膜偏心性纤维化，肌型动脉中层肥厚较轻。
3）肺静脉闭塞性疾病的病理改变是肺静脉和肺小静脉内膜纤维化、血栓形成，致管腔狭窄或堵塞；肺动脉中层肥厚，内膜纤维化及血栓形成，常伴有肺间质充血、水肿、纤维化和含铁血黄素沉着。
肺活检对上述 3 种疾病的鉴别虽有决定意义，但在严重肺动脉高压时进行肺活检有一定危险，所取标本也未必有代表性，因此限制了临床应用。

四、诊断

根据临床表现、辅助检查证实肺动脉压增高，且无引起肺动脉高压的其他心、肺疾病，即可考虑原发性肺动脉高压的诊断。

五、治疗

（一）一般治疗

患者需卧床休息，预防感染及心理支持等。

（二）氧疗

给予吸氧以纠正低氧血症，缓解肺动脉痉挛，改善血流动力学肺动脉高压，对于伴有呼吸衰竭者甚为有益。

（三）降低肺动脉压药物

1. 血管扩张剂

1）肼屈嗪疗效较好，可降低肺动脉阻力，降低动脉型肺动脉高压（PAH），又能增加氧分压，降低二氧化碳分压。用法：12.5 ~ 25.0 mg，每日 3 次，口服，当出现耐药时，可予加大剂量。

2）硝酸甘油：对于 PAH 伴有高血压和冠心病者比较适用，10 mg，加入 5% 葡萄糖液 250 ml 液体内静脉滴注，必要时还可舌下含服。

3）硝普钠：该药治疗 PAH 作用强，但作用维持时间短，同时引起动脉血压下降者需要密切监测，不能作为经常性给药，用法：50 mg 加入 5% 葡萄糖液 250 ~ 500 ml 或相同量的生理盐水内，以 20 ~ 500 μg/min 速度静脉滴注，因为可演变为氰化物，所以用时现配药。

2. 钙通道阻滞剂

该类药可缓解肺血管痉挛，松弛支气管平滑肌，降低 PAH，常用药物有硝苯地平 10 mg，每日 3 次，口服，或维拉帕米 40 mg，每日 3 次，口服，或硫氮草酮 30 mg，每日 2 ~ 3 次，口服。

3. α 受体阻滞剂

α 受体阻滞剂为阻断 α 受体药物，可使血管扩张，血压下降，肺动脉阻力和肺动脉高压均可下降，同时解除支气管痉挛。常用药物有酚妥拉明 10 mg 加入 5% 葡萄糖液 250 ml 或相同剂量生理盐水内静脉滴注，或用哌唑嗪，开始剂量 0.5 mg，逐渐增为 1 ~ 2 mg，每日 2 ~ 3 次，口服。

4. β 受体激动剂

β 受体激动剂可兴奋心肌，增加心搏量，解除支气管痉挛，因此适用于支气管痉挛、喘息性病变而导致的 PAH。常用药物：多巴酚丁胺 20 ~ 40 mg 加入 5% 葡萄糖液

250 ml 内静脉滴注，还可应用异丙肾上腺素、吡布特罗等。

5. 卡托普利

卡托普利为血管紧张素转化酶抑制剂，可降低肺血管阻力，降低肺动脉压，增加心搏量，常用量 25 mg，每日 3 次，口服。

6. 其他

如丹参、川芎嗪、氨茶碱和前列腺素等，均有不同程度降低肺动脉高压的作用，可予选择给药。

（四）抗凝治疗

组织学研究发现，原发性肺动脉高压患者，由于血管内皮损伤多有弥散性微血栓形成；同时右心衰竭导致静脉淤血，由此产生深静脉血栓形成及肺梗死。因此目前倾向于对所有原发性肺动脉高压患者采用抗凝治疗。一般用口服抗凝药物华法林。成人开始口服剂量为 5 ~ 10 mg/d。3 日后根据 PT 确定维持量。维持量每日 2.5 ~ 5 mg。使 PT 维持在正常对照值的 1.5 ~ 2 倍。当 PT > 30 秒或出现出血时，即应停药。如有严重出血，可缓慢静脉注射维生素 K_1 20 mg，6 小时后 PT 可恢复正常。

（五）心力衰竭的治疗

与其他原因引起的心力衰竭治疗基本相同，但心血管扩张剂剂量应小，有人认为洋地黄可使肺血管收缩和在肺心病患者中易发生中毒，主张不用或与钙通道阻滞剂合用，以消除后者的负性肌力作用。

（六）心肺移植

国外已有对原发性肺动脉高压实施肺或心肺移植的病例报告，但死亡率仍较高，有待积累经验。随着治疗技术的不断提高，心肺移植可望有较快的发展。

六、预后

原发性肺动脉高压的预后差。有报告指出 5 年存活率仅为 21%。主要死因有右心衰竭、肺炎和猝死。出现症状至死亡大约 3 年。

七、护理

（一）一般护理

1）避免劳累，预防呼吸系统感染。
2）增强战胜疾病的信心，保持良好的心态。
3）预防晕倒。起、坐、站时注意动作缓慢。
4）避免长时间洗热水澡和蒸桑拿。
5）避免剧烈运动，特别是在饭后、太热、太冷的环境中。
6）不去高原、空气稀薄等低氧环境。

7）预防感染，使用疫苗。

8）宜食富含营养、高维生素的食物，但不宜过饱，忌刺激性食物和兴奋性饮料。

9）戒烟、戒酒。

10）远离毒品。

（二）生活护理

患者出现胸闷、气促时，及时给予吸氧，并根据缺氧程度调节氧流量。限制患者活动量。适当控制液体摄入量，限制钠盐摄入，减轻水肿。患者切忌用力排便，必要时使用缓泻药。

（三）用药护理

存在右心功能不全者，小剂量服用洋地黄类药物，注意监测血药浓度，观察有无洋地黄中毒现象。为对抗肺动脉原位血栓形成，用华法林抗凝，避免食用富含维生素 K 的食物，遵医嘱服用药物，避免漏服或重复服药，注意观察有无出血倾向。

（四）病情观察护理

密切观察贫血症状如面色、睑结膜、口唇、甲床苍白程度，注意有无头晕、眼花、耳鸣、乏力等症状。注意有无心悸、气促、心前区疼痛等心脏病的症状。

（五）健康教育

1）室内环境要求清洁卫生，定期空气消毒，限制探视，防止交叉感染。家属严格执行消毒隔离制度和无菌操作规程防止各种医源性感染，观察患者有无发热、感染及伴随症状和体征。

2）应注意避免心功能不全的诱发因素，如避免受凉、过度疲劳、情绪紧张、钠盐摄入过多、输液过快过多等。饮食宜富营养、高热量、高维生素，每餐不宜过饱，多食蔬菜、水果。

3）指导家属密切监测患者病情，合理安排活动与休息，避免重体力劳动。

4）指导家属及患者应了解所用药物的作用、用法及不良反应。家属督促患者严格遵医嘱服药，并能识别药物的不良反应。

（张彩霞）

第三节　肺源性心脏病的护理

一、一般护理

1）保持环境安静、空气新鲜，室温和湿度适当。心肺功能失代偿期，患者应绝对卧床休息。限制探视、减少不良环境刺激，保证充足的睡眠和休息。采取舒适体位，如半卧位或坐位等，减少机体耗氧量，以利于减轻呼吸困难和心脏负担。对肺性脑病患者要做好安全防护，可加床档，必要时约束四肢，设专人护理。

2）观察患者有无颈静脉怒张、肝脏增大和骶尾部、下肢水肿；有无并发压疮，做好压疮的预防与护理，在受压部位垫气圈或海绵垫，有条件者可用气垫床，抬高下肢，定时变换体位。

3）限制钠盐摄入，给予高纤维素、易消化的清淡饮食，每日给予热量至少30 kcal/kg[①]。防止便秘、腹胀而加重疾病。少食多餐，以减少用餐时的疲劳，进食前漱口，保持口腔清洁，促进食欲。

4）做好心理护理，减少情绪波动，帮助患者解除思想顾虑，调动患者的积极性，积极配合治疗。

二、病情观察与护理

1）观察咳嗽、咳痰及体温变化，评估痰的性状、颜色、量，发现患者咳嗽、咳黄色或脓性黏痰，并伴有发热，应考虑继发感染，遵医嘱给予止咳祛痰或超声雾化吸入和抗生素治疗，并留取痰液做痰培养。同时应注意保持呼吸道通畅，改善通气功能，对长期卧床不起或无力咳嗽及咳痰的患者，应鼓励患者尽量咳嗽，指导患者有效排痰方法，辅助叩背，鼓励患者尽可能将痰液咳出，必要时可给予鼻导管吸痰。

2）观察呕血和黑便，患者呕吐咖啡样内容物或大便呈柏油样，常为缺氧引起胃肠道黏膜水肿、糜烂，导致出血所致，也说明病情较严重。应禁食并报告医生，遵医嘱经胃管注入去甲肾上腺素冰水或西咪替丁止血，待出血停止后，可服少量温流质食物，密切观察血压、脉搏的变化情况。

3）患者若出现兴奋、四肢麻木、肌肉痉挛、抽搐或神志淡漠、少言无力、反应迟钝等，可能是由于长期食欲减退、恶心、呕吐及长期限制钠盐或应用利尿剂及激素等，引起血清中钾、钠、氯等电解质紊乱所致。发现上述情况应立即报告医生。

4）监测患者血压、脉搏、呼吸、心率、心律、尿量及意识状态，记录24小时出入液量。观察有无尿量减少、下肢水肿、心悸、腹胀、腹痛等右心衰竭表现。做好心电

---

①　1 kcal = 4.186 kJ。

监护，及时辨认出现的异常心律并估计其危险性，若发现心率过快或过慢，或心律不规则，脉搏不规则，应及时做心电图检查，以确定心律失常类型，同时报告医生进行相应处理。

5）肺心病急性发作期常并发肺性脑病，应向患者和家属解释肺性脑病的原因、临床表现及预防措施。密切观察病情变化，注意患者体温、脉搏、呼吸、血压、心率、瞳孔、神志的变化，若发现患者表情淡漠、头痛、肌肉颤动、烦躁不安、嗜睡或昏迷等，常提示已发生肺性脑病，尤其是夜间最易发生，可给予低流量（每分钟 1~2 L）持续吸氧加正压给氧或用呼吸机。肺性脑病并发急性呼吸衰竭者需应用呼吸兴奋剂，对伴有高血压、动脉硬化、冠心病或癫痫患者，呼吸兴奋剂应慎用。肺性脑病时忌用镇静剂，严禁用吗啡类制剂。肺性脑病兼有酸碱紊乱者，应定期抽血检查二氧化碳结合力、pH值、二氧化碳分压、氧分压和电解质，以供治疗参考。肺心病心力衰竭时，对洋地黄制剂较敏感，易发生毒性反应，故剂量宜小。严密观察毒性反应，发现异常及时通知医生。

三、并发症护理

肺心病有肺性脑病、酸碱失衡和电解质紊乱、心律失常、休克、消化道出血、DIC六大并发症。其中肺性脑病是由呼吸衰竭致缺氧、二氧化碳潴留而引起精神障碍及神经系统症状的一种综合征，是肺心病死亡的主要原因。宜将患者安排在呼吸监护室（RICU），进行持续的心电监护，除监测生命体征外，还应注意观察血氧饱和度、心率、发绀等情况，需给予特级护理。其余并发症的护理可参阅有关疾病的护理。

四、健康教育

1）帮助患者及家属认识肺心病的病因和发病机制，积极防治上呼吸道感染，积极治疗慢性支气管炎、支气管哮喘、支气管扩张等疾患，以阻止肺组织的进一步损害。

2）改善环境卫生，居室应安静、舒适，即保暖，并保持空气流通。注意个人卫生，减少各类诱发因素。

3）注意休息，适当开展体育锻炼，如打太极拳、散步、做保健呼吸操等。适当进行耐寒锻炼，从夏季开始，可有意识地开始冷水洗手、洗脸、洗腿以至洗澡。

4）酌情应用三联或五联菌苗、卡介苗、核酪、转移因子、左旋咪唑、丙种球蛋白、胸腺素等，提高机体免疫力，防止肺心病发作。

5）坚持医生、护士建议的合理化饮食，鼓励患者戒烟，消除呼吸道不良刺激。

6）告知患者病情变化时，及时就诊。

（张彩霞）

第九章　心脏瓣膜病

心脏瓣膜病是由于炎症、黏液样变性、退行性病变、先天性畸形、缺血性坏死、创伤等原因引起的单个或多个瓣膜结构的功能或结构异常，导致瓣口狭窄及（或）关闭不全。

风心病，风湿性心肌炎反复发作后相邻瓣膜互相粘连，瓣膜增厚、变硬，或瓣环硬化缩窄等引起瓣膜口狭窄。瓣膜关闭不全是因瓣膜增厚、变硬、卷曲、缩短，瓣膜破裂、穿孔，或腱索增粗、缩短和粘连引起。风心病最常累及二尖瓣（100%），其次为主动脉瓣（48.5%）、三尖瓣（12.2%）和肺动脉瓣（6.5%）。瓣膜狭窄或关闭不全可单独出现，但两者常可同时存在；病变可累及 1 个瓣膜，亦可 2 个或 2 个以上的瓣膜同时或先后受累。风心病仍是我国常见的心脏病之一，多见于青年女性。随着我国人口老龄化趋势的出现，中老年退行性心脏瓣膜病患者逐年增加。相关资料显示在 65 岁以上人群中，主动脉瓣钙化、增厚发生率为 29%，狭窄发生率为 2%，其中 75% 并发主动脉瓣关闭不全，其二尖瓣、三尖瓣及肺动脉瓣退行性变、钙化致狭窄或关闭不全也随之增加。因此瓣膜退行性病变也已成为威胁老年人群生命健康的重要疾患。

第一节　二尖瓣狭窄

一、病因

二尖瓣狭窄的最常见病因为风湿热，2/3 的患者为女性。约半数患者无急性风湿热史，但多有反复链球菌扁桃体炎或咽峡炎史。急性风湿热后，至少需 2 年始形成明显二尖瓣狭窄，多次发作急性风湿热较一次发作出现狭窄早。单纯二尖瓣狭窄占风心病的25%，二尖瓣狭窄伴有二尖瓣关闭不全占 40%。主动脉瓣常同时受累。

二、病理生理

正常人的二尖瓣口面积为 4~6 cm²，当瓣口减小一半即出现狭窄的相应表现。瓣口面积 1.5 m² 以上为轻度狭窄、1~1.5 cm² 为中度狭窄、小于 1 cm² 为重度狭窄。重度二尖瓣狭窄时跨瓣压差显著增加，可达 20 mmHg。测量跨瓣压差可判断二尖瓣狭窄程度。当严重狭窄时，左心房压高达 25 mmHg 才能使血流通过狭窄的瓣口充盈左心室以维持正常的心排血量。

三、临床表现

一般在二尖瓣中度狭窄时始有明显症状，表现为呼吸困难、咯血、咳嗽和声音嘶哑。重度二尖瓣狭窄常有二尖瓣面容，双颧绀红。心尖区有低调的隆隆样舒张中晚期杂音，局限，不传导。

四、辅助检查

（一）心电图改变

1）二尖瓣型 P 波：P 波增宽 >0.11 秒，Ⅰ、Ⅱ、aVR、aVL 导联 P 波为双峰，峰间距离 >0.04 秒；P 波双峰，前峰高者叫第一峰型，后峰高者叫第二峰型；V_1 导联 P 波先正后负呈双向性改变，多提示左心房扩大。

2）右心室肥厚。

3）可能并发房颤、房扑、房性期前收缩、阵发性室上速等。

（二）超声检查

1）二尖瓣叶增厚，曲线反光增强。

2）二尖瓣曲线呈"城墙样"改变，前后叶同向运动。

3）左心房内径扩大。病情加重时，可见继发性右心室扩大。

（三）X 线检查

1）左心房增大，右前斜位左心房局限性食管受压，左前斜位显示左支气管抬高。

2）右心室增大。

3）主动脉结不大。

4）重者可见肺动脉段突出。

（四）心导管检查

心导管检查用于诊断困难的病例。

五、治疗

（一）一般治疗

1）风心病患者应积极预防和治疗慢性咽炎或扁桃体炎，以防风湿热反复发作。

2）无症状者避免剧烈体力活动。

3）呼吸困难者应限制体力活动，以防诱发急性肺水肿。

4）已出现右心衰竭时，可用扩血管剂、利尿剂（参见心力衰竭）。

5）重度狭窄伴心颤者，应用抗凝或抗血小板药物，以防附壁血栓形成，常用阿司匹林，每日 75～150 mg，或华法林 3 mg，每日 1 次，口服，后者需做血凝常规检测。

（二）手术治疗

对心功能在 2～3 级的单纯二尖瓣狭窄患者，宜行手术治疗。手术方法有两种：二尖瓣分离术、人工瓣膜置换术。

（三）其他

如二尖瓣球囊扩张术。

（张彩霞）

第二节 二尖瓣关闭不全

正常的二尖瓣关闭功能取决于瓣叶、瓣环、腱索、乳头肌、左心室这 5 个部分的完整结构和正常功能。这 5 个部分中的任一部分发生结构和功能的异常均可引起二尖瓣关闭不全。轻度反流，患者仅有轻微劳力性呼吸困难。重度反流（如乳头肌断裂），很快出现急性左心衰竭，甚至心源性休克。

一、病因

收缩期二尖瓣关闭依赖二尖瓣装置（瓣叶、瓣环、腱索、乳头肌）和左心室的结构和功能的完整性，其中任何部分的异常可致二尖瓣关闭不全。

二、病理生理

（一）急性二尖瓣关闭不全

收缩期左心室射出的部分血流经关闭不全的二尖瓣口反流至左心房，与肺静脉至左心房的血流汇总，在舒张期充盈左心室，致左心房和左心室容量负荷骤增，左心室来不及代偿，其急性扩张能力有限，左心室舒张末压急剧上升。左心房压也急剧升高，导致肺淤血，甚至肺水肿，之后可导致肺动脉高压和右心衰竭。

（二）慢性二尖瓣关闭不全

左心室对慢性容量负荷过度的代偿为左心室舒张末期容量增大，根据 Frank – Starling 机制使左心室心搏出量增加；加上代偿性离心性肥大，并且左心室收缩期将部分血排入低压的左心房，室壁应力下降快，利于左心室排空。因此，在代偿期左心室总的心搏出量明显增加，射血分数可完全正常。二尖瓣关闭不全通过收缩期左心室完全排空来实现代偿，可维持正常心搏出量多年，但如果二尖瓣关闭不全持续存在并继续加重，使左心室舒张末期容量进行性增加，左心室功能恶化，一旦心排血量降低即可出现症状。

三、临床表现

（一）症状

1. 急性二尖瓣关闭不全

轻度反流，仅有轻微劳力性呼吸困难。重度反流（如乳头肌断裂），很快出现急性左心衰竭，甚至心源性休克。

2. 慢性二尖瓣关闭不全

轻度二尖瓣关闭不全患者，可长期没有症状。当左心功能失代偿时，患者出现乏力、心悸、胸痛、劳力性呼吸困难等因心排血量减少导致的症状。随后，病情加重，出现端坐呼吸、夜间阵发性呼吸困难，甚至急性肺水肿，最后导致肺动脉高压、右心衰竭。

（二）体征

1. 听诊

心尖部收缩期杂音是二尖瓣关闭不全最主要的体征，典型者为较粗糙的全收缩期吹风样杂音，多向腋下及左肩胛间部传导，后瓣受损时可向心底部传导。二尖瓣脱垂时只有收缩中晚期杂音。肺动瓣第二心音亢进、分裂。

2. 其他

心尖冲动增强，向下移位；心尖区抬举样搏动及全收缩期震颤。并发肺水肿或右心衰竭时，出现相应体征。

四、辅助检查

（一）心电图检查

轻度二尖瓣关闭不全示正常心电图；中度以上关闭不全者，常示左心室肥大；左心房明显扩大者，可示 P 波双降，时限延长。

（二）X 线检查

X 线检查可见左心室扩大，肺动脉段凸出。吞饮检查可视扩大的左心房压迫食管，使其向后向右移位。右心房部可有双重阴影。

（三）超声心动图检查

M 型超声心动图可示左心房后壁曲线上有一向下之凹陷（C 凹），二维超声心动图示瓣叶反射增强，前后叶瓣尖对合时稍有错位，或有裂隙，腱索亦有增粗，左心房扩大，左心室亦扩大。多普勒超声心动图可在左心房内探及收缩期湍流频谱。

五、治疗

（一）药物治疗

可在积极预防和治疗原发病的基础上，应用以下方法：

慢性二尖瓣关闭不全无症状者无须治疗，但应长期随访。采取降低后负荷措施可降低左心室向主动脉的排血阻力，使由左心室通过关闭不全的二尖瓣向左心房的反流量减少，可口服血管紧张素转化酶抑制剂。重度心力衰竭者可采取同时降低前后负荷的措施，静脉滴注扩张动脉和小静脉的药物如硝普钠、硝酸甘油、二硝基异山梨醇酯，口服或静脉注射利尿剂可降低前负荷；应用强心剂可使前向排血量增加。对于房颤者，应采取减慢心率的措施，同时长期应用抗凝药物预防血栓栓塞。

急性患者常突然发生急性左心衰竭，静脉滴注硝普钠、硝酸甘油等可通过扩张小静脉和小动脉降低前后负荷，减少反流量，增加前向排血量，从而缓解肺淤血、肺水肿。在应用药物控制症状的基础上，根据病情，行紧急或择期手术治疗。

（二）手术治疗

慢性关闭不全心功能 3～4 级患者，症状明显，则需内科治疗后考虑手术。手术方法有二尖瓣修补术和人造瓣膜替换术。

（张彩霞）

第三节　主动脉瓣关闭不全

主动脉瓣位于左心室和主动脉的连接处，当左心室收缩时，主动脉瓣开放，血液经过主动脉瓣流入主动脉。当左心室舒张时，主动脉瓣关闭，这时主动脉的压力高于左心室的压力。由于密闭的血管和血管的弹性产生舒张压，主动脉瓣关闭之后，心室进入舒张期，此时血液经过冠状动脉灌注心脏。主动脉瓣关闭不全时，左心室收缩期向主动脉排血，舒张期血液倒流入左心室。根据主动脉瓣关闭不全的严重程度，倒流的血量占左心室排出血量的 10%～60% 甚至更多。

一、病因

许多引起主动脉瓣狭窄的常见原因也可引起主动脉瓣关闭不全；主动脉瓣的退行性钙化病变由于瓣叶固定不能完全闭合；风湿性主动脉瓣的病变由于瓣叶卷缩、变硬，造成不能闭合；主动脉瓣的二瓣畸形由于瓣叶的纤维化和钙化均可造成主动脉瓣的关闭不全。另外，由于主动脉瓣环中层囊性坏死，造成主动脉瓣环弹力纤维的退行性病变，主动脉瓣环的扩张也引起主动脉瓣关闭不全。此外，任何升主动脉的扩张、动脉瘤、夹层动脉瘤均可造成主动脉瓣的关闭不全。最后，主动脉瓣叶的黏液性退行性病变造成主动脉瓣的变薄、脱垂以及感染性心内膜炎造成的瓣叶的穿孔、损坏，也是造成主动脉瓣关闭不全的常见原因。

二、病理生理

舒张期血流从主动脉反流至左心室，左心室除接受左心房的血液外，还接受从主动脉反流的血液，使左心室舒张期容量增加，左心室收缩期心搏量大，左心室收缩末期压、左心房及肺静脉压可较长期无明显增高，故左心衰竭出现甚晚。左心室心搏量增大、收缩压增高，主动脉内血液反流至左心室使舒张压降低，故脉压增大而引起周围血管征。舒张压降低使得冠状动脉血流减少、左心室肥大及左心室内压增加引起心肌耗氧量增加，可产生心肌缺血，促使左心衰竭。

三、临床表现

主动脉瓣关闭不全使心脏排到升主动脉的一部分甚至大部分血液倒流回左心室，左心室在每次心脏舒张期接受从升主动脉和左心房两处的血量，使左心室的负荷增加，左心室又通过用力收缩，将这些过多的血液排射到升主动脉，这使左心室的做功增加。早期左心室通过增加心肌的收缩力来代偿，以后逐渐出现左心室心肌肥厚，再进一步出现左心室扩张，进行性左心室扩张导致左心室收缩功能下降，射血分数下降，左心室扩张到一定程度，不能维持必需的心排血量时，必然出现左心室充血性心力衰竭。有时左心室的衰竭即使是第一次，也有可能是不可逆的，这使患者丧失进一步救治的机会。大量的主动脉瓣反流同时造成心脏舒张压下降，心脏在舒张期对冠状动脉的灌注减少，患者可出现心绞痛的症状。左心室的舒张压升高引起左心房的压力增加，导致左心房增大，出现房颤。

四、辅助检查

（一）X 线检查

X 线检查见左心室增大，心影呈靴形，主动脉弓轻度扩张。

（二）心电图检查

心电图检查示电轴左偏、左心室肥大及劳损。

（三）超声心动图检查

超声心动图检查见主动脉瓣关闭不全，主动脉瓣下舒张期湍流。

五、治疗

在预防和治疗原发病的基础上，主要用药物调整心功能。根本的治疗方法为人工瓣膜置换术。

（一）药物治疗

降低主动脉压力，应用主要扩张动脉的血管扩张剂，降低收缩压和舒张压，使收缩期有更多的血液从左心室泵入动脉，收缩末左心室内余血量减少；舒张期主动脉压力降低，反流量减少，舒张期末心室压力减低，有利于心功能的维持，推迟手术时间。可选用硝苯地平，此药有一定的负性肌力作用。当心力衰竭明显时以选用血管紧张素转化酶抑制剂优于硝苯地平，适当选用强心剂也是维持心功能的必要手段之一。对于急性主动脉瓣关闭不全伴发急性左心衰竭、肺淤血、肺水肿者可静脉滴注硝普钠，降低前后负荷，缓解肺水肿。一般患者需要定期随访观察心功能状态，在心功能受到不可逆性损害之前行人工瓣膜置换术为宜。

（二）手术治疗

1. 人工瓣膜置换术

适用于有症状，左心室功能不全（EF < 50%），左心室明显扩大（舒张末内径 > 70 mm，收缩末内径 > 50 mm）者。重度主动脉瓣关闭不全，有症状而无明显禁忌证和并发症者也应施行手术。

2. 瓣膜修复术

较少用，通常不能完全消除主动脉瓣反流。仅适用于感染性心内膜炎主动脉瓣赘生物或穿孔；主动脉瓣与其瓣环撕裂。由升主动脉动脉瘤使瓣环扩张所致的主动脉瓣关闭不全，可行瓣环紧缩成形术。

（三）急性主动脉瓣关闭不全的治疗

严重的急性主动脉瓣关闭不全迅速发生急性左心衰竭、肺水肿和低血压时，极易导致死亡，故应在积极内科治疗的同时，及早采用手术治疗，以挽救患者的生命。术前应静脉滴注正性肌力药物如多巴胺或多巴酚丁胺和血管扩张剂如硝普钠，以维持心功能和血压。

（张彩霞）

第四节　主动脉瓣狭窄

一、病因

主要由风湿热的后遗症、先天性主动脉瓣结构异常或老年性主动脉瓣钙化所致。由于左心室流出道的出口为主动脉口，成人主动脉瓣口面积 ≥ 3.0 cm^2，当主动脉瓣口面积缩小至正常的1/3或更多时，才会对血流产生阻塞。

二、病理

病理特点是瓣叶呈纤维性肥厚，交界部粘连融合，可伴有不同程度的关闭不全。

三、病理生理

成人主动脉瓣口 ≥3.0 cm²。当瓣口面积减少一半时，收缩期仍无明显跨瓣压差。瓣口 ≤1.0 cm² 时，左心室收缩压明显升高，跨瓣压差显著。

对慢性主动脉瓣狭窄所致的压力负荷增加，左心室的主要代偿机制是通过进行性室壁向心性肥厚以平衡左心室收缩压升高，维持正常收缩期室壁应力和左心室心排血量。左心室肥厚使其顺应性降低，引起左心室舒张末压进行性升高，因而使左心房的后负荷增加，左心房代偿性肥厚。肥厚的左心房在舒张末期的强有力收缩有利于僵硬左心室的充盈，使左心室舒张末容量增加，达到左心室有效收缩时所需水平，以维持心搏出量正常。左心房的有力收缩使肺静脉和肺毛细血管免于持续的血管内压力升高。左心室舒张末容量直至失代偿的病程晚期才增加。最终由于室壁应力增高、心肌缺血和纤维化等导致左心室功能衰竭。

严重主动脉狭窄引起心肌缺血。其机制为：①左心室壁增厚、心室收缩压升高和射血时间延长，增加心肌耗氧量；②左心室肥厚，心肌毛细血管密度相对减少；③舒张期心腔内压力增高，压迫心内膜下冠状动脉；④左心室舒张末压升高致舒张期主动脉—左心室压差降低，减少冠状动脉灌注压。后两者减少冠状动脉血流。运动增加心肌工作和耗氧量，心肌缺血加重。

四、临床表现

（一）心绞痛

60%有症状患者常由运动诱发，休息后缓解。发生于劳累后，也可发生在静息时，表明与劳累和体力活动不一定有关。其产生的机制可能是由心肌肥厚，心肌耗氧量增加以及继发于冠状动脉过度受压所致的供氧减少，左心室收缩期室壁张力过高。

（二）眩晕或晕厥

约30%的患者有眩晕或晕厥发生，其持续时间可短至1分钟或长达半小时。部分患者伴有阿—斯综合征或心律失常。眩晕或晕厥常发生于劳动后或身体向前弯曲时，有时在静息状态，突然改变体位或舌下含服硝酸甘油治疗心绞痛时诱发。其产生机制尚不清楚，可能与下列因素有关：①劳动使周围血管扩张，而狭窄的主动脉口限制了心输出能力相应增加，导致脑供血不足；②发生短暂严重心律失常，导致血流动力学障碍；③颈动脉窦过敏。

（三）呼吸困难

劳力性呼吸困难往往是心力衰竭的表现，常伴有疲乏无力。随着心力衰竭的加重，可出现夜间阵发性呼吸困难、端坐呼吸、咳粉红色泡沫样痰。

（四）猝死

猝死占 10%～20%，多数病例猝死前常有反复心绞痛或晕厥发作，但亦可为首发症状。其发生的原因可能与严重的、致命的心律失常（如室颤等）有关。

（五）多汗和心悸

此类患者出汗特别多，由于心肌收缩增强和心律失常，患者常感到心悸，多汗常在心悸后出现，可能与自主神经功能紊乱、交感神经张力增高有关。

五、辅助检查

（一）X 线检查

早期心影可正常，晚期心力衰竭时有左心室大及肺淤血征象。升主动脉根部常因收缩期血流急促喷射冲击而有狭窄后扩张。可见主动脉瓣钙化。

（二）心电图

左心室肥大伴 ST－T 改变，少数患者可有左束支传导阻滞。

（三）超声心动图

超声心动图是判断狭窄程度和明确诊断的重要方法。M 型超声心动图诊断主动脉瓣狭窄不敏感且缺乏特异性。二维超声心动图能观察到瓣膜收缩期开放情况，瓣叶的数目、增厚、钙化和活动度，瓣口面积、形态及瓣环的大小等瓣膜结构，左心室向心性肥厚的程度，室壁的运动，还可了解心腔的大小、功能等。多普勒超声可诊断主动脉瓣狭窄并估计狭窄的程度。

六、治疗

（一）一般治疗

限制体力活动，以防晕厥及心绞痛，并特别注意预防感染性心内膜炎。有症状者，如心力衰竭、心绞痛应给予相应的内科处理。治疗及预防心律失常以避免猝死的发生。

（二）药物治疗

定期随访和复查超声心动图。洋地黄类药物可用于心力衰竭患者，使用利尿剂时应注意防止血容量不足，宜避免使用 β 受体阻滞剂，因其可抑制心肌功能，诱发左心衰竭。硝酸酯类药物可缓解心绞痛症状。

（三）介入和手术治疗

关键是解除主动脉瓣狭窄，降低跨瓣压力阶差。

1. 经皮穿刺主动脉瓣球囊扩张术

其能即刻减小跨瓣压差，增加心排血量和改善症状。适应证为儿童和青少年先天性主动脉瓣狭窄；风湿活动以及感染性心内膜炎。

2. 直视下主动脉瓣交界分离术

其可有效改善血流动力学，手术病死率低于2%，但10～20年可继发瓣膜钙化和再狭窄，需再次手术。适用于儿童和青少年先天性主动脉瓣狭窄且无钙化的患者。

（张彩霞）

第五节　多瓣膜病

2个或2个以上瓣膜同时或先后受累者，称多瓣膜病。多瓣膜病使病情加重。最常见风心病，其主动脉瓣病变并发二尖瓣病变为最常见的多瓣膜病。二尖瓣狭窄并发主动脉瓣关闭不全时，二尖瓣狭窄的舒张期杂音可以减轻，主动脉瓣关闭不全的周围血管征可不明显。二尖瓣狭窄并发主动脉瓣狭窄时，二尖瓣狭窄的舒张期杂音及主动脉瓣狭窄的收缩期杂音都可以减弱。

一、病因

引起多瓣膜病因有以下几种。

1）一种疾病同时损害几个瓣膜，最常见为风心病，约1/2有多瓣膜损害。黏液样变性可同时累及二尖瓣和三尖瓣，二尖瓣脱垂伴三尖瓣脱垂不少见。

2）一个瓣膜损害致心脏容量或压力负荷过度相继引起近端瓣膜功能受累，如主动脉瓣关闭不全使左心室容量负荷过度而扩大，产生继发性二尖瓣关闭不全；二尖瓣狭窄伴肺动脉高压导致肺动脉瓣和三尖瓣继发性关闭不全。

3）不同疾病分别导致不同瓣膜损害，较少见，如先天性肺动脉瓣狭窄伴风湿性二尖瓣狭窄。

二、病理生理

血流动力学特征和临床表现取决于受损瓣膜的组合形式和各瓣膜受损的相对严重程度。

1. 严重损害掩盖轻损害

各瓣膜损害程度不等时，严重者所致血流动力学异常和临床表现突出，常掩盖轻的损害，导致后者漏诊。

2. 近端瓣膜损害较显著

各瓣膜损害程度大致相等时，近端（上游）瓣膜对血流动力学和临床表现的影响较远端者大，如二尖瓣和主动脉瓣联合病变时，二尖瓣对血流动力学和临床表现更有影响。

3. 总的血流动力学异常明显

多瓣膜受损时，总的血流动力学异常较各瓣膜单独损害者严重。两个体征轻的瓣膜损害可产生较明显的症状。

三、常见多瓣膜病

（一）二尖瓣狭窄和主动脉瓣关闭不全

二尖瓣狭窄和主动脉瓣关闭不全为风心病常见组合形式，约 2/3 严重二尖瓣狭窄患者伴主动脉瓣关闭不全，其中 10% 有严重风湿性主动脉瓣关闭不全，但易被漏诊。严重的主动脉瓣关闭不全并发的二尖瓣狭窄可被漏诊，第一心音亢进和二尖瓣拍击音提示二尖瓣狭窄的可能，要注意与 Austin – Flint 杂音鉴别。

（二）二尖瓣狭窄和主动脉瓣狭窄

二尖瓣狭窄和主动脉瓣狭窄较少见。严重二尖瓣狭窄和主动脉瓣狭窄并存时，前者可掩盖后者的临床表现。二尖瓣狭窄致前向心排血量减少，使跨主动脉瓣压力阶差和左心室收缩压下降，从而延缓左心室肥厚和减少心肌耗氧量，心绞痛发生减少。由于心排血量明显减少，跨主动脉瓣压差降低，因而可低估主动脉瓣狭窄的严重程度。

（三）二尖瓣关闭不全并发主动脉瓣关闭不全

二尖瓣关闭不全并发主动脉瓣关闭不全较少见，通常以主动脉瓣反流的表现为主。由于两个瓣膜的反流均加重左心室的舒张期负荷，后果常较严重。有时经主动脉瓣反流至左心室的血再经关闭不全的二尖瓣反流至左心房甚至进入肺静脉。极易造成肺水肿。

（四）二尖瓣关闭不全并发主动脉瓣狭窄

二尖瓣关闭不全并发主动脉瓣狭窄是一种危险情况。主动脉瓣狭窄使左心室的血液流出受阻，从而加重二尖瓣反流，同时二尖瓣反流又可降低主动脉瓣狭窄时借以维持左心室排血量所必需的心室前负荷。综合的结果是心排血量下降，左心房和肺静脉压明显增高。

四、治疗

内科治疗同单瓣膜损害者。手术治疗为主要措施。多瓣膜人工瓣膜置换术死亡危险高，预后不良，术前确诊和明确相对严重程度对治疗决策至关重要，如严重二尖瓣狭窄可掩盖并存的主动脉瓣疾病，如果手术仅纠正前者，将致左心室负荷剧增，引起急性肺水肿，增加手术死亡率。左心人工瓣膜置换术时，如不对明显受累的三尖瓣做相应手术，术后临床改善不佳。继发于主动脉瓣关闭不全的二尖瓣关闭不全，轻者于主动脉瓣置换术后可缓解，较重者需做瓣环成形术。因此，术前应用左、右心导管检查和心血管造影以确定诊断。有些情况，如三尖瓣损害在手术中方可确诊。

（张彩霞）

第六节　心脏瓣膜病的监测与护理

1）卧床休息，呼吸困难时取半卧位，室内保持阳光充足、空气流通。

2）有心力衰竭者，应根据病情给予氧气吸入，或间断吸氧。

3）高热患者按发热常规处理。

4）做好患者的生活护理，对绝对卧床患者应随时满足其生活上的需要，关心开导患者，消除其悲观情绪，鼓励其树立战胜疾病的信心，积极配合治疗。

5）病情观察

（1）严密观察体温、心率、心律、血压、呼吸、咳嗽及咳血痰，注意有无并发症出现。服用洋地黄或奎尼丁时，密切观察疗效及不良反应。

（2）根据病情需要配合医生做血流动力学监测。应用洋地黄时禁用钙剂，以免发生协同作用，导致洋地黄中毒。一旦有风湿活动，如发热、红斑、血沉快，应按医嘱给抗风湿治疗及休息。单纯二尖瓣狭窄需做二尖瓣球囊扩张的患者，应做好术前准备及术后护理。

6）健康指导

（1）鼓励患者进食高蛋白、富含维生素、低脂肪、易消化的饮食，有心力衰竭者应限制钠盐摄入。

（2）育龄妇女做好节育。

（3）日常生活中适当锻炼，加强营养，提高机体抵抗力。注意防寒保暖，避免感冒和呼吸道感染，避免与上呼吸道感染、咽炎患者接触，一旦发生感染应立即用药治疗。

（4）在拔牙、内镜检查、导尿、分娩、人工流产等操作前应告诉医生自己有风心病史，以便于预防性使用抗生素。劝告扁桃体反复发炎者在风湿活动控制后 2～4 个月手术摘除扁桃体。

（5）告诉患者坚持按医嘱服药的重要性，提供有关药物使用的书面材料，并定期门诊复查，防止病情进展。

（张彩霞）

第十章　感染性心内膜炎

感染性心内膜炎（IE）是由病原体循血行途径引起的心内膜、心瓣膜或邻近大动脉内膜的感染并伴赘生物的形成的疾病。心内膜如有微生物，包括细菌、病毒和真菌等感染，在瓣叶上形成赘生物，并能延伸至腱索及心室、心房、室间隔的内膜。此外，某些心外的先天性血管疾病，如主动脉缩窄、动脉导管未闭也能形成上述病理变化，从而发生临床症状。

感染性心内膜炎的年发病率为（3～10）/10 万人，以往多见于年轻心脏瓣膜病（以风心病为主）患者，目前多见于与医疗活动有关的老年患者（无明确瓣膜疾病者或人工心脏瓣膜置换者）。

心脏病变主要侵犯左侧心脏，多见的为主动脉瓣和二尖瓣的轻至中度关闭不全，右侧较少见。

一、病因

在原有心脏或血管疾患的基础上并发细菌或真菌感染，早期研究结果显示最常见的细菌为草绿色链球菌，其次为金黄色葡萄球菌、革兰阴性杆菌，真菌培养阳性者有9.3%。最近研究结果显示最常见的为金黄色葡萄球菌，其次为链球菌。感染性心内膜炎也可发生在正常心脏，最常见的心脏病病因为风湿性心脏瓣膜病变，常见为主动脉瓣或二尖瓣关闭不全；其次为先天性心血管畸形，或曾有心脏外科手术史，包括人造瓣膜置换术。最新资料显示，人工心脏瓣膜病变、退行性瓣膜钙化、静脉注射吸毒等导致的感染性心内膜炎不断增加，而这些多与临床侵入性医疗操作引起的菌血症有关。

二、发病机制

在心脏瓣膜病损、先天性心血管畸形等心脏基础病变处，存在着异常的血流压力阶差，产生血流的强力喷射和涡流。高速喷射的血流强力地撞击低压腔侧心内膜，使心内膜损伤，胶原暴露，引起血小板和纤维蛋白沉积，形成血小板纤维蛋白微栓，并可机化，为细菌的黏着创造了条件。另外，涡流可使病原体沉淀于低压腔的近端、血液异常流出处的受损心内膜上。在正常人的血液中，虽时常有少数细菌由口腔、鼻、咽部及其他部位侵入而引起菌血症，但大多为时短暂，很快被抗体清除。反复的菌血症可使机体产生特异性抗体，尤其是凝集素，可使细菌凝集成团，黏附于血小板纤维蛋白微栓上，从而引起感染。另外，有些细菌有很强的黏着力，对富含纤维素之类的糖蛋白的心内膜、瓣膜表面有较强的黏着力，当大量细菌入侵血液后，即可黏着、繁殖，引起炎症。黏着力最强的细菌为金黄色葡萄球菌及肠球菌，其次为草绿色链球菌、表皮葡萄球菌及绿脓杆菌，最差的是大肠杆菌。

免疫对感染性心内膜炎的发病和治疗亦起着一定的作用，瓣膜感染后所产生的免疫反应可引起无菌性关节炎、关节痛以及肾脏损害。过去认为感染性心内膜炎并发弥散性肾小球肾炎是微小栓子引起肾栓塞所致，但近年来认为，它是一种免疫复合物所致疾病。本病患者血液中补体（主要为 C3）浓度降低，说明其在抗原抗体反应中被结合掉，循环血液中出现的抗原抗体复合物，采用免疫荧光检查，可在电镜下观察到肾小球基底膜上有抗原抗体复合物沉积。再者，感染性心内膜炎并发弥散性肾小球肾炎患者死亡之后，尸检时其肾小球洗脱液能与生前培养出的细菌发生特异性结合。

主动脉瓣关闭不全时，常见的感染部位在主动脉瓣的左心室面和二尖瓣腱索上；二尖瓣关闭不全时，感染灶位于二尖瓣的心房面和左心房内膜上；室间隔缺损则位于左右心室间隔缺损处的内膜面和肺动脉瓣的心室面。但当缺损面积大到引起左右心室不存在压力阶差或并发肺动脉高压使分流量减少时，则不易患本病。

心脏外科手术时，污染的人造瓣膜、缝合材料、器械等容易使术后出现菌血症。同时，手术时血液经过体外循环转流后，其吞噬作用被消除、破坏，减弱了对病原体的清除能力。这些都参与形成术后感染性心内膜炎。

三、病理

感染性心内膜炎的基本病理变化是心内膜赘生物，由血小板、纤维蛋白、红细胞、白细胞和感染病原体沉着而组成，可延伸至腱索、乳头肌和室壁内膜，赘生物底下的心内膜可有炎症反应和灶性坏死。心脏各瓣膜均可累及，以二尖瓣和主动脉瓣关闭不全最常见，在病变严重时，心瓣膜可形成深度溃疡，甚至发生穿孔，偶可见乳头肌腱索断裂。由于赘生物质脆、易碎落成感染栓子，随大循环血流播散到身体各部位产生栓塞和脓肿；来自左心者多至脾、脑、肾、四肢，也可至心肌并由支气管动脉常至肺；来自右心者常至肺。栓塞阻碍血流，或使血管壁破坏，管壁囊性扩张形成细菌性动脉瘤，常为致命的并发症。如脑部的动脉滋养血管栓塞而产生动脉瘤，往往可突然破裂引起脑室内或蛛网膜下隙出血导致死亡。微栓堵塞皮肤、黏膜血管可致结节及出血疹。感染病原体后与体内产生的相应抗体结合成免疫复合物，沉着于肾小球的基膜上引起微血管炎，可发生显微镜下血尿、球性肾炎，还可致心肌炎、皮肤及眼底出血性损害及弥散性脑炎。严重者可引起肾衰竭。

四、临床表现

多发于青壮年，男:女为2:1，患者常有获得性或先天性心脏病病史，如风湿性心瓣膜病、法洛四联症、动脉导管未闭等。多数患者无前驱症状，部分近期有手术、器械检查或感染史，起病缓慢而无特异性。

（一）感染性中毒症状

发热最常见，热型多不规则，可呈弛张热、间歇热，体温多在38～39℃，也可高达40℃，伴以寒战。其他症状有全身乏力、食欲缺乏、体重减轻、出汗、肌肉关节疼痛和进行性贫血，半数以上患者脾大，约30%患者呈杵状指。

（二）心脏病变

赘生物形成和脱落、瓣膜穿孔、腱索断裂致心脏杂音的性质、部位常不断改变是本病的特征，并可出现新杂音；心力衰竭常见，与瓣膜结构破坏和心肌受损有关；心律失常，以房颤、期前收缩较常见，约15%的患者出现一度房室传导阻滞。

（三）重要脏器栓塞

脏器栓塞是重要的表现之一，仅次于心力衰竭，可在发病后数天或数月出现，全身大动脉及重要器官均可发生栓塞，发生率在 36%～66%，依次为脑血管栓塞，肾、脾、肺、肠系膜、四肢、视网膜动脉栓塞，皮肤黏膜栓塞。

1. 脑血管栓塞

脑血管栓塞占 32.2%～42%，好发于大脑中动脉及其分支，表现为头痛、偏瘫。

2. 肾动脉栓塞

肾动脉栓塞占 10%～21.9%，可出现腰痛、腹痛、蛋白尿、血尿或菌尿。

3. 脾动脉栓塞

脾动脉栓塞占 10%～16.4%，可突然出现左上腹痛，可放射至左肩、心前区左胁肋部，伴有脾肿大、压痛、发热，脾区有摩擦音。极少数病例出现脾破裂或脾动脉瘤破裂导致腹腔感染、膈下脓肿、内脏出血甚至死亡。

4. 肺动脉栓塞

肺动脉栓塞占 3%～11.6%，多发生于原有先天性心脏病的病例，因左侧心瓣膜赘生物可通过未闭卵圆孔、缺损房，室间隔发生肺栓塞，表现为突然剧烈胸痛、咯血、气短、发绀或休克，胸部 X 线片可见大片楔状或不规划小块阴影。

5. 肠系膜动脉栓塞

肠系膜动脉栓塞占 6%，表现为腹部剧痛、肌紧张、反跳痛、血便等，易与急腹症相混淆。

6. 四肢动脉栓塞

四肢动脉栓塞占 4%，表现为突然肢体剧痛、局部发凉、苍白、发绀、动脉搏动消失。

7. 视网膜动脉栓塞

视网膜动脉栓塞占 2.5%，表现为突然的完全或部分视力丧失。

8. 皮肤黏膜栓塞

皮肤黏膜栓塞现比以往少见，典型者表现为中心呈灰白色淤血点，多见于睑结膜、口腔黏膜、胸前和四肢皮肤。有时手指或足趾末端掌面可出现微隆起的紫红色瘀斑，直径为 5～10 mm 大小，有压痛，这种栓塞小结称欧氏结。

（四）临床特殊类型

以下感染性心内膜炎较为难治，容易复发，病死率较高。

1. 金黄色葡萄球菌性心内膜炎

起病急，病情重，全身中毒症状严重，常侵害二尖瓣和主动脉瓣及其他正常心脏瓣膜，临床表现为显著的心脏杂音和心律失常、心力衰竭，并有多个脏器感染和脓肿。

2. 革兰阴性杆菌性心内膜炎

常见致病菌有大肠杆菌、绿脓杆菌、产碱杆菌、变形杆菌、副伤寒杆菌等，经肠道或尿道感染而引起严重心内膜炎和瓣膜损害。临床表现为高热、寒战，并有心音及心律明显变化。

3. 肠球菌性心内膜炎

近年来发病有上升趋势，此菌对心瓣膜破坏性极大，难以治愈，常来自泌尿生殖道和前列腺的感染。

4. 真菌性心内膜炎

真菌性心内膜炎多为念珠菌、曲菌、组织胞浆菌、隐球菌感染，赘生物大而脆，易导致大血管栓塞和严重的瓣膜功能障碍，又因抗真菌药物疗效不高和毒性较大，预后极差，大多数应争取手术治疗以降低死亡率。

5. 药瘾性感染性心内膜炎

由于药瘾者习惯滥用麻醉剂于胃肠道外注射，可直接将微生物注射入静脉或局部发生蜂窝织炎及静脉炎，使感染性心内膜炎发病率明显增加。这种危及生命的疾病较难诊断和治愈，需长期住院治疗。

6. 老年性感染性心内膜炎

近年来发现一系列报道中，感染性心内膜炎平均年龄已由过去的接近 50 岁上升为 60 岁以上，占感染性心内膜炎病例的 20% ~ 50%。多认为退变性心内膜疾病、动脉硬化性心脏病是老年人罹患感染性心内膜炎的重要基础。上呼吸道及泌尿生殖道感染（有无器械操作史）、糖尿病、营养不良、拔牙、压疮和介入性及外科手术操作是重要的病因。起病隐匿，临床表现不典型，病情危险，易出现严重并发症，病死率较高。因此，应提高对本病的认识，及早诊治。

7. 复发性感染性心内膜炎

复发性感染性心内膜炎是指正规的抗生素治疗结束后 6 个月内，或在治疗过程中又出现感染征象或血培养阳性再度出现，系深藏于赘生物中的微生物不易杀尽，或抗生素治疗不够强效所致，病死率较高。

8. 右心感染性心内膜炎

临床少见，多发生在左向右分流的先天性心脏病或右心介入手术者。患右心感染性内膜炎后，可累及三尖瓣、肺动脉瓣，发生关闭不全，表现为肺部症状、右心衰竭，赘生物脱落引起肺动脉栓塞，产生 ARDS。

9. 人工心脏瓣膜性心内膜炎

此病为置换瓣膜严重的并发症，病死率较高。在术后的早期，多由表皮葡萄球菌、类白喉杆菌、革兰阴性杆菌和真菌所引起。在迟发性感染中，链球菌为最常见的致病菌。人造生物瓣心内膜炎主要破坏瓣叶产生关闭不全，很少产生瓣环脓肿；而机械瓣感染主要累及瓣环附着处，造成瓣环和瓣膜缝合处的缝线脱落，导致关闭不全及溶血，易形成瓣环脓肿且易扩散，引起邻近心肌组织及其他脏器脓肿和栓塞。

五、辅助检查

（一）常规项目

1. 尿常规检查

镜下常有血尿和轻度蛋白尿。肉眼血尿提示肾梗死。红细胞管型和大量蛋白尿提示弥漫性肾小球肾炎。

2. 血常规检查

亚急性感染性心内膜炎患者常见正色素性正细胞性贫血，白细胞计数正常或轻度升高，分类计数轻度左移。可有"耳垂组织细胞"现象，即揉耳垂后穿刺的第一滴血液涂片时可见大量单核细胞，是单核—吞噬细胞系统过度受刺激的表现。急性感染性心内膜炎常有血白细胞计数增高，并有核左移。血沉升高。

（二）免疫学检查

80%的患者血清出现免疫复合物，25%的患者有高丙种球蛋白血症。亚急性感染性心内膜炎病程在6周以上的患者，有50%类风湿因子阳性。当并发弥漫性肾小球肾炎时，血清补体可降低。免疫学异常表现在感染治愈后可消失。

（三）血培养

血培养是诊断菌血症和感染性心内膜炎的最有价值的方法。近期未接受过抗生素治疗的患者血培养阳性率可高达95%。血培养的阳性率降低，常由2周内用过抗生素或采血、培养技术不当所致。

（四）X线检查

肺部多处小片状浸润阴影，提示为脓毒性肺栓塞所致的肺炎。左心衰竭时可有肺淤血或肺水肿征。主动脉增宽可由主动脉细菌性动脉瘤所致。

（五）心电图检查

急性感染性心内膜炎患者可见心肌梗死心电图表现。主动脉瓣环或室间隔脓肿的患者可出现房室、室内传导阻滞的情况。

（六）超声心动图检查

超声心动图检查发现赘生物、瓣周并发症等支持心内膜炎的证据，对明确感染性心内膜炎诊断有重要价值。经胸超声心动图可以检出 < 5 mm 的赘生物，敏感性高达95%。

（七）其他

1）细菌性动脉瘤有时需经血管造影协助诊断。

2）CT 检查有助于脑梗死、脓肿和出血的诊断。

六、诊断

对不明原因发热 1 周以上伴有心脏杂音，伴或不伴栓塞表现，均应考虑本病的诊断。血培养阳性或超声心动图发现赘生物有确诊价值。对于无发热或无心脏杂音或血培养阴性者，如有不能解释的贫血、心瓣膜病变进行性加重、顽固性心力衰竭、反复周围动脉栓塞、多发性肺栓塞、肾脏损害等均应考虑本病的诊断。

七、治疗

（一）抗生素治疗

1. 一般原则

1）应用要早，治疗成功的关键在于早期诊断和早期治疗。于采血培养后即可根据情况选用抗生素，先根据经验给药，3 天后视病情再做调整。

2）用杀菌药，长时间应用无严重毒性作用的药物，并且加用有协同作用的药物，具有以上特点的药物以青霉素为首选，其与链霉素、卡那霉素或庆大霉素合用有协同作用。

3）剂量要足，通常需要维持抗生素血清浓度为杀菌水平的 4 倍以上。

4）疗程要长，一般在 4 周以上。致病菌对抗生素敏感度较差，或有并发症的患者，疗程宜延长至 8 周。

2. 选用抗生素的原则及用法

在临床上拟诊为感染性心内膜炎的患者，先连续抽血 3 ~ 5 次送血培养，之后即开始抗生素治疗，一般在获得血培养结果之前先按临床入侵途径推测最可能的致病菌感染选择药物，待血培养报告出来后再按药物的敏感试验调整。对临床高度怀疑本病，而血培养反复阴性者，可凭经验按肠球菌及金黄色葡萄球菌感染选用药物，同时做血培养和血清学检查除外真菌、支原体、立克次体引起的感染。具体用药考虑如下。

1）鉴于金黄色葡萄球菌感染近年来有增加趋势，已成为常见的致病菌，可用新型青霉素，如苯唑西林、氯唑西林、氨氯青霉素，剂量一般为每日 6 ~ 12 g 静脉滴注，病重者宜联合用药，可加用阿米卡星每日 0.4 g；庆大霉素每日 16 万 ~ 24 万 U；林可霉素每日 1.8 ~ 2.4 g 静脉滴注；也可选用头孢类抗生素。若对青霉素过敏或对以上药物耐药时，可应用万古霉素每日 2 g，分 2 次静脉滴注。治疗过程中应仔细检查是否有必须处理的转移病灶或脓肿，避免细菌从这些病灶再度引起心脏病变处的种植。

2）草绿色链球菌目前仍是常见的致病菌。首选青霉素每日 800 万 ~ 1 000 万 U 静脉滴注，同时加用氨基糖苷类药物，如庆大霉素、阿米卡星、妥布霉素。青霉素属细胞壁抑制剂类，和氨基糖苷类药物合用，可对后者进入细胞内起作用。对青霉素过敏者，可选用红霉素、万古霉素类。

3）革兰阴性杆菌引起的心内膜炎病死率较高，可采用氨苄西林、羧苄西林、哌拉西林等同时加用基糖苷类药物，也可用头孢类抗生素静脉滴注。

4）真菌性心内膜炎病死率在 80% ~ 100%，且抗真菌治疗期间应早期手术切除受累的瓣膜组织。药物治疗可选用酮康唑，每日 1 次口服，或氟胞嘧啶每日 2 ~ 8 g，口服或静脉注射；或两性霉素 B，其虽较上述两药作用强，但不良反应较大，剂量为每日 0.05 ~ 0.10 mg/kg，静脉滴注，滴注时间不少于 6 小时。

5）绿脓杆菌感染者，可联合用羧苄西林和庆大霉素。某些厌氧菌或立克次体感染时，可用四环素。厌氧菌感染还可用甲硝唑静脉滴注。

3. 下列情况可在强效抗生素治疗下配合使用肾上腺皮质激素

1）革兰阴性杆菌感染伴有内毒素性休克。

2）毒血症严重，发热持续不退。

3）当应用抗真菌药两性霉素 B 治疗发生严重药物反应时，可在用药前先静脉注射氢化可的松。

4）并发顽固性心力衰竭或完全性房室传导阻滞。

5）对抗生素有严重过敏反应。

多选用氢化可的松或地塞米松短期静脉滴注。

（二）加强对症支持治疗

可少量多次输新鲜血、冻干血浆或人体白蛋白、多种氨基酸等，适当应用营养心肌的药物，注意水、电解质平衡。

（三）手术治疗

手术治疗已成为药物治疗的重要辅助手段，手术适应证为：①难治性心力衰竭；②难以控制的感染（持续培养阳性）；③瓣膜破坏，腱索或乳头肌断裂；④瓣周或心肌脓肿伴心脏传导阻滞；⑤真菌性心内膜炎；⑥多数的早期门静脉栓塞；⑦动脉瘤切除术；⑧1 次以上大的栓塞事件且赘生物较大。

决定手术时机的关键是患者的血流动力学状态，而不是感染是否已得到控制，即术前是否有活动性感染并不是主要问题，如有急性心力衰竭应尽早手术，术后应给予有效用药达到足够长的疗程。一般为 4 ~ 6 周。

八、护理

（一）一般护理

1）病情严重时应卧床休息，随着病情好转，实施渐进性活动计划。在适量活动中注意患者的反应，观察有无出汗、头昏、软弱、血压和心率变化等，发现异常应及时调整活动量。

2）给予高热量、高蛋白、高维生素、易消化的半流质饮食或软食，补充热量的消耗，做好口腔护理，以增进食欲。

3）发热时采取物理降温，必要时遵医嘱给予药物降温，注意降温效果，防止受凉感冒。

4）耐心解释患者提出的疑虑，鼓励患者树立信心，配合治疗，以利康复。

（二）病情观察与护理

1）密切观察病情变化，随时注意体温、脉搏、呼吸、血压、心律的改变。仔细观察瘀点的好发部位，如上肢、口腔黏膜、睑结膜、前胸、手足等处有无瘀点出现，一旦发现，即可为诊断提供依据。加强对栓塞症状的观察，及时发现栓塞现象及心力衰竭表现。出现病情变化时及时通知医生，并做好相应的抢救及护理。

2）早期治疗给予大剂量抗生素时，注意用药前做药敏试验及观察用药后反应。

3）当肢体栓塞处发生疼痛时，可用热水袋或湿热敷，以改善血液循环，减轻疼痛。有腰痛、血尿应及时留尿检查。有偏瘫时按瘫痪患者护理常规护理。肺栓塞咯血、呼吸困难时给半卧位，同时给予氧气吸入。有胸痛、休克症状时应及时配合抢救。

4）当栓塞患者需行抗凝治疗时，应密切注意出血倾向及有关护理。

5）患者发生心力衰竭时，按心力衰竭护理常规护理。

6）高热时按发热护理常规护理。寒战时注意保暖。

7）本病的细菌常深居赘生物中，为纤维蛋白和血栓所掩盖，常需长期应用大剂量抗生素静脉滴注，所以应注意保护静脉，轮流选择不同部位的静脉做穿刺，同时应预防静脉炎的发生。

8）准确记录患者每日液体出入量，根据尿量、血电解质情况补充水分，维持水、电解质的平衡。

9）患者一旦出现并发症，应按并发症护理常规护理。

（三）健康教育

1. 教授防治知识

1）本病的病因和病程。

2）长期应用抗生素的意义。

3）预防本病的重要性和具体方法，如在拔牙、切除扁桃体及做其他手术前应告诉主管医生自己有过心内膜炎病史，并接受预防性抗生素治疗；平时保持口腔卫生和皮肤卫生等，以减少病原体侵入的机会。

4）自我监测的目的和方法，以评估治疗效果，识别并发症的早期征兆以及本病复发的征兆。一般在停止治疗后 2 周内出现体温再度升高、食欲缺乏和乏力等应考虑复发。

2. 心理疏导

对于患者提出的各种顾虑，应做出清晰的解释，鼓励患者树立信心，经验表明，一个有信心的患者既可顺从治疗，又能增加治疗效果，促进恢复。

（张莉莉）

第十一章　心肌病

心肌病是指除心脏瓣膜病、冠心病、高血压心脏病、肺心病和先天性心血管病、甲状腺功能亢进性心脏病等以外的以心肌病变为主要表现的一组疾病。本病分为两大类：①病因不明的心肌病，即原发性心肌病；②病因已明的或属全身性疾病一部分的特异性心肌病。

原发性心肌病是指伴有心肌功能障碍的心肌疾病。根据病理生理学将原发性心肌病分为四型：扩张型心肌病、肥厚型心肌病、限制型心肌病和致心律失常型右心室心肌病。其中扩张型最常见，肥厚型次之，后二者较少见。据统计，在住院患者中，心肌病占心血管病的 0.6% ~ 4.3%，近年来有增加趋势。

第一节　扩张型心肌病

扩张型心肌病是一类既有遗传原因又有非遗传原因造成的复合型心肌病，以左心室、右心室或双腔扩大和收缩功能障碍等为特征，通常经二维超声心动图诊断，扩张型心肌病可导致左心室收缩功能降低、进行性心力衰竭、室性和室上性心律失常、血栓栓塞和猝死。扩张型心肌病是心肌病的常见类型，是心力衰竭的第三位原因。

一、病因

本病病因迄今未明，目前已发现本病与下列因素有关。

（一）病毒感染

近年来，众多研究均提示病毒与扩张型心肌病密切相关，有人认为扩张型心肌病属病毒性心肌炎的慢性阶段或后遗症。

（二）免疫学异常

研究发现本病患者血清中存在多种免疫复合物，这些免疫复合物可以在心肌组织沉积导致心肌组织损伤，如抗 β 受体抗体可使心肌细胞膜上 β 受体受损、功能损伤、密度下调，从而导致心肌对内源性儿茶酚胺反应性降低，心肌收缩力减退。抗线粒体抗体可使心肌细胞发生能量代谢障碍。免疫学异常在扩张型心肌病发生、发展中的机制尚不十分明确。

（三）遗传因素

部分扩张型心肌病可能是家族性的，称为家族性扩张型心肌病。此外，目前研究发现扩张型心肌病患者 HLA 抗原表达异常，HLA - DR 阳性率明显高于正常人。

（四）其他

如中毒、营养不良、妊娠等因素亦可能参与扩张型心肌病的发病。

二、病理

心室扩张，可伴有心肌轻度肥厚。镜下可见心肌变性、萎缩和纤维化，混有肥大心肌细胞。病变分布呈弥散性，多以左心室为主。扩大的左心房内常有附壁血栓。心肌的病变使心肌收缩力减弱，可逐渐发展为左心衰竭，进而引起右心衰竭。病变累及传导系统组织时，可引起心律失常。

三、临床表现

（一）症状

1）早期可仅有心脏扩大而无症状。
2）心力衰竭症状，如易疲劳、乏力、心悸、活动后气短及呼吸困难，甚至端坐呼吸。
3）心律失常症状。
4）栓塞症状。
5）少数患者可发生猝死。

（二）体征

1）心脏向两侧扩大。
2）第一心音减弱，心率加快时可听到第三或第四心音、奔马律，二、三尖瓣听诊区可听到收缩期吹风样杂音（瓣膜相对关闭不全杂音）。
3）心力衰竭体征：颈静脉怒张、肝大、下肢水肿。
4）心律失常和栓塞体征。

四、辅助检查

（一）胸部 X 线检查

心脏明显增大，常呈普大型，搏动减弱。

（二）心电图检查

心电图检查常表现为房颤或房室传导阻滞或其他各种复杂心律失常，非特异性 ST－T 改变，窄而深的病理性 Q 波，后者与心肌纤维化有关。

（三）超声心动图检查

左心室或双侧心腔普遍扩大，成人左心室舒张末内径常 >60 mm，最大可达80 mm，室壁变薄，心室弥漫性运动减弱，部分表现为室间隔及左心室后壁运动减弱，可有二尖瓣或三尖瓣反流，射血分数降低。

（四）心肌核素显像

心肌核素显像可见心腔明显扩大，心室弥漫性运动减弱，射血分数降低。

（五）心导管检查和选择性心血管造影

左心导管检查可发现左心室舒张末期压升高，右心导管检查可见右心房压、右心室压、肺动脉压和 PCWP 增高。左心室造影可见左心室明显扩大，弥漫性运动减弱，并可测得 LVEF 明显降低。

（六）心内膜心肌活组织检查

用心肌活检钳从右心室或左心室取出心内膜下心肌活组织，组织学检查可见心肌细胞肥大、变性、间质纤维化。

（七）心脏磁共振

心脏磁共振（CMR）对心肌病诊断、鉴别诊断及预后评估均有很高价值。

五、诊断

临床常用诊断标准：

1）左心室舒张期末内径（LVEDd）>50 mm（女性）或 >55 mm（男性）。

2）LVEF <45% 和（或）左心室缩短速率（FS）<25%。临床上主要以超声心动图检查结果作为诊断依据，胸部 X 线检查、心脏 CT 检查等有助于诊断，对于一些心脏局限性肥厚的患者具有确诊意义。在诊断扩张型心肌病时需要排除引起心脏损害的其他疾病，如高血压、冠心病、心脏瓣膜病、先天性心脏病、酒精性心肌病、心动过速性心肌病、心包疾病、肺心病和神经肌肉性疾病等。

六、治疗

（一）一般治疗

避免劳累。休息可使心率减慢，每心搏量降低，血压降低，因而使心室壁张力下降，耗氧量降低。预防感染，戒烟戒酒。低盐饮食，以减少钾和镁的丢失。适当增加营养，补充足量的蛋白质和维生素。

（二）心力衰竭的治疗

1. 正性肌力药物

1）常用洋地黄类，如地高辛，宜小剂量使用，一般可用 0.125 mg，每日 1 次，口服。对伴有房颤快心室率者可静脉慢注西地兰，剂量 0.2 mg 稀释后静脉缓慢推注（5 ~

10 分钟）。

2）磷酸二酯酶抑制剂，如米力农，是一种新型的非苷、非儿茶酚胺类正性肌力药，兼有血管扩张作用，能增加心肌收缩力，增加心排血量，降低心脏前、后负荷，降低左心室充盈压，改善左心室功能，增加心指数，对平均动脉压及心率无明显影响，且不引起心律失常。此外，尚可使房室结功能和传导功能增强，故对伴有室内传导阻滞患者较安全。此药作用机制是通过抑制磷酸二酯酶和增加 cAMP 的浓度，使细胞内钙浓度增加，从而增强心肌收缩力，同时有松弛血管平滑肌作用而使血管扩张。使用剂量和方法：每次 0.5 mg/kg，静脉滴注速度为每分钟 5 mg/kg，每日剂量不超过 5 mg/kg，使用时用生理盐水或注射用水溶解稀释 200 ml 静脉滴注。

3）非洋地黄类正性肌力药物，如多巴酚丁胺，为 β_1 受体兴奋剂，能增加心肌收缩力，增加心排血量，对心率影响较小，适用于心排血量低及心率缓慢的心力衰竭患者，其改善左心室功能的作用优于多巴胺。常用剂量为 2.5 ~ 10 μg/（kg·min）。

2. 利尿

利尿可缓解患者症状，延长患者生命。给予复方阿米诺片（每片含阿米诺利 2.5 mg、氢氯噻嗪 25 mg）1 片，每日 1 ~ 2 次，口服；呋塞米 20 mg 或氢氯噻嗪 25 mg，每日 1 ~ 2 次，口服，必要时呋塞米 20 ~ 40 mg 静脉注射；为了防止丢钾，可同时应用螺内酯 20 ~ 40 mg 静脉注射；为了防止丢钾，给予氨苯蝶啶 50 mg，每日 2 次，口服，当利尿效果不好时，应注意心功能和血浆渗透压的调整，并观察肾功能情况。

3. 血管扩张剂

血管扩张剂异山梨酯与肼屈嗪口服能改善血流动力学和缓解症状，血管紧张素转化酶抑制剂长期服用可改善远期预后和降低病死率。顽固性心力衰竭病例可用硝普钠 [0.5 ~ 1.0 μg/（kg·min）] 加多巴胺 [2 ~ 10 μg/（kg·min）] 或多巴酚丁胺 [2.5 ~ 10 μg/（kg·min）] 静脉滴注，治疗过程中应做血流动力学监测或严密观察血压、呼吸、心率、尿量等指标。

4. β 受体阻滞剂

β 受体阻滞剂是延长扩张型心肌病患者生存的重要药物之一。一般患者对此药有很好的耐受性，很少使心力衰竭恶化。β 受体阻滞剂的作用机制主要有 5 个方面：①负性变时作用，减少心肌耗氧量。②减少儿茶酚胺分泌而降低其对心肌的损伤。③改善舒张期弛缓性。④抑制交感神经，调节血管收缩。⑤增加 β 受体密度而改善收缩功能。因此，对于严重的扩张型心肌病心力衰竭患者，在正性肌力药物及血管扩张剂等常规治疗无效情况下，加用 β 受体阻滞剂，往往收到明显改善心功能的疗效。一般可首选择性 β 受体阻滞剂，如比索洛尔 2.5 mg，每日 1 次，口服；或美托洛尔 12.5 mg，每日 2 ~ 3 次，口服；根据心力衰竭症状调整剂量或停药。

（三）抗心律失常治疗

扩张型心肌病常出现各类心律失常，以室性心律失常多见，如频发性、多源性室性期前收缩、阵发性室速等。尽管对于抗心律失常治疗能否延长患者生命及预防猝死的发生尚有争议，但对于具有潜在危险的心律失常仍应给予治疗。首选的药物是胺碘酮。对于反复发作而药物治疗无效的室速或室颤，有条件者可应用 ICD 治疗，疗效肯定，但价格昂贵，短期内难以在国内广泛应用。

（四）栓塞并发症的治疗

对于并发房颤或 LVEF 低于30％者，应采取抗凝治疗，以防止体循环栓塞。可用双香豆素类药物（如华法林）或阿司匹林。

（五）其他治疗

1. 心脏移植

心脏移植是目前治疗晚期扩张型心肌病的最有效方法，适合于心功能Ⅲ～Ⅳ级、年龄50岁以下、其他脏器功能良好者。

2. 左心室减容术

通过切除一部分左心室室壁心肌，使左心室腔缩小，射血分数增加。对于存在二尖瓣关闭不全者可同时行二尖瓣成形术或二尖瓣置换术。有资料表明，术后患者心功能改善，生活质量提高，但有一定的围手术期死亡率。

（张莉莉）

第二节　肥厚型心肌病

肥厚型心肌病是一种原发于心肌的遗传性疾病，心室肥厚是诊断依据，需排除高血压等疾病和运动员心脏肥厚。临床表现多样，无症状或有轻度胸闷、心悸、呼吸困难、恶性室性心律失常、心力衰竭、房颤伴栓塞、青少年时期猝死等。病理改变涉及心肌和结缔组织两个方面，心肌结构紊乱、间质纤维化，肥大心肌细胞与无序的核相互卷曲，局限性间质纤维化，胶原骨架无序和增厚，心肌内小血管壁增厚等形态异常。

一、病因

病因未明。由于本病有明显的家族性发病倾向（约占1/3），故目前认为遗传因素是主要病因，为常染色体显性遗传。此外，有人认为儿茶酚胺与内分泌紊乱、原癌基因表达异常也可能与本病的发病有关。

二、病理

左、右心室游离壁和室间隔都可增厚，心室腔常缩小。由于室间隔肥厚常超过心室后壁，故有"不对称性"之称。本病可呈均匀向心性肥厚，因此，不能以此作为诊断依据。光镜下心肌纤维肥厚，排列紊乱；电镜下见心肌细胞内肌原纤维、肌丝排列异常，呈直角交错。心室肥厚，心室顺应性减弱，心室舒张末期压力增高，心室舒张功能受限，但收缩功能正常，故收缩末期容量正常。本病的另一特征是左心室流出道梗阻，呈动力性改变，其机制可能由室间隔肌块突入左心室流出道及二尖瓣前叶的异常运动，使之靠近室间隔所致。

三、临床表现

（一）症状

部分患者可无症状，因猝死或在体检中发现。许多患者有心悸、胸痛、劳力性呼吸困难等，伴有流出道梗阻者可在起立或运动时出现眩晕。心悸多因心律失常或心力衰竭所致。胸痛可能由于肥厚的心肌内细冠状动脉受压致心肌供血不足及心肌肥厚需氧增多所致。眩晕主要与左心室流出道梗阻加重，心搏量减少，引起脑供血不足有关。劳力性呼吸困难系肥厚的心肌顺应性降低，左心室舒张末期压力增高，进而左心房压力增高，产生肺淤血所致。严重者可出现夜间阵发性呼吸困难、端坐呼吸等急性肺水肿的表现。

（二）体征

心尖冲动增强；触及收缩期震颤；可闻及第四心音。胸骨左缘 3～4 肋间可闻及粗糙喷射性收缩期杂音，系由左心室流出道梗阻所致。凡能影响心肌收缩力或动脉阻力的因素均可使杂音响度发生明显变化，如使用 β 受体阻滞剂、取下蹲位、抬腿或体力运动，心肌收缩力下降或左心室容量增加，均可使杂音减弱。反之，如含服硝酸甘油或做 Valsalva 动作，增强心肌收缩力或使左心室容量减少，杂音增强。本病约 50% 伴有二尖瓣关闭不全，因而心尖部有收缩中晚期杂音，或全收缩期杂音。

四、辅助检查

（一）X 线检查

左心室增大，晚期左心房增大。

（二）心电图检查

左心室肥大及劳损，有些患者在左胸导联和 I 、aVL 导联上有异常 Q 波。

（三）超声心动图检查

室间隔厚度增加，梗阻性者其与左心室厚度之比可大于正常的 1.3 倍，流出道比较狭窄。

（四）心导管检查和心室造影

左心导管检查可见左心室舒张末压增高，梗阻性心肌病在左心室流出道的压力阶差常 >20 mmHg。在异位期前收缩后记录主动脉压，若主动脉压较窦性搏动时降低，此为梗阻性心肌病的特征表现，称为 Brokenbrough 现象。主动脉瓣狭窄患者在期前收缩后心脏搏动增强，心室内压升高，由于没有左心室流出道梗阻存在，主动脉压与左心室内压成正比升高。做 Valsalva 动作，或含化硝酸酯类制剂，或静脉滴注异丙肾上腺素，均可增大左心室与主动脉间的压力阶差。

选择性左心室造影可显示肥厚型心肌病的解剖和功能特征。采用右前斜位可见左心室腔变小，室间隔肥厚者的室间隔突入左心室流出道，心室呈"S"形。心尖肥厚型者左心室腔呈香蕉状或纺锤形，心尖部心腔十分狭小。冠状动脉造影常为正常。由于有了超声诊断，无须行双侧心室同步造影显示室间隔肥厚。

（五）心肌活组织检查

通过活检钳取肥厚部位的心内膜心肌组织，光镜检查可见心肌细胞畸形肥大、排列紊乱。

五、诊断

（一）主要标准

1）超声心动图见左心室壁和（或）室间隔厚度超过 15 mm。
2）CMR 检查发现心尖、近心尖室间隔部位肥厚，心肌致密或间质排列紊乱。

（二）次要标准

1）35 岁以内患者，12 导联心电图 I、aVL、$V_4 \sim V_6$ 导联 ST 段下移，深且对称性倒置 T 波。
2）二维超声室间隔和左心室壁厚 $11 \sim 14$ mm。
3）筛查发现已知基因突变，或新的突变位点，与肥厚型心肌病连锁。

（三）排除标准

1）原发性高血压、风心病二尖瓣病、先天性心脏病（房间隔或室间隔缺损）及代谢性疾病伴发心肌肥厚。
2）运动员心脏肥厚。

（四）临床确诊标准

符合以下任何一项者：①1 项主要标准 + 排除标准；②1 项主要标准 + 次要标准3）；③1 项主要标准 + 排除标准 2）；④次要标准 2）和 3）；⑤次要标准 1）和 3）。

六、鉴别诊断

(一) 室间隔缺损

胸骨左缘第 3、4 肋间的收缩期杂音易造成误诊。鉴别要点：
1）心室间隔缺损为全收缩期杂音，非喷射性，不易变化向胸骨右侧方向传导。
2）X 线检查肺循环血量增多征象。
3）心电图无病理性 Q 波。
4）超声心动图示室间隔缺损特征，而无心室局部肥厚改变。
5）心导管检查可进一步确诊室间隔缺损。

(二) 主动脉瓣狭窄

鉴别要点：
1）收缩期杂音常以胸骨右缘第 2 肋间最响亮，向右颈传导，主动脉瓣第二心音减弱。
2）X 线片示升主动脉扩张，主动脉瓣可有钙化影。
3）心电图无病理性 Q 波。
4）超声心动图示主动脉瓣狭窄病变，左心室为对称性向心性肥厚。
5）左心导管检查在左心室与流出道之间无压力阶差，左心室与主动脉之间有明显压力阶差。

(三) 冠心病心绞痛

胸痛和异常 ST－T 改变及病理性 Q 波需与冠心病鉴别。

七、治疗

治疗原则是阻止疾病的进展，防治猝死及并发症，减轻症状。

(一) 一般治疗

避免劳累、情绪激动及剧烈体力活动，防治感染，预防心力衰竭以及感染性心内膜炎。

(二) β 受体阻滞剂的应用

β 受体阻滞剂能减弱心肌收缩，减轻流出道梗阻，减少心肌耗氧量和增加舒张期心室扩张，减慢心率，增加心搏量。首选药为普萘洛尔。通常从小剂量开始，10 mg，每日 3 次，逐日增加，每日可在 180～200 mg，但有心力衰竭或心动过缓者慎用。

(三) 钙通道阻滞剂

钙通道阻滞剂既有负性肌力作用，可减弱心肌收缩，又可改善心肌顺应性，有利于舒张功能，故宜用于本病。维拉帕米每日 120 ~ 480 mg，分 3 ~ 4 次口服，症状可缓解。硝苯地平和硫氮䓬酮初步报告有效。β 受体阻滞剂与钙通道阻滞剂合用可能效果比单用好。

（四）对症治疗

1. 治疗心力衰竭

洋地黄可增强心肌收缩力，加重流出道梗阻，强力利尿剂可减少左心室充盈，亦可加重流出道梗阻，故一般情况下应避免使用。并发心力衰竭时，应用洋地黄应谨慎，小剂量应用并佐以小量作用较缓的利尿剂，同时应减少普萘洛尔用量。

2. 治疗房颤

房颤时可引起心房无效收缩，室律快而不规则，左心室充盈更加困难，流出道梗阻加重；左心房压显著增高，可引起肺水肿及猝死；同时可促使心腔内血栓形成，增加栓塞危险性。因此，发生房颤，有复律指征时，应首先试行复律，也可洋地黄与普萘洛尔合用以减慢心室律。同时抗凝治疗，以防栓塞。

3. 治疗心绞痛

避免使用硝酸或亚硝酸盐制剂，因其可加重左心室流出道梗阻，以一般治疗和β受体阻滞剂、钙通道阻滞剂为主。

4. 治疗晕厥

晕厥发作时可平卧、双腿抬高，或静脉滴注去氧肾上腺素等血管收缩药以解除梗阻。用法：去氧肾上腺素 10 ~ 20 mg，加入 5% ~ 10% 葡萄糖液 100 ml 中静脉滴注。

（五）手术治疗

手术治疗用于重度梗阻性病例，主要是切除室间隔明显增厚部分。

（张莉莉）

第三节　限制型心肌病

限制型心肌病是不明原因的以心内膜和心内膜下心肌纤维化，从而导致心室舒张充盈受阻为特征的心肌病。该型心肌病在我国少见。

一、病因

病因不明，可能是嗜酸性粒细胞增多变性而引起的自身免疫性疾病。主要表现为心内膜或内膜下的心肌增厚、纤维化，使室壁顺应性降低，收缩与舒张功能障碍，由此而表现出一系列临床症状。

二、病理

主要特点为心内膜和内层心肌、乳头肌、肉柱呈弥散性纤维化。心内膜可显著增厚，使心室收缩与舒张都有困难，舒张期充盈受阻，心排血量减少。病理生理变化类似缩窄性心包炎。

三、临床表现

限制型心肌病表现为心力衰竭和肺动脉高压症状，如心悸、气短、咳嗽、咯血、头晕、乏力、肝大、颈静脉充盈、心界扩大，当二尖瓣关闭不全时可闻及二尖瓣、三尖瓣听诊区收缩期杂音等，同时显示乳头肌功能不全，还可闻及心动过速、奔马律杂音。

四、辅助检查

(一) 心电图改变

异常 Q 波，QRS 波低电压，继发性 ST－T 压低，以及右心房扩大、右心室扩大、束支传导阻滞、不同类型心律失常等。

(二) X 线检查

可有肺充血和胸膜渗出性积液，心脏轻度扩大，少数患者可见心内膜钙化影。

(三) 超声心动图检查

左心室心腔缩小，心尖心室腔和流入道明显缩小，而左心室流出道扩张，心室壁增厚，内膜下组织及房室瓣反射增强，可见心房扩大及右心室血栓。多普勒超声检查可见舒张早期充盈速度减慢，心房收缩期充盈速度增加。

(四) 心导管检查

大多数患者无须心导管检查。为了测定左、右心室充盈压升高程度，需进行左心和右心导管检查。心室顺应性降低表现为心室舒张压和心房压均有升高，左、右心室压力曲线呈"平方根号"征。

(五) 心内膜心肌活检

心内膜心肌活检可见心内膜和心肌纤维化改变。

五、诊断

有上述典型临床表现，超声心动图检查有心尖部心腔闭塞、心内膜增厚等典型限制型心肌病特征改变，心内膜心肌活检有心内膜和心肌纤维化改变者可确诊。

六、治疗

本病缺乏有效的内科治疗方法，水肿者可用利尿剂，以拮抗醛固酮利尿剂为宜。洋地黄除控制房颤的心室率外，应用价值不大。

近年来，有人曾用手术切除纤维化增厚的心内膜，房室瓣受损者同时做人造瓣膜置换术，获得较好效果，对极重型年轻患者偶尔也做心脏移植术。

（张莉莉）

第四节　心肌病的护理

一、指导休息与活动

根据心功能指导有心力衰竭症状者休息与活动。症状重者给予半卧位、吸氧。嘱患者避免劳累、情绪激动、饱餐、寒冷及烟酒刺激。梗阻性肥厚型心肌病患者要避免剧烈运动，以免心排血量急剧减少而晕厥或猝死。

二、饮食护理

给予高蛋白、高维生素、富含纤维素的清淡饮食，少量多餐，避免饱餐，戒烟酒。心力衰竭时给予低盐限水饮食。防止因饮食不当而导致便秘。

三、病情观察

1. 观察生命体征、监测心电变化，准确记录出入量。

2. 注意有无心力衰竭、心律失常、心绞痛、头晕、晕厥、缺氧等情况，发现异常，及时通知医生。

四、对症护理

1. 梗阻性肥厚型心肌病患者胸痛护理

①胸痛发作时可下蹲或握拳；②给予吸氧；③遵医嘱使用 β 受体阻滞剂，禁用硝酸酯类药物；④安慰患者，告知如何避免诱因。

2. 心力衰竭护理

①扩张型心肌病慎用洋地黄制剂；②梗阻性肥厚型心肌病禁用洋地黄制剂。

3. 心律失常、晕厥护理

参见"心律失常的护理"相关内容。

五、心理护理

多与患者交谈，帮助患者消除不良情绪，解除患者思想顾虑。避免情绪激动使交感神经兴奋性增加、心肌耗氧量增加而加重病情。

六、健康指导

1. 知识宣传

向患者介绍本病基本知识，使其能够做到以下两点。

1）高度重视本病，但又不过分紧张，能主动配合治疗、护理。

2）能进行自我检测，发现水肿明显、尿量减少、食欲减退、心悸、胸闷、胸痛、脉搏异常、头晕等异常情况，能及时就诊。

2. 生活指导

1）限制体力活动，无论有无症状都要注意休息。

2）梗阻性肥厚型心肌病患者要避免屏气、持重物、剧烈运动、情绪激动、突然立起等。

3）避免心力衰竭加重的诱因，如过度劳累、呼吸道感染等。

4）给予高蛋白、高维生素、清淡、富含纤维的易消化饮食。

3. 治疗指导

指导患者遵医嘱用药，告知所用药物名称、剂量、用法、不良反应以及本病禁用、慎用的药物。

4. 定期复查

了解心功能情况，注意有无并发症，调整用药。

（张莉莉）

第五节　病毒性心肌炎

病毒性心肌炎是由嗜心肌病毒引起的心肌非特异性的局灶性或弥漫性病变。可见于各个年龄阶段，以儿童和青少年多见。

一、病因与发病机制

各种病毒都可引起心肌炎，已被证实的有 20 余种，以肠道和呼吸道病毒感染较常见，临床上绝大多数病毒性心肌炎由柯萨奇病毒、埃可（ECHO）病毒、脊髓灰质炎病毒、流感病毒引起。病毒性心肌炎早期以病毒直接侵犯心肌为主，同时存在免疫反应因素，慢性期致病的主要原因可能是免疫反应。

二、临床表现

因病变的范围和严重性不同，临床表现可有较大差异。

1. 症状

1）病毒感染前驱症状：发病前 1～3 周出现发热、咽痛、全身酸痛、恶心、呕吐等呼吸道或消化道症状。

2）心脏受累症状：心悸、胸闷、呼吸困难、乏力等。严重者可发生心力衰竭、阿—斯综合征、心源性休克、猝死等。

2. 体征

与发热不平行的心率增快；心尖部第一心音减弱，出现第三心音等各种心律失常；合并心力衰竭时可出现肺部湿啰音、颈静脉怒张、肝大、水肿等。

三、辅助检查

1. 血液检查

急性期血沉加快，C 反应蛋白阳性，心肌酶如 CK、cTnT、cTnI 增高。

2. 心电图检查

病毒性心肌炎的心电图改变缺乏特异性。最常见的是：①ST 段压低、T 波低平或倒置；②各种类型心律失常，最常见的是室性期前收缩，其次为房室传导阻滞。

3. 胸部 X 线检查

病情轻者心影正常，病变广泛而严重时心影扩大。

4. 病原学检查

血清中，病毒抗体阳性；痰液、粪便、血液中可查见病毒抗原。心内膜心肌活检诊断可靠，但危险性大，不作为常规检查。

四、诊断

根据发病前 1~3 周有病毒感染、心脏受累症状及病原学检查结果综合分析，可有助于诊断，需排除其他心肌病。

五、治疗

本病目前尚缺乏特异治疗方法。一般采用对症治疗及支持疗法，减轻心脏负担，注意休息及营养等。

（一）对症治疗

对出现心衰、心律失常的患者，给予相应药物治疗，以缓解症状。心肌炎患者容易发生洋地黄中毒，应慎用洋地黄类药物。

（二）保护心肌治疗

应用大剂量维生素 C 以及 ATP、辅酶 A、肌苷、细胞色素 C 等药物。

（三）抗病毒治疗

干扰素可抗病毒、调节免疫，但价格昂贵；可用中药抗病毒，如黄芪、大青叶等。

（四）糖皮质激素

感染早期不宜使用糖皮质激素，会抑制干扰素合成释放。对有房室传导阻滞、难治性心力衰竭、重症患者或考虑有自身免疫等情况，则可短期慎用。

六、护理

（一）一般护理

1）急性期卧床休息可减轻心脏负荷，减少心肌耗氧量。病室内应保持空气新鲜，注意保暖。卧床患者做好生活护理及皮肤护理，指导其活动，防止肌肉萎缩，预防下肢静脉血栓的发生。

2）有心力衰竭者给予间断低流量吸氧。

3）给予富含维生素、蛋白质且易于消化吸收的饮食，少食多餐，如伴明显心力衰竭则给予低钠饮食。

（二）病情观察

观察患者有无临床症状，如心前区不适、心悸、胸痛、气促等。给予持续心电监护，注意患者心率、心律变化，密切观察体温、呼吸频次等变化。

（三）用药护理

1）遵医嘱使用改善心肌营养与代谢、抗感染药物，注意观察药物的不良反应。使用 α-干扰素的患者注意观察有无发热、畏寒等流感样表现及消化道症状。辅酶 Q10 会引起胃部不适，导致食欲缺乏，嘱患者餐后服用。

2）发生心力衰竭患者应用洋地黄类药物时须谨慎，从小剂量开始，注意观察有无头晕、呕吐、神志改变、黄绿视等洋地黄中毒表现。

3）应用扩血管药物时注意患者血压变化，应用利尿剂时注意观察电解质情况。

（四）并发症护理

对重症病毒性心肌炎患者，急性期应严密行心电监护直至病情平稳。注意患者心率、心律、生命体征变化，观察有无呼吸困难、胸痛、颈静脉怒张、水肿、奔马律、肺部啰音等表现。同时准备好抢救仪器及药物，一旦发生严重心律失常或急性心力衰竭，立即配合医生急救处理。

（五）心理护理

青少年发病率高，往往会担心疾病预后，特别是害怕影响今后的工作和生活，思想负担比较重，故应多关心患者，耐心地向其介绍疾病的有关知识，告知患者只要配合治疗，大多数可痊愈，使患者树立信心，积极配合治疗。

（六）健康指导

1. 饮食指导

嘱患者进食高热量、高蛋白、高维生素、易消化的饮食，以促进心肌细胞恢复，注意少食多餐，尤其注意补充富含维生素 C 的食物，如新鲜蔬菜和水果，戒烟酒，避免刺激性食物。

2. 活动指导

急性期一般卧床休息 2 周，至少 3 个月不参加重体力活动，严重心律失常、心衰者需卧床 4 周，待症状消失、血液学指标等恢复正常后方可逐渐增加活动量；恢复期可逐渐恢复日常活动，与患者及家属一起制订并实施每日的活动计划；严密监测活动时的心率、血压变化，若活动后出现胸闷、心悸、呼吸困难、心律失常等，应停止活动，以此作为限制最大活动量的指征。患者在出院后休息 3～6 个月，无并发症可考虑学习或轻体力工作，6 个月至 1 年避免剧烈运动或重体力劳动，女性患者应避免妊娠。

3. 用药指导

遵医嘱用药，尤其是抗心律失常药物，必须按时、按疗程服用。用药后症状不减轻或出现其他症状时，应报告医生，不可擅自停药或改用其他药物。

（张莉莉）

第十二章　心包疾病

第一节　急性心包炎

急性心包炎为心包脏层和壁层的急性炎症性疾病，可由细菌、病毒、肿瘤、自身免疫、物理、化学等因素引起。

一、病因

（一）感染性

由病毒、细菌、真菌、寄生虫、立克次体等感染引起。

（二）非感染性

常见的有急性非特异性心包炎，另外还有风湿性心包炎、尿毒症性心包炎、心肌梗死后心包炎、肿瘤性心包炎、放射性心包炎等。

二、病理

根据病理变化，急性心包炎可以分为纤维素性心包炎和渗出性心包炎两种。纤维素性心包炎的心包壁层和脏层有纤维蛋白、白细胞及少许内皮细胞渗出，无明显液体积聚，不引起心包内压力升高，故不影响血流动力学；随后如液体增加，则转变为渗出性心包炎，常为浆液纤维蛋白性，积液一般在数周至数月吸收，但也可伴随发生壁层与脏层的粘连、增厚及缩窄。液体可在较短时间内大量积聚引起心脏压塞。急性心包炎时，心外膜下心肌有不同程度的炎性变化，可累及纵隔、横膈和胸膜，发生纤维化。

三、临床表现

（一）症状

急性心包炎常见症状为胸痛和呼吸困难。

1. 胸痛

胸骨后、心前区疼痛为纤维素性心包炎最主要的症状。疼痛呈锐痛、顿痛或压榨性，可放射至其他部位，如颈部、左肩或上腹部。疼痛常于变换体位、深呼吸、咳嗽、吞咽时加剧，坐位或前倾位时减轻。随着心包渗出液积聚，疼痛可减轻或消失。本病所致的心前区疼痛可能与心肌梗死疼痛类似，需注意鉴别。

2. 呼吸困难

呼吸困难是渗出性心包炎最突出的症状，可能与支气管、肺受压及肺淤血有关，严重者呈端坐呼吸。患者常自动采取前倾坐位，使心包积液向下及向前移位，以减轻压迫症状。气管受压可产生干咳、声音嘶哑，食管被压迫时可出现吞咽困难。

3. 全身症状

可有发冷、发热、心悸、乏力、出汗、烦躁、食欲减退等。

（二）体征

1. 心包摩擦音

因炎症而变得粗糙的壁层与脏层在心脏活动时相互摩擦而发生，似皮革摩擦呈搔刮样、粗糙的高频声音。多位于心前区，以胸骨左缘第 3、4 肋间最为明显。其强度受呼吸和体位影响，深吸气或前倾坐位摩擦音增强。当积液增多将两层心包分开时，摩擦音即消失，但如有部分心包粘连则仍可闻及。

2. 心脏体征

心尖冲动减弱或消失；心音低而遥远，心率快。

3. 心脏压塞征

快速心包积液，可引起急性心脏压塞，出现明显心动过速、血压下降、脉压变小和静脉压明显上升，如心排血量显著下降，可产生急性循环衰竭、休克等。当渗液积聚缓慢增多时，静脉压升高显著，可出现颈静脉怒张，且在吸气时怒张更为明显（Kussmaul征）；动脉收缩压降低，脉压小；触诊有奇脉，即桡动脉搏动呈吸气性显著减弱或消失、呼气时复原的现象。常伴肝脏肿大，有触痛、明显腹水、下肢水肿等体循环淤血征。

4. 心包积液征

心包积液征（Ewart 征）在有大量积液时可在左肩胛骨下出现浊音和左肺受压迫所引起的支气管呼吸音。

四、辅助检查

（一）实验室检查

急性心包炎患者白细胞增多、血沉增快、C 反应蛋白增高。心包穿刺抽液有助于确定其性质和病原体。

（二）X 线检查

积液大于 250 ml 时，可见心影增大呈烧瓶状，心影随体位改变而变动。

（三）超声心动图检查

超声心动图检查是诊断心包积液最简便、最可靠的无创伤性方法。如在整个心动周期均有心脏后液性暗区，可确定为心包积液。也可提示心包有无粘连，帮助确定穿刺部位，指导心包穿刺。

（四）心电图检查

约有 90% 急性心包炎患者出现心电图异常改变，可发生在胸痛后几小时至数天，主要表现为：

1）除 aVR 和 V₁ 外，所有导联 ST 段呈弓背向下抬高，T 波高耸直立；一至数日后，ST 段回到基线，T 波低平及倒置，数周后逐渐恢复正常。

2）心包积液时有 QRS 低电压，大量积液时可见电交替。

3）无病理性 Q 波，常有窦性心动过速。

（五）MRI 检查

其能清晰地显示心包积液的容量和分布情况，并可分辨积液的性质。

（六）心包镜及心包活检

有助于明确病因。对心包积液需手术引流者，可先行纤维心包镜检查，并可在明视下咬切病变部位做心包活检。

五、诊断

在可能并发心包炎的疾病过程中，如出现胸痛、呼吸困难、心动过速和原因不明的体循环静脉淤血或心影扩大，应考虑为心包炎伴有渗液的可能。在心前区听到心包摩擦音，心包炎的诊断即可确立。超声心动图检查有心包渗液即可确诊为渗液性心包炎。

六、治疗

治疗原则是治疗原发病，改善症状，解除心脏压塞。

（一）一般治疗

急性期应卧床休息，呼吸困难者取半卧位、吸氧。胸痛时可给予镇静剂、阿司匹林、吲哚美辛，必要时可使用吗啡。加强支持疗法，不能进食者，可经静脉补充营养。

（二）病因治疗

结核性心包炎给予抗结核治疗，给予三联药物，治疗需足量、长疗程（1 年左右）。风湿性心包炎则加强抗风湿治疗。非特异性心包炎可给予肾上腺皮质激素治疗。化脓性心包炎除选用敏感抗生素治疗外，在治疗过程中应反复行心包穿刺排脓及往心包腔内注入抗生素。如疗效不佳，应尽早施行心包切开引流。急性心脏压塞时，施行心包穿刺抽液，解除压迫症状。

（三）复发性心包炎治疗

复发性心包炎发生率为 20% ~ 30%。这类患者需要延长治疗时间，若症状难以控制，应用肾上腺皮质激素治疗可能有效；对症状反复发作者亦可考虑用秋水仙碱或心包切除术治疗。

（张彩霞）

第二节　缩窄性心包炎

缩窄性心包炎是心脏被纤维化或钙化的心包致密厚实地包围，使心室舒张期充盈受限而引发一系列循环障碍的疾病。

一、病因及病理

（一）病因

缩窄性心包炎继发于急性心包炎，病因以结核性心包炎最为常见，其次为化脓或创伤性心包炎。少数患者与急性非特异性心包炎、肿瘤性心包炎及放射性心包炎等有关，也有部分患者病因不明。

（二）病理

急性心包炎随着渗液逐渐吸收，心包出现弥漫的或局部的纤维组织增生、增厚粘连，壁层与脏层融合钙化，使心脏及大血管根部受限。心包长期缩窄，心肌可萎缩。如心包病理活检示为透明样变性组织，提示为非特异性，如为结核性肉芽组织或干酪样病变，则提示为结核性。

二、临床表现

（一）症状

常见症状为劳力性呼吸困难、疲乏、食欲缺乏、上腹胀满或疼痛。可因肺静脉压增高而导致咳嗽、活动后气促等症状，也可有心绞痛样胸痛。

（二）体征

有颈静脉怒张、肝大、腹水、下肢水肿、心率增快，可见 Kussmaul 征。腹水常较皮下水肿出现得早、明显得多，这情况与心力衰竭中所见相反。

窦性心律，有时可有房颤。脉搏细弱无力，动脉收缩压降低，脉压变小。心尖冲动不明显，心音减低，少数患者在胸骨左缘第 3、4 肋间可闻及心包叩击音。

三、辅助检查

（一）X 线检查

心影偏小、正常或轻度增大；左右心缘变直，主动脉弓小而右上纵隔增宽（上腔静脉扩张），有时可见心包钙化。

（二）心电图检查

窦性心律，常有心动过速，有时可有房颤。QRS 波低电压，T 波低平或倒置。

（三）超声心动图检查

超声心动图检查对缩窄性心包炎的诊断价值远不如对心包积液的诊断价值高，可见心包增厚、僵硬、钙化，室壁活动减弱，舒张早期室间隔向左室侧移动等，但均非特异而恒定的征象。

（四）右心导管检查

肺毛细血管楔压、肺动脉舒张压、右心室舒张末期压、右心房压均升高且都在相近水平，右心房压力曲线呈"M"或"W"波形，右心室收缩压轻度升高，舒张早期下陷，高原形曲线。

四、治疗

（一）外科治疗

应尽早施行心包剥离术。通常在心包感染、结核被控制时立即手术并在术后继续用药 1 年。

（二）内科辅助治疗

应用利尿剂和限盐缓解机体液体潴留、水肿症状；对于房颤伴心室率快的患者，可首选地高辛，之后再应用 β 受体阻滞剂和钙通道阻滞剂。

（张彩霞）

第三节　心包疾病的护理

一、一般护理

（一）休息与卧位

保持环境安静，限制探视，注意病室的温度和湿度，避免患者受凉，以免发生呼吸道感染从而加重呼吸困难。衣着应宽松，以免妨碍胸廓运动。指导患者进行活动，防止肌肉萎缩。注意休息，避免劳累。根据病情协助患者采取不同卧位，呼吸困难的患者协助取半卧位或坐位，心脏压塞的患者往往被迫采取前倾坐位，应提供可以依靠的床上小桌，使患者取舒适体位，并协助完成生活护理。告知患者出现胸痛时应卧床休息，勿用力咳嗽、深呼吸或突然改变体位，以免引起疼痛加重，待症状消失后，可逐渐增加活动量。

（二）给氧

对于呼吸困难的患者可遵医嘱给予氧气吸入，在吸氧过程中要告知患者用氧的注意事项，应远离明火，保证用氧的安全。

（三）皮肤护理

卧床患者做好皮肤的护理，避免发生压疮，保持床单的平整、干燥，避免潮湿。患者变换体位时应避免拖、拉、拽等动作，防止损伤皮肤的完整性，衣着应宽松，避免穿过紧的衣服。对于发热的患者，密切观察体温变化，保持衣服的干爽。

（四）饮食

给予高热量、高蛋白质、高维生素、易消化的饮食，若有心脏压塞或心力衰竭，则应注意控制液体和钠盐总量的摄入。

二、病情观察

1）监测患者生命体征变化，如体温、血压、心率、呼吸等。
2）观察患者有无胸痛、干咳、声音嘶哑、吞咽困难、食欲缺乏等症状。
3）每日准确记录患者的出入量及体重。

三、用药护理

遵医嘱准确用药，注意控制输液速度，防止加重心脏负担。应用抗菌、抗结核、抗肿瘤等药物治疗时，做好相应的观察和护理。应用解热镇痛药时注意观察患者有无胃肠道反应、出血等不良反应。应用吗啡时注意有无呼吸抑制以及观察患者疼痛的缓解情况。

四、并发症的预防与护理

对心包渗出液明显的患者，严密观察心脏受压征象，备好抢救物品。如患者出现呼吸困难、心率加快、面色苍白、血压下降、大汗、奇脉时，应及时报告医生并协助处理，必要时配合医生进行心包穿刺。

五、心包穿刺的护理

心包穿刺是心包疾病患者中主要的辅助检查，在此重点介绍心包穿刺的护理。

（一）术前护理

向患者说明手术的配合方法、意义和必要性，解除患者思想顾虑；开放静脉通路，进行持续心电监测；备齐用物及抢救物品。

（二）术中配合

嘱患者勿活动、剧烈咳嗽或深呼吸，穿刺过程中有任何不适立即告诉医护人员；操作要注意严格无菌，抽液过程中随时夹闭管路，防止空气进入；抽液要缓慢，每次抽液量不超过 300 ml，以防急性右心室扩张，若抽出新鲜血，应立即停止抽液，抽液过程中密切观察患者有无心脏压塞症状；记录抽液量、性质，按要求及时送检；操作结束后密切观察患者的反应并听取患者的主诉，注意观察患者面色、呼吸、血压、脉搏变化等，如有异常，及时通知医生并协助处理。

（三）术后护理

患者穿刺部位覆盖无菌纱布，用胶布固定；穿刺后嘱患者卧床休息，继续行心电监护，密切观察患者生命体征变化；行心包引流者做好引流管的护理，待每日心包抽液量 < 25 ml 时及时拔除导管，留置心包引流管期间如有不适应随时通知医生。

六、心理护理

患者入院后，常出现精神紧张，此时需给予解释和安慰，消除不良心理因素，取得患者的配合。在行心包穿刺抽液治疗前，做好解释工作，通过讲解此项治疗的意义、过程、术中配合事项等，减轻患者焦虑不安情绪。

七、健康指导

1）嘱患者注意休息，避免劳累，劳逸结合，适量活动，预防心力衰竭。

2）嘱患者注意防寒保暖，增加机体抵抗力，预防各种感染。

3）嘱患者进食高热量、高蛋白质、高维生素、易消化的饮食，并限制钠盐摄入。

4）指导患者遵医嘱按时服药，不可擅自停药，注意自我观察药物的不良反应，定期检查肝肾功能。

5）告知患者相关药物的不良反应，教会患者要学会自我监测。

6）嘱患者定期复查。

（张彩霞）

第十三章　颅内压增高和脑疝

第一节　颅内压增高

颅内压增高是神经外科常见临床病理综合征，是颅脑损伤、脑肿瘤、脑出血、脑积水和颅内炎症等所共有的征象，由于上述疾病使颅腔内容物体积增加，导致颅内压持续在 200 mmH$_2$O 以上，从而引起相应的综合征，称为颅内压增高。了解颅内压的调节和颅内压增高发生机制是学习和掌握神经外科学的重点和关键。

颅内压是指颅腔内容物对颅腔壁所产生的压力。成人的颅腔是由颅骨形成的半封闭的体腔，容积固定不变，为 1 400 ~ 1 500 ml。颅腔内容物包括脑组织、脑脊液和血液，三者与颅腔容积相适应，使颅内保持一定的压力。由于颅内脑脊液介于颅腔壁与脑组织之间，故脑脊液的静水压就代表颅内压，可通过侧卧位腰椎穿刺（简称腰穿）或直接脑室穿刺测定。成年人正常颅内压为 70 ~ 200 mmH$_2$O，儿童正常颅内压为50 ~ 100 mmH$_2$O。

在生理情况下，颅内压有小范围的波动，它主要受血压、呼吸和腹压的影响，脑脊液对颅内压的调节有重要的作用。①收缩期时颅内压稍增高，舒张期时颅内压稍下降。②呼气时颅内压稍增高，吸气时稍降。③用力屏气，腹压增高时颅内压稍增高。④成人颅腔的容积为 1 400 ~ 1 500 ml，其中脑组织占颅腔的大部分，约为80%，脑脊液约占10%，脑血流占2% ~ 11%，三者中任何一种物质的容积增加，其他内容物就会代偿性地减少，以调节颅内压，保持颅内压的稳定。脑组织的可压缩性很小，颅内压的调节除一部分靠颅内的静脉血被加快排挤到颅外组织里去外，主要是通过脑脊液量的增减来实现的。当颅内压低于 70 mmH$_2$O 时，脑脊液的分泌增加，吸收减少，使脑脊液量增多以维持颅内压不变。相反，当颅内压高于 70 mmH$_2$O 时，脑脊液的吸收量与压力成正比增加，同时其分泌减少，以抵消增加的颅内压。另外，颅内压增高时有一部分脑脊液被挤入脊髓蛛网膜下隙而吸收，也起到一定的调节颅内压的作用。脑脊液的总量约占颅腔总体积的10%，由此获得的代偿幅度足以应付正常生理状态下的颅内空间的变化。由于脑脊液总量仅占颅腔容积的10%，尽管自身代偿功能及幅度足以应付正常生理状态下颅内空间的变化，但是当颅内压增加到一定程度时，上述生理调节能力将逐渐丧失，最终产生严重的颅内压增高症状。

一、分类

（一）根据病因分类

根据病因不同，颅内压增高可分为两类。

1. 弥漫性颅内压增高

弥漫性颅内压增高为颅腔狭小或脑实质的体积增大所致，特点是颅腔内各部位及各分腔之间压力均匀升高，无明显的压力差存在，因此脑组织无明显移位。临床所见的弥漫性脑膜脑炎、弥漫性脑水肿、交通性脑积水等所引起的颅内压增高均属于这一类型。

2. 局灶性颅内压增高

因颅内有局限的扩张性病变，病变部位压力首先增高，使附近的脑组织受到挤压而发生移位，并把压力传向远处，造成颅内各腔隙间的压力差，这种压力差导致脑室、脑干及中线结构移位。患者对这种颅内压增高的耐受力较低，压力解除后神经功能恢复较慢且不完全，这可能与脑移位和脑局部受压引起的脑缺血和脑血管自动调节功能损害有关。由于脑局部受压较久，该部位的血管长期处于张力消失状态，管壁肌层失去了正常的舒缩能力，因此血管管腔被动地随颅内压的降低而扩张，管壁的通透性增加并有渗出，甚至发生脑实质内出血性水肿。

（二）根据病变进展速度分类

根据病变进展速度，颅内压增高可分为急性、亚急性和慢性三类。

1. 急性颅内压增高

急性颅内压增高多见于急性颅脑损伤引起的颅内血肿、高血压性脑出血等。由于其病情发展快，颅内压增高所引起的症状和体征严重，生命体征（血压、呼吸、脉搏、体温）变化剧烈。

2. 亚急性颅内压增高

亚急性颅内压增高病情发展较快，但没有急性颅内压增高那么紧急，颅内压增高的反应较轻或不明显。亚急性颅内压增高常见于发展较快的颅内恶性肿瘤、转移瘤及各种颅内炎症等。

3. 慢性颅内压增高

慢性颅内压增高病情发展较慢，可长期无颅内压增高的症状和体征，病情发展时好时坏，多见于生长缓慢的颅内良性肿瘤、慢性硬脑膜下血肿等。

无论何种颅内压增高均可导致脑疝发生。脑疝发生后，移位脑组织被挤进小脑幕裂孔、硬脑膜裂隙或枕骨大孔中，压迫脑干，产生一系列危急症状。脑疝发生又可加重脑脊液和血液循环障碍，使颅内压进一步增高，从而使脑疝更加严重。

二、病因和发病机制

任何原因引起颅内容物的容积增加均可能导致颅内压增高。

（一）脑脊液增多

脑脊液由两侧侧脑室脉络膜丛产生，由侧室经室间孔到达第Ⅲ脑室，再经中脑导水管到达第Ⅳ脑室，由第Ⅳ脑室的侧孔和中间孔排出到小脑延髓池、基底池及枕大池而进入蛛网膜下隙，最后经上矢状窦的蛛网膜颗粒及脊髓蛛网膜绒毛汇入静脉系统。

成人的脑脊液总量为 100～200 ml，每 24 小时中脑脊液全部更换 5～7 次，共产生脑脊液约 1 500 ml/d，并处于动态平衡中。

脑脊液增多的原因有：

1. 脑脊液分泌过多

如单纯的分泌过多、脑膜炎、脉络膜丛病变等。

2. 脑脊液循环阻塞

如蛛网膜粘连、脑脊液通路受阻等。

3. 脑脊液吸收障碍

如蛛网膜下隙出血后蛛网膜颗粒阻塞等。

（二）颅内血容积增加

主要为颅内静脉压增高而影响了脑脊液的排出，从而发生颅内压增高。

颅内静脉压增高多见于静脉窦和颈内静脉阻塞，如海绵窦血栓形成、上矢状窦血栓形成、乙状窦血栓形成。

（三）颅内占位性病变

正常情况下脑体积与颅腔容积之间的差别约为 10%，因此颅腔内只需存在 >10% 的占位病变即可引起颅内压增高。

常见的病变有脑肿瘤、脑血肿、脑脓肿、脑粘连、脑囊肿、脑内肉芽肿、脑内寄生虫等，上述占位性病变除本身体积可逐渐增大外，它所压迫的周围脑组织所产生的水肿更加重了颅内压的增高。

（四）脑水肿

动静脉血压升高都可使颅内血管系统中血液容积增加而引起颅内压增高。如突然发生的动脉压升高或降低，可引起颅内压的相应变化，但逐渐升高的动脉压不影响颅内压，故特发性高血压若无高血压脑病发生，则颅内压仍保持正常。颅内静脉阻塞，静脉压升高引起颅内压增高的机制主要是静脉淤血和大脑半球水肿。颅内血液容积增加引起颅内压增高的同时也导致脑实质液体增加，脑水肿形成。从脑水肿的发病机制和药理可分为以血管源性为主的细胞外水肿和以细胞毒性为主的细胞内水肿。引起脑水肿的原因很多，几乎导致颅内压增高的各种原因都能引起脑水肿，如炎症、外伤、中毒、代谢性疾病、缺氧及占位性病变等，但脑组织受损害后水肿发生的时间和程度因损害的原因而异。

三、临床表现

颅内压增高在代偿期可无任何临床表现，随病程进展主要表现为头痛、呕吐和视盘水肿三主征，同时也可引起意识障碍和生命体征的变化。

1. 头痛

头痛是颅内压增高的最常见症状，一般多位于额、颞部，清晨和晚间较重，头痛程度随病程进展进行性加重。凡可诱发颅内压增高的因素，如用力、咳嗽等均可使头痛加重。

2. 呕吐

呕吐是由迷走神经受刺激而引起，多见于小脑幕下占位病变，往往发生于清晨，典型者呈喷射性，与进食关系不大，不一定有恶心，小儿常以呕吐为首发症状。

3. 视盘水肿

视盘水肿是颅内压增高的最重要的客观依据，其表现为视盘水肿充血，边缘模糊不清，生理凹陷消失，视盘隆起，静脉充血变粗。视盘水肿早期无明显视力减退，但若颅内压增高长期不缓解，则出现继发性视神经萎缩，表现为视盘苍白，视力减退，视野向心缩小，甚至失明。60%～90%颅内压增高患者可出现视盘水肿，无视盘水肿不能排除颅内压增高。

以上3个表现是颅内压增高的典型征象，称为颅内高压的三主征。但三主征并不是缺一不可的，急性患者有时只在晚期才出现，也有的症状始终不出现。除了上述三主征外，颅内压增高还可引起一侧或双侧外展神经麻痹、复视、情感淡漠、脉搏缓慢、血压升高、大小便失禁、烦躁不安、癫痫发作等。严重颅内压增高时，常伴有呼吸不规则、瞳孔改变、昏迷。

四、辅助检查

（一）头颅X线检查

头颅X线检查可见脑回压迹加深，蛛网膜颗粒压迹增大加深，蝶鞍鞍背脱钙吸收或局限性颅骨破坏吸收变薄，幼童可见颅缝分离。

（二）CT及MRI检查

CT及MRI检查可见脑沟变浅，脑室、脑池缩小或脑结构变形、移位等影像，通常能显示病变的位置、大小和形态。

五、颅内压增高的程度判断

下列指标示颅内压增高已达严重程度：
1）头痛发作频繁而剧烈并伴有反复呕吐。
2）视盘水肿进行性加重或有出血。
3）意识障碍出现并呈进行性加重。
4）血压升高，脉搏减慢，呼吸不规则。
5）出现脑疝前驱症状如瞳孔不等；一侧肢体轻偏瘫、颈项强直等。
6）脑电图呈广泛慢波。
7）颅内压监测示颅内压进行性上升。

六、诊断

诊断中要考虑起病的急缓，进展的快慢，可能的原因，结合当时的全身及神经系统检查，参考实验室检查和必要的影像学检查，做出诊断及鉴别诊断，但须注意如下几点。

1）有无颅内高压危象，即有无脑疝或脑疝前的征象，如剧烈头痛、反复呕吐、意识障碍、瞳孔改变及生命体征改变等。有以上表现者应先输入甘露醇等降压药物，在保证呼吸道通畅及生命体征平稳的情况下，进行影像学及其他必要的检查。有颅内高压危象的患者做 CT 检查时应由临床医生陪同。

2）有颅内压增高，但无颅内压增高危象，有定位体征者，应优先做影像学检查，首选 CT 检查。禁忌腰穿，待肯定或除外占位性病变后，再做相应处理。

3）有颅内压增高症状，无定位体征而有脑膜刺激征者，可做腰穿。有发热及流行病学根据时，考虑脑膜炎、脑炎等；无炎症线索应考虑蛛网膜下隙出血。

4）病史、体征提示全身性疾病者，应做相应的生化检查，注意肝肾功能，尿糖、血糖定量，以及电解质平衡。

5）原因不明应考虑药物或食物中毒。

6）下列情况禁忌做腰穿检查：①脑疝；②视盘水肿；③肩颈部疼痛、颈僵、强迫头位疑有慢性扁桃体疝；④腰穿处局部皮肤有感染；⑤有脑脊液耳鼻漏而无颅内感染征象者。如需除外或治疗颅内感染时，可在专科医生指导下进行。

七、颅内压增高的监护

（一）监护方法

无论是什么原因造成的脑损伤都有不同程度的脑水肿，水肿大多在发病 24～96 小时出现，3～6 天达高峰，这一时间段特别需要护士保持高度的警惕性，必须加强颅内压的监测。

1. 颅内压监测

脑室内压及硬脑膜下压和硬膜外压监测，颅内压应保持在 200 mmH$_2$O 以下。

2. 脑内微透析监测

患者出现颅内高压及低脑灌流压，监测脑内生化物质的变化能准确显示脑部缺血的情况。脑内生化物质会有 L/P 增高、甘油水平增高或谷氨酸盐水平增高等变化。

3. 腰穿测压

腰穿测定脑脊液压力是最传统、简单、间接了解颅内压的方法。正常成人侧卧位颅内压为 70～200 mmH$_2$O。

4. 护理监测

监测意识、瞳孔、生命体征变化和头痛、呕吐、肢体活动等。

（二）监护措施

1）确保监护系统正常运转，密切观察颅内压监护仪的变化，做好记录。保持导管通畅和固定，防止移位、打折或脱落，确保监护系统正常运转。观察伤口有无感染与渗出并及时更换敷料，更换导管时要严格遵守无菌操作规程，拔管时检查传感器的完整性。

2）保证呼吸道通畅，给予足够的氧气以供给通气不畅、神经性肺水肿等导致的缺氧，缺氧时患者可表现为烦躁不安、呼吸费力、脉搏加快。护士还可通过观察患者的口唇、甲床及动脉血气变化分析判断是否缺氧。应及时采取措施保持呼吸道通畅，如清除口腔、鼻、咽部分泌物，给予足够的氧气，定时翻身、拍背，取除异物和义齿。调整体位，防止舌后坠和误吸。建立人工气道，可使用口咽通气道、气管插管、机械通气。

3）排除颅内压增高的因素，患者烦躁不安、剧烈咳嗽、用力排便、尿潴留都能引起颅内压增高，有资料表明，抚摸、交谈、亲切的环境等情感方面的刺激，以及防止便秘和尿潴留，可降低患者已升高的颅内压。有些医源性原因如吸痰、翻身和中心静脉插管，可使颅内压增高，操作应谨慎。

4）卧位与搬动头部的位置和体位的变动对颅内压有一定影响，特别是颅内压增高的早、中期卧位时头部抬高 20°～30°，有利于颅内静脉回流，减轻脑水肿使颅内压降低。颈部过度旋转、头颈的屈伸，都可使颅内压增高。避免过多搬动，如果必须要进行搬运，需有一人托其头部及肩部，保持头部固定平稳，不能颠簸、震动。如患者有呕吐，要让患者侧卧或头偏向一侧，清除口腔中分泌物。在更换床单、预防压疮护理等需要搬动患者的操作中，应注意避免头颈扭曲，使其始终与躯干的转动一致，防止颅内压增高。

5）病室保持安静，减少探视，做好家属及患者的解释工作，稳定情绪，室内不易过热或过冷，光线宜暗，操作时动作宜轻柔。

6）监测意识、瞳孔与生命体征等的变化。

7）正确应用脱水剂。脱水剂是消除脑水肿和降低颅内压的首选药物。由于甘露醇有较强的脱水作用，因此临床上常将甘露醇作为控制脑水肿、抢救脑疝、改善脑水肿与脑缺氧之间恶性循环的关键措施。但大剂量应用甘露醇可使肾血管和肾小管的细胞膜通透性改变，造成肾组织水肿、肾缺血及肾小管坏死。

（1）准确用药：20% 甘露醇每次 0.25～1 g/kg，输入速度根据病情而定，一般以 10 ml/min 为宜，紧急时可静脉注射。20～30 分钟颅内压开始下降，1～1.5 小时作用最强，持续 5～8 小时。

（2）重点观察：对有高血压、高血脂和糖尿病的患者应用多种药物前应测定肾小球滤过率，了解肾功能情况以决定药量和疗程。心血管病患者出现心力衰竭时，输入速度不可太快，防止血容量增加引起心力衰竭。注意观察脉搏、血压和呼吸的改变，定期检查血尿素氮和肌酐，必要时查血 α_1 和 β_2 微球蛋白等早期肾功能的参数。对于老年人每日用量不宜超过 150 g，用药时间一般不超过 7 天，同时严密观察肾功能情况，避免肾毒性药物的联合使用。脑水肿伴有低蛋白血症时先进行白蛋白或血浆治疗，再酌情使用甘露醇。

（3）用药注意：正常情况下排出 1 g 甘露醇可带出 6 g 水，故反复使用甘露醇时要严格记录液体出入量，观察尿液的量和颜色。用药前注意检查药液，低温时要注意药液保温，如有结晶必须加热融化后摇匀使用。防止反跳现象，脱水剂在血液中存储是暂时性的，其中大部分从肾脏排出，当血中浓度继续降低时即出现相反的渗透压差，水分又向脑组织中转移，颅内压即回升，当超过用药前的压力水平时即出现反跳现象。长期使用脱水剂可引起失钾、失氯，故应密切监测血清钾、氯等电解质变化。

8）降低体温。颅内压增高往往伴随中枢性高热，加速脑组织的细胞代谢，从而加重组织缺氧。因此，降低体温是防止继发性脑损伤的重要措施。一般采用物理降温，如头部放置冰袋、冰帽或冰毯，乙醇擦浴及人工冬眠等辅以体表降温，使脑代谢下降、水肿消失、颅内压降低，减少继发性脑损害。在进行物理降温的过程中，应注意防止局部皮肤冻伤和压疮。

八、治疗

（一）一般处理

凡有颅内压增高的患者，应观察意识、瞳孔、血压、呼吸、脉搏等变化，对意识障碍患者应保持呼吸道通畅，不能进食者应补充足够的能量及维持水、电解质平衡。

（二）病因治疗

病因治疗是治疗颅内压增高的根本方法，对颅内肿瘤，应争取全切除；对不能全切除的病变，可做大部分切除、部分切除或减压术；有脑积水者可行分流术；对颅脑损伤者可行血肿清除、坏死脑组织清除或去骨瓣减压术；颅内压增高引起急性脑疝时，应行紧急手术处理。

（三）降低颅内压疗法

1. 缩减脑体积

1）高渗脱水剂

根据病情可选用以下药物。

（1）20%甘露醇：该药分子量大，静脉注射后血浆渗透压增高，从而使脑组织内液体渗入血内，降低了脑的容量而使颅内压下降。剂量每次 1~2 g/kg，快速静脉滴注，半小时内滴完，每 4~6 小时 1 次。

（2）高渗性葡萄糖液：是应用最久的脱水降颅压制剂。一般剂量为50%溶液 60~100 ml 静脉注射，于 3~5 分钟注完，每日 3~4 次。一般用药后数分钟内颅内压开始下降，但在用药后 40~60 分钟颅内压恢复到注射前的高度。其后少数患者出现压力性反跳（超过用药前压力的10%）。其机制为葡萄糖容易进入脑细胞内，待细胞外液的葡萄糖含量因代谢或经肾脏排出而减少后，血液的渗透压低于脑细胞内，水分又进入脑细胞内，使脑容积增加和颅内压增高。近年来，不少学者发现脑缺血后，高血糖动物的脑功能恢复较低血糖者差，其原因为在脑缺氧的情况下，若用葡萄糖治疗，由于增加了糖的无氧代谢，将导致乳酸增多，脑组织受损更严重。因此认为对脑卒中及其他缺血缺氧性脑病，急性期出现的颅内压增高不适于应用高渗性葡萄糖溶液。由于葡萄糖应用后出现压力性反跳，对重症颅内压增高者有使病情恶化的危险，故近年来主张不单独用高渗性葡萄糖液脱水治疗。有糖尿病者禁用葡萄糖。

（3）30%尿素：是一种强力的高渗脱水剂，常用量为每次 0.5~1.5 g/kg，静脉滴注，以每分钟 60~120 滴为宜，1~2 次/天。尿素有明显反跳现象，肾功能不良者禁用，目前已极少为临床医生所采用。

（4）10% 甘油：是较理想的高渗脱水剂，不良反应少，当达到同样抗水肿效果时，用甘油所排出的尿量较用甘露醇少 35%~40%，因此不会引起大量水分和电解质丧失，且很少发生反跳现象。其脱水作用在甘露醇与葡萄糖之间，常用 10% 甘油盐水口服（加维生素 C 更好），1~2 g/(kg·d)，分 3 次，静脉滴注应将 10% 甘油溶于 10% 葡萄糖 500 ml 中，按 1.0~1.2 ml/kg 计算，缓慢滴注，3~6 小时滴完，每日 1~2 次，浓度过高或滴速过快可引起溶血及血红蛋白尿。

（5）30% 尿素 +10% 甘露醇混合剂，用药后 15 分钟颅内压下降，降颅压率可为 70%~95%，维持 6~7 小时，无反跳作用。

（6）尿素—甘露醇—利尿合剂：尿素 0.5~1 g/kg，甘露醇 1~2 g/kg，罂粟碱 10~20 mg，氨茶碱 0.5 g，咖啡因 0.5 g，维生素 C 1 g，普鲁卡因 500 mg，配成 20%~30% 的溶液，静脉滴注，可获较强的脱水利尿作用。

应用大剂量高渗脱水剂时的注意事项：①大剂量、快速、反复应用高渗性脱水剂后，由于循环血量骤增，对心力衰竭患者有可能诱发急性循环衰竭。②长期反复应用高渗脱水剂后，可能出现过度脱水，血容量过低，故应严格记录进入量，并合理补充液体。在脑水肿未解除前，水出入量应为负平衡，脑水肿已控制时，水出入量应维持平衡状态。③注意电解质平衡，尤其要防止低钾血症。

2）利尿剂：应用利尿剂治疗颅内压增高的机制是通过增加肾小球的滤过率和减少肾小管的再吸收，使排出尿量增加而使整个机体脱水，从而间接地使脑组织脱水，降低颅内压。但其脱水功效不及高渗脱水剂。使用利尿剂降颅内压的先决条件是肾功能良好和血压不低，对全身水肿伴颅内压增高者较适宜。

（1）依他尼酸：主要是抑制肾小管对钠离子的重吸收而产生利尿作用。一般用药量为 25~50 mg/次，加入 5%~10% 葡萄糖液 20 ml 内，静脉缓注，每日 2 次，一般在注射后 15 分钟见效，维持 6~8 小时，口服 25~50 mg/d，可维持 10 小时，治疗过程中应密切注意钾、钠、氯离子的变化。

（2）呋塞米：作用机制同依他尼酸。成人一般用 20~40 mg，肌内注射或静脉注射，每日 2~4 次。有人用大剂量一次疗法，以 250 mg 呋塞米加于 500 ml 林格氏液中静脉滴注，1 小时内滴完，其利尿作用可持续 24 小时，降颅压作用显著。治疗中亦应注意水电解质的紊乱，并及时纠正。

3）地塞米松：能降低毛细血管渗透性而减少脑脊液形成，从而有效地降低颅内压，每次 10~20 mg，每日 1~2 次静脉滴注，是降低颅内压的首选药物。

2. 减少脑脊液量

1）脑室引流术：脑室引流术是救治脑疝的重要方法之一，尤其是在持续脑室压力监护下联合应用，效果更明显。本法适用于：①脑室系统或颅后窝占位性病变。②脑室出血和脑出血破入脑室。③自发性蛛网膜下隙出血伴有严重颅内压增高。④化脓性、结核性或隐球菌性脑膜炎所致的严重颅内压增高。常用的方法有：①常规脑室穿刺引流术。②眶上穿刺术。③颅骨钻孔引流术。④囟门穿刺术。

2）碳酸酐酶抑制剂：常用乙酰唑胺 250 mg/次，每日 3 次，口服。地高辛 0.25 ~ 0.5 mg/次，每 8 小时 1 次，口服。

3. 减少脑血流量

1）控制性过度换气：用人工呼吸器增加通气量。$PaCO_2$ 应维持在 25 ~ 35 mmHg。本法适用于外伤性颅内压增高。

2）巴比妥类药物：常有戊巴比妥和硫喷妥钠，首次用量 3 ~ 5 mg/kg，最大用量可达 20 mg/kg，维持用量每 1 ~ 2 小时 1 ~ 2 mg/kg，血压维持在 60 ~ 90 mmHg，颅内压 < 200 mmH_2O，若颅内压持续正常 36 小时，压力/容积反应正常即可缓慢停药。

4. 手术治疗

目的在于去除病灶，减少脑体积，扩大颅内容积，从而降低颅内压。适用于颅内占位性病变和急性弥散性脑水肿内科治疗不佳者。常用手术方法如下。

1）脑室穿刺外引流术：对有脑积水的病例，可行脑室穿刺外引流术，快速降低颅内压，以缓解病情。一般成人经前额，婴幼儿经前囟穿刺脑室额角，经引流管，将脑脊液引流入封闭的引流瓶或引流袋中。

2）脑脊液分流术：对病情稳定者，可行脑脊液分流术，主要有脑室腹腔分流术、脑室脑池分流术、脑室心房分流术。

3）减压术。

（1）外减压术：指去除颅骨瓣，为颅腔内容物提供一个更大的空间，以缓解颅内压。去骨瓣同时需敞开硬脑膜，或以人工硬脑膜、肌膜、骨膜等减张缝合硬脑膜。

（2）内减压术：在严重颅脑外伤时，因广泛脑水肿，外减压术难以达到目的，可切除部分脑组织，如一侧的额极、颞极或已损伤的脑组织，称为内减压术。因有损于脑组织，只能作为一种最后的手段，需慎重选择。

九、护理

（一）一般护理

1. 体位

抬高床头 15° ~ 30°，以利于颅内静脉回流，减轻脑水肿。

2. 给氧

持续或间断吸氧，改善脑缺氧，使脑血管收缩，降低脑血流量。

3. 饮食与补液

控制液体摄入量，不能进食者，成人每日补液量不超过 2 000 ml，保持每日尿量不少于 600 ml。意识清醒者，可予普通饮食，但需适当限盐，注意防止水、电解质紊乱。

4. 生活护理

满足患者日常生活需要，适当保护患者，避免外伤。

（二）病情观察与护理

1. 加强对颅内压增高症状的观察

颅内压明显增高时，患者可出现剧烈头痛、喷射状呕吐、烦躁不安和意识状态的改变，通过观察患者对地点、时间、人物的辨认及定向能力，按时间的先后加以对比，对患者意识有无障碍及其程度做出判断。意识障碍程度加重，是颅内压增高、病情加重的主要症状之一。频繁剧烈的呕吐标志着颅内压急剧增高，是脑疝发生的先兆。

2. 生命体征的动态观察

按时测量并记录血压、脉搏、呼吸和体温。出现血压升高、脉搏慢而有力、呼吸不规则等，是颅内压增高和即将发生脑疝的先兆征象，应予重视。重症患者应每半小时测量血压、脉搏、呼吸 1 次，体温每 2~4 小时测量 1 次。

3. 加强对瞳孔的观察

对比双侧瞳孔是否等大、等圆及对光反射的灵敏度并做记录，瞳孔的改变是小脑幕切迹疝的重要标志之一。当发生小脑幕切迹疝时，疝入的脑组织压迫脑干及动眼神经，动眼神经支配同侧瞳孔括约肌，故该侧瞳孔暂时缩小，对光反应迟钝，继之动眼神经麻痹引起病变侧瞳孔散大，对光反应消失。

4. 面部和肢体运动功能的观察

观察患者面部及肢体活动情况，对清醒患者可让其露齿、鼓腮、皱额、闭眼、检测四肢肌力和肌张力，据此判断有无面肌和肢体瘫痪。

5. 癫痫大发作预兆的观察

一过性意识不清或局部肢体抽搐是癫痫大发作的预兆。癫痫大发作可引起呼吸骤停，加重脑缺氧和脑水肿，易引起脑疝。对有癫痫发作的患者应注意观察开始抽搐的部位、眼球和头部转动的方向及发作后有无一侧肢体活动障碍等，并详细记录。

6. 颅内压监测

可较早发现颅内压增高，及时采取措施将颅内压控制在一定范围内。若发现颅内压呈进行性升高，则提示需手术治疗。经过多种治疗，颅内压仍持续在 530 mmH_2O 或更高，提示预后极差。

（宋石磊）

第二节 脑 疝

脑疝是指当颅内病变所致的颅内压增高达到一定程度时，可使一部分脑组织移位，通过一些孔隙，移至压力较低的部位，使部分脑组织、神经及血管受压，脑脊液循环发生障碍而产生相应的综合征的疾病。脑疝的出现是颅脑损伤和颅内疾病发展进程中的一种严重危象，如发现或救治不及时，常危及生命，必须给予足够重视。

大脑镰及小脑幕将颅腔分为3个部分，幕上的大脑镰将大脑分割成左、右两个半球。小脑幕将幕上下分隔开，幕上为大脑半球，幕下容纳小脑及脑干。中脑在小脑幕切迹中通过，颞叶的海马、钩回与中脑的外侧面相邻近，动眼神经从中脑的大脑脚内侧发出，通过小脑幕切迹在海绵窦的外侧壁上前行至眶上裂，大脑镰虽然将左、右两侧大脑半球隔开，但两侧大脑半球在大脑镰下有较大程度的活动度。枕骨大孔是颅内脑干与脊髓首端的相连处，延髓下端与脊髓首端相衔接，小脑扁桃体位于延髓背侧的两边，其下端位于枕骨大孔后缘的上方。总之左、右大脑半球之间和幕上、幕下之间有裂隙及孔道相交通。当颅内某一分腔内容物增大，压力增高时，部分脑组织从高压部位向压力低的区域移位，从而引起脑疝。一般认为脑疝是逐渐形成的，但在形成过程中颅内压力与椎管内压力一时失去平衡，则能促使脑疝突然加剧，重者甚至危及生命。

一、病因及分类

（一）病因

常见病因有以下几点。

1）外伤所致各种颅内血肿，如硬脑膜外血肿、硬脑膜下血肿及脑内血肿。

2）颅内脓肿。

3）颅内肿瘤尤其是颅后窝、中线部位及大脑半球的肿瘤。

4）颅内寄生虫病及各种肉芽肿性病变。

5）医源性因素：对于颅内压增高患者，进行不适当的操作如腰穿，放出脑脊液过多过快，使各分腔间的压力差增大，则可促使脑疝形成。

（二）分类

根据移位的脑组织及其通过的硬脑膜间隙和孔道，可将脑疝分为以下常见的三类。

1）小脑幕切迹疝，又称颞叶疝，为颞叶的海马回、钩回通过小脑幕切迹被推移至幕下。

2）枕骨大孔疝，又称小脑扁桃体疝，为小脑扁桃体及延髓经枕骨大孔推挤向椎管内。

3）大脑镰下疝，又称扣带回疝，一侧半球的扣带回经镰下孔被挤入对侧分腔。

二、临床表现

主要叙述常见的两种疝的临床表现。

（一）小脑幕切迹疝

1. 颅内压增高的症状

颅内压增高表现为剧烈头痛，与进食无关的频繁的喷射性呕吐。头痛程度进行性加重伴烦躁不安。急性脑疝患者视盘水肿可有可无。

2. 瞳孔改变

病初由于患侧动眼神经受刺激导致患侧瞳孔变小，对光反射迟钝，随病情进展患侧动眼神经麻痹，患侧瞳孔逐渐散大，直接和间接对光反射均消失，并有患侧上睑下垂、眼球外斜。如果脑疝进行性恶化，影响脑干血供时，由于脑干内动眼神经核功能丧失可致双侧瞳孔散大，对光反射消失，此时患者多已处于濒死状态。

3. 运动障碍

运动障碍表现为病变对侧肢体的肌力减弱或麻痹，病理征阳性。脑疝进展时可致双侧肢体自主活动消失，严重时可出现去大脑强直发作，这是脑干严重受损的信号。

4. 意识改变

由于脑干内网状上行系统受累，患者随脑疝进展可出现嗜睡、浅昏迷至深昏迷。

5. 生命体征紊乱

由于脑干受压，脑干内生命中枢功能紊乱或衰竭，可出现生命体征异常。表现为心率减慢或不规则，血压忽高忽低，呼吸不规则、大汗淋漓或汗闭，面色潮红或苍白。体温可高达41℃或体温不升。最终因呼吸循环衰竭而致呼吸停止，血压下降，心脏停搏。

（二）枕骨大孔疝

1. 枕下疼痛、颈项强直或强迫头位

疝出组织压迫颈上部神经根，或因枕骨大孔区脑膜或血管壁的敏感神经末梢受牵拉，引起枕下疼痛。为避免延髓受压加重，机体发生保护性或反射性颈肌痉挛，患者头部应维持在适当位置。

2. 颅内压增高

颅内压增高表现为头痛剧烈，呕吐频繁，慢性脑疝患者多有视盘水肿。

3. 后组脑神经受累

由于脑干下移，后组脑神经受牵拉，或因脑干受压，出现眩晕、听力减退等症状。

4. 生命体征改变

慢性疝出者生命体征变化不明显。急性疝出者生命体征变化显著，迅速发生呼吸和循环障碍，先出现呼吸减慢、脉搏细速、血压下降，后很快出现潮式呼吸和呼吸停止，如不采取措施，不久心跳也停止。

与小脑幕切迹疝相比，枕骨大孔疝的特点是生命体征变化出现较早，瞳孔改变和意识障碍出现较晚。

三、辅助检查

由于脑疝发生后病情危重，迅速确定病因对有效治疗极为重要。CT检查是目前临床定位及定性的最好的方法。MRI检查因检查时间长，故非首选。脑超声波检查定位简要而迅速，但无CT检查精确。脑室造影、脑血管造影均为有创性检查，所示病变为间接征象，因有一定危险性，目前临床已少用。其他如脑电图、X线等检查因定位不确切，不能作为确诊性检查。

四、治疗

主要叙述常见的两种疝的治疗。

（一）小脑幕切迹疝的治疗

脑疝是颅内压增高引起的严重情况，须紧急处理。先给予强力降颅内压药物，以暂时缓解病情，然后行必要的诊断性检查，明确病变的性质和部位，根据具体情况进行治疗。对暂时不能明确病因者，可选择下列姑息性手术来缓解增高的颅内压。

诊断明确后立即开颅手术，去除病因，以达到缓解颅内高压的目的。诊断不明确者应紧急做颞肌下减压术，去除骨瓣，敞开硬脑膜，必要时切除部分颞极部脑组织，内外同时减压。情况允许时应将小脑幕裂孔边缘切开，促使脑疝复位。术后需采取如下措施处理。

1）防治脑水肿：可选用脱水剂、利尿剂、肾上腺皮质激素。

2）预防并发症

（1）预防和治疗感染：应用广谱抗生素或敏感抗生素。危重患者抵抗力低下，昏迷患者易并发坠积性肺炎，首选青霉素＋庆大霉素（二者有协同作用，但加入同一液体内则效价降低，应分开使用），价廉，效果确切；还可选用头孢唑啉＋阿卡米星。若出现耐药或不敏感可选用头孢哌酮、头孢曲松或头孢他啶。

（2）防治消化道出血：常用西米替丁或雷尼替丁静脉滴注，预防出血。每日 0.6 ～ 0.8 g，雷尼替丁每日 0.3 ～ 0.6 g，分次应用效果更好。一旦出现消化道出血征象，则可应用制酸剂，奥美拉唑 1 片，每日 1 次，口服或鼻饲。局部止血药云南白药 2 g，6 小时 1 次，鼻饲。10% 孟氏液 20 ml ＋冰盐水 80 ml，经鼻胃管注入上消化道，6 小时 1 次。凝血酶 2 000 U，2 ～ 6 小时 1 次，鼻饲。巴曲酶，1 U 肌内注射，每日 1 次或每 8 小时 1 次，出血量大时，可临时静脉滴注；静脉滴注氨甲苯酸、酚磺乙胺。出血量大时应及时补充全血或成分血（血小板、压积红细胞）。

（3）健脑促醒：常用胞磷胆碱，静脉滴注，每日 1.0 ～ 2.0 g，椎管注入 0.25 g，隔日 1 次。脑活素每日 10 ～ 20 ml。氯脂醒每次 0.1 ～ 0.2 g，每日 3 次；儿童每日 0.1 g，每日 3 次。细胞色素 C，肌内注射，每日 15 mg，病重者每次 30 mg，每日 2 次；或静脉注射，每次 15 ～ 30 mg，每日 1 ～ 2 次。ATP，肌内注射，每次 20 mg，每日 1 ～ 2 次；或 20 mg 溶于 5% 葡萄糖液 10 ～ 20 ml 中缓慢注射。辅酶 A，静脉滴注每次 50 U，每日 1 次或隔日 1 次。

（4）防治水、电解质紊乱，支持疗法。通过血气分析、电解质情况指导用药。

（5）高压氧治疗：有条件患者情况允许尽早应用高压氧治疗，每日 1 次，每次 45 ～ 90 分钟，10 天为 1 个疗程。若有效，1 周后第二疗程开始，据病情决定疗程。急性期过后，颅内压不高时可行椎管高压注氧，每次 40 ～ 80 ml，每周 2 次，2 次为 1 个疗程。

（二）枕骨大孔疝的治疗

1. 积极治疗原发病，预防延髓危象发生

1）慢性型患者入院后各项检查均应迅速完成，同时尽量避免各种能引起颅内压骤然升高的因素，如便秘、用力咳嗽、腰穿放液等。

2）应尽早解除病因，如颅后窝占位性病变，应尽早手术切除，避免延髓危象发生。

2. 积极抢救，缓解脑疝

急性型患者或慢性型患者呼吸突然停止，应紧急做脑室穿刺外引流术，缓慢放出脑脊液，使颅内压逐渐下降，同时做气管插管或切管切开，人工或呼吸机辅助呼吸，静脉推注高渗脱水剂。若呼吸恢复，诊断明确者应立即行开颅手术，去除病因。病因不明者，应先行 CT 检查明确诊断，继而手术。无法确诊者可行颅后窝探查，先切开枕骨大孔敞开硬脑膜，解除脑疝压迫，再探查病变部位，去除病因。若脑室穿刺外引流术无效，可试用头低 15°～30° 侧卧位，腰穿，快速注入生理盐水 20～40 ml。

3. 综合治疗，预防并发症，减少后遗症

枕骨大孔疝患者一旦呼吸停止，抢救多难奏效。抢救期间，除应用强力脱水剂、大剂量肾上腺皮质激素、促醒药物外，还应及时补充电解质，防止电解质紊乱。应用有效广谱抗生素，预防坠积性肺炎的发生。应用制酸剂和止血剂，预防和治疗应激性溃疡所致消化道出血。病情一旦稳定或清醒，即应着手康复治疗，减少后遗症，如健脑药物的应用、高压氧治疗、中药等。

五、护理

1）遵医嘱立即快速静脉滴注 20% 甘露醇 250 ml，严重者可同时静脉或肌内注射呋塞米。

2）迅速准备脑室穿刺物品，协助医生行脑室穿刺以降低颅内压。

3）留置尿管，观察记录每小时尿量，了解脱水情况。

4）密切观察意识、瞳孔、生命体征及肢体活动情况。做好紧急开颅准备。

（宋石磊）

第十四章 缺血性脑血管病

我国每年新发脑卒中患者 300 万人，是新发心肌梗死患者的 5 倍，每年死亡患者约 200 万人，发病率呈现上升趋势。脑卒中是成年人第一位致残原因。其中缺血性脑血管病超过 75%。我国北方脑血管病发病率高于南方，仅次于居世界首位的俄罗斯。近年来，我国脑血管病发病率呈上升趋势和年轻化趋势，与不健康生活方式有关。

第一节　短暂性脑缺血发作

短暂性脑缺血发作（TIA）是颈动脉或椎基底动脉系统发生短暂性血液供应不足，引起局灶性脑缺血导致突发的、短暂性、可逆性神经功能障碍的疾病。发作持续数分钟，通常在 30 分钟内完全恢复，超过 2 小时常遗留轻微神经功能缺损表现，或 CT 及 MRI 检查显示脑组织缺血征象。TIA 好发于 34 ~ 65 岁，65 岁以上占 25.3%，男性多于女性。发病突然，多在体位改变、活动过度、颈部突然转动或屈伸等情况下发病。发病无先兆，有一过性神经系统定位体征，一般无意识障碍，历时 5 ~ 20 分钟，可反复发作，但一般在 24 小时内完全恢复，无后遗症。

一、病因

关于 TIA 的病因多数认为与以下病变相关。

（一）脑动脉粥样硬化

脑动脉粥样硬化是全身动脉硬化的一部分，动脉内膜表面的灰黄色斑块表层的胶原纤维不断增生及含有脂质的平滑肌细胞增生，引起动脉管腔狭窄，甚至纤维斑块深层的细胞发生坏死，形成粥样斑块，粥样斑块表层的纤维帽坏死，破溃形成溃疡。坏死性粥样斑块物质可排入血液而造成栓塞，溃疡处可出血形成血肿，使小动脉管腔狭窄甚至阻塞，使血液供应发生障碍。动脉粥样硬化的病因主要有高血压、高脂血症、糖尿病、吸烟、肥胖、胰岛素抵抗等因素。多数学者认为动脉粥样硬化的发病机制是复杂的，是综合性的较长过程。

（二）微栓塞

主动脉和脑动脉粥样硬化斑块的内容物及其发生溃疡时的附壁血栓凝块的碎屑，可散落在血流中成为微栓子，这种由纤维素、血小板、白细胞、胆固醇结晶所组成的微栓子随循环血流进入小动脉，可造成微栓塞，引起局部缺血症状。微栓子经酶的作用而分解，或因栓塞远端血管缺血扩张，使栓子移向血液末梢，从而使血供恢复，症状消失。

（三）心脏疾病

心脏疾病是脑血管病第 3 位的危险因素。各种心脏病如风心病、冠心病、高血压心脏病、先天性心脏病，以及可能并发的各种心脏损害，如房颤、房室传导阻滞、心力衰竭、左心肥厚、细菌性心内膜炎等，这些因素通过影响血流动力学及栓子脱落增加了脑血管病的危险性，特别是缺血性脑血管病的危险。

（四）血流动力学改变

急速的头部转动或颈部屈伸，可改变脑血流量而发生头晕，严重的可触发 TIA 发作，特别是有动脉粥样硬化、颈椎病、枕骨大孔区畸形、颈动脉窦过敏等情况时更易发生。主动脉弓、锁骨下动脉的病变可引起盗血综合征，影响脑部血供。

（五）血液成分的改变

各种影响血氧、血糖、血脂、血蛋白质含量，以及血液黏度和凝固性血液成分改变和血液病理状态，如严重贫血、红细胞增多症、白血病、血小板增多症、异常蛋白质血症、高脂蛋白质血症均可触发 TIA。

二、临床表现

（一）颈内动脉系统 TIA

颈内动脉系统 TIA 最常见的症状为单瘫、偏瘫、偏身感觉障碍、失语、单眼视力障碍等，亦可出现同向性偏盲等。

单眼突然出现一过性黑矇，或视力丧失，或白色闪烁，或视野缺损，或复视，持续数分钟可恢复。对侧肢体轻度偏瘫或偏身感觉异常。优势半球受损出现一过性失语、失用、失读、失写，或同时出现面肌、舌肌无力。偶有同侧偏盲。其中单眼突然出现一过性黑矇是颈内动脉分支眼动脉缺血的特征性症状。短暂的精神症状和意识障碍偶亦可见。

（二）椎基底动脉系统 TIA

椎基底动脉系统 TIA 主要表现为脑干、小脑、枕叶、颞叶、脊髓近端缺血，以及神经缺损症状。

常见的症状是一过性眩晕、眼震、站立或步态不稳。一过性视物成双或视野缺损等。一过性吞咽困难、饮水呛咳、语言不清或声音嘶哑。一过性单肢或双侧肢体无力、感觉异常。一过性听力下降、交叉性瘫痪、轻偏瘫和双侧轻度瘫痪等。少数可有意识障碍或猝倒发作。历时 5~20 分钟，可反复发作，但一般在 24 小时内完全恢复，无后遗症。

三、辅助检查

（一）实验室检查

查血压、血脂及血糖、同型半胱氨酸、血尿酸等。

（二）影像学检查

如头部 CT、MRI、颈动脉彩超、CT 血管成像（CTA）及 DSA 等。

（三）其他检查

心电图、超声心动图、经食管超声心动图、经颅多普勒超声等检查。

四、诊断

绝大多数 TIA 患者就诊时症状已消失，临床诊断主要依靠病史，症状典型者诊断不难。TCD、DSA 检查对确定病因和促发因素、选择适当治疗方法有裨益。

应注意 TIA 临床诊断扩大化倾向，TIA 最常见表现是运动障碍，如患者仅表现部分肢体或一侧面部感觉障碍、视觉丧失或失语发作，诊断须慎重。某些常见症状如麻木、头昏等并非 TIA；意识丧失不伴后循环（椎基底动脉）障碍的其他体征、强直性和（或）阵挛性发作、躯体多处持续进展性症状、闪光暗点等不属于 TIA 特征性症状。

五、鉴别诊断

（一）部分性癫痫

部分性癫痫表现为单个或一侧肢体抽搐、发麻，常自局部向周围扩展，可有癫痫病史，多由脑部局灶性病变引起，因此，CT 或 MRI 检查可发现相应的脑损害，脑电图异常有助于诊断。

（二）内耳性眩晕

内耳性眩晕表现为发作性眩晕伴恶心、呕吐，发病年龄较轻，症状持续时间长，多超过 24 小时，常伴耳鸣，眼球震颤明显，发作多次后听力下降。

（三）偏头痛视觉先兆

偏头痛视觉先兆多在青春期发病，出现闪光、亮点等短暂视觉症状后有头痛而非肢体无力。

六、治疗

（一）病因治疗

首先应认识到危险因素在预防 TIA 中的重要性，治疗目的是预防继发 TIA、脑梗死、心肌梗死或猝死，最有效的措施是纠正 TIA 的危险因素，包括高血压、糖尿病、高脂血症、吸烟等。并应避免颈部过度活动。

（二）药物治疗

1. 抗血小板凝聚药物

双嘧达莫 50 mg，每日 3 次，口服，同时加用阿司匹林，每日 1 次，口服。己酮可可碱有抗血小板凝集作用，可每日 3 次，每次 200 mg，口服。

新型的血小板聚集抑制剂噻氯匹定，通过阻断血小板上纤维蛋白原的受体，使所有与聚集作用有关的物质同时失活，作用持久，疗效显著，优于阿司匹林，服用阿司匹林或抗凝治疗无效者，用本品后仍能发挥作用，常用量为 250 mg，每日 1 ~ 2 次，进餐时服用。

2. 抗凝药物

疗效尚难以肯定，可参见脑血栓形成的治疗，如无明显措施，无相应实验室条件，又缺乏经验的单位不宜贸然试用。

3. 扩容剂

常用的有以下几种：

1）羟乙基淀粉：是一种合成血浆扩容剂，常用6%羟乙基淀粉溶液250 ~ 500 ml 静脉滴注，每日 1 ~ 2 次，24 小时内不超过 1 000 ml，7 ~ 10 天为 1 个疗程。不需要做过敏试验。

2）低分子右旋糖酐：为许多脱水葡萄糖分子的聚合物，常用剂量为 10% 低分子右旋糖酐溶液 250 ~ 500 ml，静脉滴注，每日 1 ~ 2 次，24 小时内不超过 1 000 ml，7 ~ 10 天为 1 个疗程。注射前先用 0.1 ml 原液做皮试，阴性者才可使用；也有的认为低分子右旋糖酐不适合作为血液稀释剂。

4. 钙通道阻滞剂

钙通道阻滞剂可防止脑动脉痉挛、扩张血管、维持红细胞变形能力。常用的有：尼莫地平 20 ~ 40 mg，每日 3 次；氟桂利嗪 5 mg，每日 1 次；尼莫地平 30 mg，每日 3 次。

（三）外科治疗

颈动脉内膜剥脱术、颈动脉成型术和支架放置等。

（四）中医治疗

1. 颈内动脉系统 TIA

1）脉络空虚风邪入中型

头晕头痛，患侧肢体麻木无力或轻度半身不遂，口眼歪斜，伴语言謇涩，有时出现偏瘫，对侧单眼一过性黑矇。舌黯，苔薄白，脉弦。

治法：养血和血，祛风通络。

方药：大秦艽汤加减。

秦艽 12 g，当归 12 g，赤芍 12 g，生地黄 15 g，羌活 12 g，白芷 10 g，牛膝 12 g，生石膏 30 g，黄芩 12 g，夏枯草 10 g，桑枝 30 g，僵蚕 12 g。

2）气虚血瘀型

气短懒言，身困无力，偏侧肢体无力或麻木，或有轻瘫、口眼歪斜、舌强语謇。舌质黯淡或舌体胖大，苔薄白，脉弦迟或弱而无力。

治法：补气健脾、活血通络。

方药：补阳还五汤加减。

生黄芪 30 g，当归尾 12 g，赤芍 12 g，白芍 12 g，桂枝 12 g，桃仁 10 g，红花 10 g，川牛膝 12 g，全蝎 3 g，地龙 10 g。

3）肝肾阴虚肝阳上亢型

头晕头痛，口干耳鸣，腰酸腿软，少寐多梦、健忘，突然半身麻木无力或轻瘫，口眼歪斜，语言謇涩，便秘。舌红少苔，脉弦或细数。

治法：滋补肝肾、息风通络。

方药：一贯煎加减。

沙参 12 g，麦冬 12 g，生地黄 20 g，当归 12 g，枸杞子 10 g，制何首乌 12 g，牛膝 12 g，白芍 15 g，夏枯草 10 g，炒杜仲 12 g。

2. 椎基底动脉系统 TIA

1）痰浊中阻风痰上扰型

头晕目眩，胸脘痞闷，恶心呕吐，声音嘶哑或语言謇涩，吞咽困难，走路欠稳或倒发作，可有轻瘫。苔腻，脉弦滑。

治法：理气化痰，平肝息风，佐以健脾利湿。

方药：半夏白术天麻汤加减。

半夏 4.2 g，天麻、茯苓、橘红各 3 g，白术 9 g，甘草 1.5 g。

2）肾阴不足肝阳上亢型

平素头晕耳鸣，视物昏花，多梦少寐，五心烦热，腰膝酸软，突然眩晕，走路不稳，语言謇涩，吞咽困难，肢体无力。舌红少苔，脉弦数或细数。

治法：滋阴补肾、平肝潜阳。

方药：左归丸合天麻钩藤饮加减。

何首乌 15 g，益母草 12 g，山药 5 g，炒杜仲 32 g，桑寄生 30 g，当归 12 g，生地黄 20 g，白芍 15 g，天麻 10 g，钩藤 15 g，山茱萸 8 g。

七、护理

1）饮食宜清淡，监测血压、血糖、血脂、血黏度、血尿酸、红细胞及纤维蛋白原含量变化情况等，针对异常表现进行相应处理。

2）密切观察药物反应及临床症候变化，适时调整治疗方案。

3）并向患者及其家属宣传有关本病的知识以及日常生活的注意事项等，以便配合治疗。

4）饮食以清淡为主，多吃水果、蔬菜和含碘食物，少吃动物内脏和肥肉，适量食用植物油，食物不宜过咸、过甜。

5）避免热量过剩，肥胖者应适当减轻体重。

6）定时进餐，避免过饱，忌烟酒。

7）昏迷、危重患者发病1～2天禁食，一般48小时后可鼻饲流质饮食。清醒且无吞咽困难者给予流质、半流质饮食。

8）偏瘫患者患侧面肌无力，舌的搅拌能力减弱，进餐时鼓励患者尽量坐位进食。若不能坐起，要取侧卧位，健侧在下，患侧在上，易于咀嚼，避免呛咳。

9）健康教育

TIA 的高危人群或者发生过 TIA 的人，日常生活应该注意以下保健。

（1）应了解饮食治疗的意义和具体措施，如高血脂的患者应低脂饮食，严禁摄入动物油，尽量食用植物油，宜选用含脂肪少的食物，避免食用含脂肪多的食物（如肥肉、鸭、鹅等），禁食油炸黏腻的食物。

（2）运动可减少脂肪堆积，降低血糖，提高心肺功能，加速血液循环，促进新陈代谢，提高身体综合素质。运动方式包括散步、慢跑、打太极拳、打乒乓球、游泳、划船等，其中散步、慢跑等运动安全简便，适合中老年人。患者在运动时要掌握好强度，循序渐进，每次30～60分钟，每日1次。

（3）可在医生的指导下服用肠溶阿司匹林或双嘧达莫等，以改善脑循环。同时还可选用作用于血管平滑肌、增加脑流量的药物，如尼莫地平和桂利嗪等。伴有糖尿病者应积极有效控制血糖；伴有高血脂的患者除了调节饮食结构外，还应尽早使用降血脂药物。

（4）正确认识疾病，以消除焦虑、紧张和恐惧等不良情绪，从而对治疗效果产生积极影响。

（5）经过综合治疗，患者肢体的活动功能大多能恢复，但也要经常进行肢体功能锻炼。上肢的功能锻炼方法：可将双手撑于身后，使髋部尽可能向前挺出，并伸展整个脊柱。下肢肌力的锻炼方法：可步行上下楼梯，试着用足跟蹬地；仰卧时双腿可在空中做蹬自行车动作，或臀部抬高做桥式活动等。

（6）保持良好的生活习惯，按时作息，避免过度操劳，保持情绪稳定，调整心态，增添生活情趣；还要注意定期复查血压、血脂、血糖等。

（宋石磊）

第二节　脑血栓形成

脑血栓形成是脑梗死最常见的类型，脑动脉主干或皮质支动脉粥样硬化导致血管增厚、管腔狭窄闭塞和血栓形成，引起脑局部血流减少或供血中断，脑组织缺血缺氧导致软化坏死，出现局灶性神经系统症状和体征。

一、病因和发病机制

（一）动脉粥样硬化

动脉粥样硬化为脑血栓形成最常见的病因，常伴有高血压。脑动脉粥样硬化使脑血管内壁损害，表面粗糙不平；血管壁弹性减弱，管腔狭小；血液黏稠度及凝固性增高，血流缓慢等，从而导致血栓形成。

（二）高血压

高血压是脑卒中最危险的因素。长期高血压可引起脑内小动脉类纤维素样坏死，脑小动脉、中动脉发生梗死的机会与高血压的程度成正比。高血压患者脑小血管梗死的机会比脑内主干动脉和脑外动脉梗死者多。

（三）糖尿病

糖尿病为脑血栓形成重要的危险因素之一。糖尿病时常可以导致脑动脉硬化，及影响脑的血液流动等。糖尿病不仅侵犯颅内大动脉，而且常可以导致颅内小动脉如豆纹动脉发生粥样硬化，引起脑腔隙性梗死。

（四）脂质代谢紊乱

高胆固醇及高脂血症是动脉硬化的主要危险因素之一。目前认为高密度脂蛋白及载脂蛋白 A 是抗动脉粥样硬化因素。低密度脂蛋白（LDL）及载脂蛋白 B 则是动脉粥样硬化因素。脂蛋白 a 是一种独特的脂蛋白，它能穿过内皮层进入动脉壁内，促进动脉粥样硬化形成，另外脂蛋白 a 有减弱组织型纤溶酶原对凝块的溶解作用，因而有促进血栓形成，是脑梗死的独立危险因素。

（五）血液黏度

血液黏度增高是脑血栓形成的危险因素之一。血液黏度与血细胞比容呈生理性直线关系，血细胞比容与脑血流量呈反比关系，当血细胞比容增高时，脑血流量减少。贫血患者脑血流量增高，红细胞增多症时脑血流量减低，易发生缺血性梗死。

（六）不良生活习惯，不合理膳食

吸烟引起血小板聚集及黏附性增强，使血液黏度增高，血液流速变慢，从而导致脑血栓形成。

饮酒会使血液浓缩，血细胞比容升高，增加血液黏度，导致脑血栓形成。

热量摄入过高会引起体重增加，导致超重或肥胖，超重与肥胖是脑血栓形成的发病因素。

（七）感染

由于急性感染时白细胞计数及纤维蛋白原增高，血液黏度增加，导致血液流变学改变引起脑血栓形成。另外，白细胞具有趋边黏附作用，在感染的情况下白细胞数量明显增加，白细胞变形能力降低，容易发生脑血栓。

（八）药物

雌二醇类口服避孕药有两方面的作用，一是造成高凝状态；二是造成血管内膜增厚，可导致脑血栓形成。

（九）其他

心脏病（缺血性心脏病、细菌性心内膜炎、紫绀型先天性心脏病）、结缔组织病（播散性红斑狼疮、结节性多动脉炎）、颈动脉纤维肌结构不良、烟雾病、肿瘤、妊娠、产褥期前后，血液表现为高凝状态，可致脑血栓形成。

二、临床表现

约 1/3 病例脑血栓形成前有一过性脑缺血发作史，其发作次数不等，多为 2~3 次，发生在血栓形成的同一血管或不同血管；发病前数日有头昏、头晕、头痛、周身无力、肢体麻木、言语不清或记忆力略显下降等。

动脉硬化性脑梗死的发生与年龄及动脉硬化的程度有密切关系，95% 的患者在 50 岁以后发病，65~74 岁年龄组发病率可达到每年 1%，高于脑出血，男性较女性多见。约有 60% 的患者起病有过度疲劳、兴奋、愤怒和气温突变等诱因，80% 在安静状态下发病，其中约 1/5 在睡眠中发病。

（一）发病症状

常为肢体无力、麻木、言语不清、头晕等，25%~45% 有意识障碍，头痛、恶心、呕吐等症状较少见。

（二）局灶症状

脑局灶损害症状主要依赖病损血管的分布和供应区脑部功能而定。

1. 颈内动脉

病灶对侧偏瘫、偏身感觉障碍；病灶侧失明或视网膜中心动脉压降低，霍纳征阳性，颈动脉搏动减弱或消失，有时颈部可听到血管杂音。

2. 大脑中动脉

病灶对侧偏瘫，偏身感觉障碍和同向偏盲，面部及上肢较下肢重；主侧半球受累时可伴有失语、失读及失写。

3. 大脑前动脉

远端闭塞时出现病灶对侧偏瘫，下肢重于上肢，可伴有感觉障碍、精神异常、智能和行为的改变，强握和吸吮反射阳性，因旁中央小叶受累，故排尿不易控制。

4. 椎基底动脉

以脑干及小脑体征为主，可出现交叉瘫、多对脑神经受损、交叉性感觉障碍及共济失调。主干闭塞，可出现高热、昏迷、瞳孔针尖样缩小、四肢瘫、抽搐、去大脑强直等。

5. 小脑后下动脉

眩晕、眼球震颤、交叉感觉障碍、同侧软腭及声带麻痹、共济失调、霍纳征阳性，或有展神经、面神经麻痹。

6. 大脑后动脉

梗死时症状较轻。皮质支病变时出现对侧同向偏盲或上象限盲，主侧半球病变时出现失写、失读、失语等症状。深穿支受累时表现丘脑综合征，即病变对侧偏身感觉障碍、病变对侧肢体轻瘫、病变对侧半身自发性疼痛、病变同侧肢体共济运动失调、病变同侧舞蹈。

三、辅助检查

（一）经颅多普勒超声

检查颅内外脑血管是否存在严重狭窄或闭塞，判断颅内外血管闭塞后侧支代偿及闭塞血管再通情况。

（二）颈动脉彩超

检查颅外颈部血管，包括颈总动脉、颈内动脉、颈外动脉、锁骨下动脉和椎动脉颅外段，可发现颈部大血管内膜增厚、动脉粥样硬化斑块、血管狭窄或闭塞。

（三）头颅和颈部核磁血管成像

根据管腔直径减小和信号丢失，可检查颅内和颈部血管的严重狭窄或闭塞。

（四）头颅和颈部 CT 血管成像

了解颅内外大血管有无狭窄、钙化斑块及其程度、范围。

（五）选择性 DSA

其是明确血管病变的可靠方法。

（六）心电图

了解是否有房颤等心律不齐改变或脑梗死后心脏改变。

（七）超声心动图

检查心脏结构、功能及是否有附壁血栓。

（八）经食管超声心动图

其能发现心脏和主动脉弓栓子源，尤其对年轻脑梗死患者找不到其他病因时，经食管超声心动图有时能发现潜在的右向左分流的卵圆孔未闭。

（九）血液常规检查

血脂、血糖、血小板计数、INR、纤维蛋白原等。

（十）血液特殊检查

如抗心磷脂抗体、同型半胱氨酸、S 蛋白、C 蛋白和动脉炎等的检查（年轻患者或有相应指征时）等。

四、诊断

中年以上高血压及动脉硬化患者突然发病，一至数日出现脑局灶性损害症状及体征，并可归因于某颅内动脉闭塞综合征，临床应考虑急性脑梗死可能，CT 或 MRI 检查发现梗死灶可以确诊。有明显感染或炎症性疾病史的年轻患者，需考虑动脉炎的可能。

五、鉴别诊断

（一）脑出血

脑梗死有时有颇似小量脑出血的临床表现，活动中起病、病情进展快、高血压史常提示脑出血，CT 检查可以确诊。

（二）脑栓塞

起病急骤，常有心脏病史，特别有房颤、细菌性心内膜炎、心肌梗死或其他原因易产生栓子来源时，应考虑脑栓塞。

六、治疗

（一）急性期治疗

入院前应争分夺秒，将脑梗死患者在最短时间内送至相应的医疗机构，以做恰当处理。治疗原则是维持患者生命，调整血压，防止血栓进展，增加侧支循环，减少梗死范围，挽救半影区，减轻脑水肿，防治并发症。

脑血栓患者致病原因各异，病情轻重及就诊时间不同，治疗时应遵循个体化原则。

1. 一般处理

急性期应静卧休息，头放平，以改善脑部循环。对于脑水肿明显、伴意识障碍者，可立即予以吸氧及降颅压治疗，如静脉滴注地塞米松、甘露醇等。血压偏高者降压不宜过快、过低，使血压逐渐降至发病前水平或 150/90 mmHg 左右。血压偏低者头应放平或偏低，可输注胶体物质或应用升压药维持上述水平。吞咽困难者给予鼻饲。预防压疮，保持口腔卫生。

2. 控制血压

除非血压过高，一般在急性期不使用降压剂，以免血压过低而导致脑血流灌注量锐减，使梗死发展及恶化。维持血压在病前平日血压或年龄应有的血压稍高水平。

3. 控制脑水肿

对于脑水肿明显，伴有意识障碍者可立即予以吸氧及降颅压治疗。20% 甘露醇 250 ml，加压静脉滴注，每日 1～2 次；地塞米松每日 10～15 mg 加入 20% 甘露醇中或加于 10% 葡萄糖液 500 ml 中静脉滴注，连用 3～5 天；10% 甘油 250～500 ml（1.0～1.2 g/kg），每日 1～4 次静脉滴注，连用 3～5 天。

4. 溶栓治疗

梗死组织周边存在半影区是脑梗死现代治疗的基础。即使在脑梗死早期，病变中心部位已经是不可逆性损害，但及时恢复血流和改善组织代谢可以挽救梗死周围仅有功能改变的半影区组织，避免形成坏死。

已有确切的证据表明，脑梗死发病 3 小时内应用 rtPA 静脉溶栓，可显著减少患者死亡及严重残疾的危险性，并显著改善生存者的生活质量。有研究结果表明，对脑 CT 无明显低密度改变，意识清楚的急性脑梗死患者，在发病 6 小时以内，采用尿激酶静脉溶栓治疗是比较安全、有效的。

动脉溶栓较静脉溶栓治疗有较高的血管再通率。国外的随机对照研究显示，对发病 6 小时内采用重组原尿激酶动脉内溶栓治疗大脑中动脉闭塞，初步证实安全有效，但尚需进一步证实。

1）溶栓治疗的适应证与禁忌证

（1）适应证：①年龄 18～75 岁。②发病在 6 小时以内。③脑功能损害的体征持续存在超过 1 小时，且比较严重（NIHSS 7～22 分）。④脑 CT 已排除颅内出血，且无早期脑梗死低密度改变及其他明显早期脑梗死改变。⑤患者或家属签署知情同意书。

（2）禁忌证：①既往有颅内出血，包括可疑蛛网膜下隙出血；近 3 个月有脑梗死或心肌梗死史，但陈旧小腔隙性脑梗死未遗留神经功能体征者除外；近 3 个月有头颅外伤史；近 3 周内有胃肠或泌尿道出血；近 2 周内进行过大的外科手术；近 1 周内有不可压迫部位的动脉穿刺。②严重心、肾、肝功能不全或严重糖尿病者。③体格检查发现有活动性出血或外伤（如骨折）的证据。④已口服抗凝药，且 INR > 1.5；48 小时内接受过肝素治疗（APTT 超出正常范围）。⑤血小板计数 < 10 × 10^9/L，血糖 < 2.7 mmol/L。⑥收缩压 > 180 mmHg，或舒张压 > 100 mmHg。⑦妊娠。⑧不合作。

2）rtPA 静脉溶栓治疗的患者选择标准

（1）神经功能缺损由脑梗死引起。

（2）神经体征不能自然恢复。

（3）神经体征较严重且非孤立性。

（4）神经功能重度缺损的患者慎用。

（5）排除蛛网膜下隙出血。

（6）症状出现 3 小时内进行治疗。

（7）过去 3 个月内无头部创伤和脑梗死病史。

（8）过去 3 个月内无心肌梗死。

（9）过去 21 天内无胃肠道或泌尿道出血。

（10）过去 14 天内无重大手术。

（11）过去 7 天内无不可压迫部位的动脉穿刺。

（12）既往无颅内出血史。

（13）血压不高（收缩压 < 185 mmHg 且舒张压 < 110 mmHg）。

（14）体格检查时无活动性出血或急性创伤（如骨折）的证据。

（15）未口服抗凝药；如口服抗凝药，INR 应≤1.7。

（16）过去 48 小时内如曾接受肝素治疗，APTT 应在正常范围。

（17）血小板计数≥100×10^9/L。

（18）血糖浓度≥2.7 mmol/L。

（19）无发作后遗留神经功能缺损的痫性发作。

（20）CT 排除多个脑叶梗死（低密度范围 >1/3 大脑半球）。

（21）患者或家属理解治疗的潜在风险和益处。

3）溶栓治疗的途径

主要有静脉用药和动脉用药两种。国际上已完成的几个大样本随机对照试验多为静脉用药。虽然有一些证据表明动脉溶栓血管再通率较高，出血风险降低，但目前还难以确定动脉溶栓与静脉溶栓孰优孰劣。在 DSA 下行动脉内插管，于血栓附近注入溶栓药物，可增加局部的药物浓度，减少用药剂量，直接观察血栓溶解。一旦血管再通可立刻停止用药，便于掌握剂量，出血危险性小。有主张动脉溶栓时将药物注入颈内动脉，而不花更多时间将导管插入大脑中动脉或在血栓近端注药。尚有机械碎栓加药物溶栓，也有进行静脉与动脉联合溶栓的研究。但动脉溶栓随肝素的应用危险性会增大，而且操作复杂、费时（可能延误治疗时机），费用昂贵，需造影仪器和训练有素的介入放射技术人员。常规静脉滴注虽然用药量大，出血并发症多，但方便快捷，易于推广实施。

4）溶栓药物的剂量与用法

（1）尿激酶：可促进纤溶酶活性，使纤维蛋白溶解，使血栓崩解消散。可用6万~30万U溶于250 ml 生理盐水中静脉滴注，每日1次，可连用5天，需注意出血并发症。

（2）链激酶：能使纤维蛋白酶原转变为有活性的纤维蛋白酶，而使血栓溶解。用法：首次剂量20万~50万U加入生理盐水100 ml 中静脉滴注，30分钟滴完。维持剂量为每小时5万~10万U加入生理盐水或葡萄糖液中持续静脉滴注，直至血栓溶解或病情不发展为止，一般用12小时至5天。主要不良反应为出血。少数患者有发热、寒战、头痛等反应，可对症处理。为减少反应，在应用之前，先应用地塞米松2 mg 或抗组胺药物。

（3）tPA：该药是纤溶系统的主要生理激活剂，是一种能迅速消除血栓的第二代溶栓剂。研究表明，它对血凝块具有专一性，能选择性作用于血栓局部，不引起全身性纤溶状态；可静脉大剂量使用，无出血并发症；tPA 是一种人类天然蛋白质，无抗原性，重复使用安全，无过敏反应等优点，认为是一种十分理想的溶栓新药。但由于药源缺乏，使用甚少。

5）溶栓治疗时的注意事项

（1）将患者收到 ICU 或者脑梗死单元进行监测。

（2）定期进行神经功能评估，在静脉滴注溶栓药物过程中 1 次/15 分钟；随后 6 小时内，1 次/30 分钟；此后 1 次/60 分钟，直至 24 小时。

（3）患者出现严重的头痛、急性血压增高、恶心或呕吐，应立即停用溶栓药物，紧急进行头颅 CT 检查。

（4）血压的监测：溶栓的最初 2 小时内 1 次/15 分钟，随后 6 小时内为 1 次/30 分钟，此后，1 次/60 分钟，直至 24 小时。如果收缩压 ≥ 180 mmHg 或者舒张压 ≥ 105 mmHg，增加测量血压的频率，并给予降压药使血压维持在或低于这一水平。

（5）血压的控制：如果收缩压为 180 ~ 230 mmHg 或舒张压为 105 ~ 140 mmHg，给予拉贝洛尔 10 mg，静脉注射 1 ~ 2 分钟，每 10 分钟可重复或加倍给药，最大剂量 300 mg；或初始剂量团注后按 2 ~ 8 mg/min 的速度持续静脉滴注。若收缩压 > 230 mmHg 或舒张压 > 140 mmHg，按 0.5 mg/（kg·min）的速度开始静脉滴注硝普钠。

（6）用药后 45 分钟时检查舌和唇以判定有无血管源性水肿，如果出现，立即停药，并给予抗组胺药物和肾上腺皮质激素。

（7）静脉溶栓后，继续综合治疗，根据病情选择个体化方案。

（8）溶栓治疗后 24 小时内不用抗凝、抗血小板聚集药。在开始给予抗凝或抗血小板聚集药前 24 小时复查 CT。24 小时后无禁忌证者可用阿司匹林 300 mg/d，共 10 天，以后改为维持量 50 ~ 150 mg/d（继发脑或全身大出血者停用）。出现轻度皮肤黏膜及胃出血应停用，出血停止 1 周后继续给予维持量。不能耐受阿司匹林者口服氯吡格雷 75 mg/d。

（9）延期放置鼻胃管、导尿管或动脉内测压导管。

5. 抗凝治疗

对于大多数脑梗死患者来说，抗凝治疗并未显示明显疗效。早期抗凝治疗可能导致梗死灶内出血，故对一般急性脑梗死患者不推荐常规立即使用抗凝药物。如无出血倾向、严重肝肾疾病及血压 > 180/100 mmHg 等禁忌证时，下列情况可考虑选择性使用抗凝药物：①心源性脑栓塞，容易复发脑梗死。②脑梗死伴有蛋白 C 缺乏、蛋白 S 缺乏、活性蛋白 S 抵抗等易栓症患者；症状性颅外夹层动脉瘤患者；颅内外动脉狭窄患者。③卧床脑梗死患者，可使用低剂量肝素或相应剂量的低分子肝素预防深静脉血栓形成和肺栓塞。常用抗凝药物为肝素和华法林。肝素是急性抗凝治疗的首选药物，华法林用于长期抗凝治疗。

1）抗凝药物

（1）肝素：成人首次剂量以 4 000 ~ 6 000 U 为宜。以后一般以肝素 12 500 ~ 25 000 U 溶于 10% 葡萄糖液 500 ~ 1 000 ml 中，静脉滴注，每日 1 次，使用 1 ~ 2 天。以后根据病情及实验室检查结果调整药量。出血性疾病、活动性溃疡、严重肝肾疾患、感染性血栓及高龄患者忌用。

（2）双香豆素：可在使用肝素的同时口服，第 1 天剂量为 200 ~ 300 mg，以后维持量为每日 50 ~ 100 mg，治疗天数依病情而定。治疗中应使凝血酶原指数在 20% ~ 30%，或凝血时间（试管法）维持在 15 ~ 30 分钟。应经常检查有无血尿及其他出血倾向，如有出血立即停药，并用鱼精蛋白静脉滴注对抗。

（3）华法林：第 1 天给药 4 ~ 6 mg，以后每日 2 ~ 4 mg 维持。

（4）藻酸双酯钠：研究表明该药具有抗凝、降低血液黏度、降血脂和改善微循环作用。常用剂量为每日 1 ~ 3 mg/kg 静脉滴注，10 天为 1 个疗程。目前认为，该药疗效确切、显著，无明显副作用及出血倾向，是治疗脑血栓形成比较理想的药物。

2）并发症

抗凝治疗的主要并发症是出血，不论使用肝素还是口服抗凝药物均有致出血的可能。使用较大剂量普通肝素，每日出血率为 2% ~ 3%。大部分普通肝素治疗导致的出血均轻微，平均每日较大出血率小于 1%，平均每日致死性出血率 0.05%。综合 25 项研究的分析表明，在华法林治疗中，平均每年的致死性出血率、大出血率、小出血率分别为 0.6%、3.0% 和 9.6%，但各研究显示的出血率相差较大。长期口服抗凝药物并发出血的危险率在 2% ~ 10%，死亡危险率在每年 0.1% ~ 1.0%。

抗凝治疗并发出血可发生在消化道、泌尿道、皮肤、黏膜和颅内。虽然颅内出血较少见，仅占 0.6% ~ 2.0%，但常常是致死性的，有报道死亡率高达 60%。

3）诱发出血的危险因素

（1）抗凝治疗的脑梗死患者如存在高血压或梗死面积较大，特别是严重高血压或出现中线移位甚至脑疝时，是导致出现出血转化的重要因素。

（2）抗凝药物的种类：住院患者应用普通肝素、低分子肝素治疗的平均每日出血率高于应用华法林治疗者，而 LMWHs 的出血发生率低于普通肝素、低分子肝素，原因包括：①LMWHs 抑制血小板的作用低于普通肝素、低分子肝素，因为前两者与血小板的结合率较低；②LMWHs 不会增加微血管的通透性；③LMWHs 对内皮细胞、高分子量的血管性血友病因子（VWF）及血小板等的亲和力较低，所以它们对血小板与血管壁之间的相互作用的干扰可能较小。

（3）抗凝治疗的强度：有学者用不同强度的华法林治疗两组心脏瓣膜病的患者，3个月后，较小强度治疗组出血率为 6%，而较大强度治疗组出血率为 14%，两组的治疗效果无明显差异。其他一些研究也表明，较小强度治疗者的出血率低于较大强度治疗者。

（4）抗凝治疗的给药方法：普通肝素、低分子肝素间断应用出血率高于连续应用，因为间断应用可致普通肝素、低分子肝素浓度急升骤降，骤然上升的普通肝素、低分子肝素含量增加了出血的可能。

（5）抗凝治疗的时程：有研究表明，抗凝治疗的早期出血率较高。

（6）其他：高龄、脑梗死史、消化道出血史、近期心肌梗死、肾功能不全、严重贫血、房颤等都会增加出血的危险性。

为避免或尽量减少出血，应在用药之前、用药过程中及用药之后做好血凝状态的监测。使用肝素应测定 APTT 或凝血时间，凝血时间 > 30 分钟或 APTT > 100 秒均表明用药过量。口服抗凝药物需测定 PT 和 INR。INR 保持在 2.0～3.0 可减少出血风险，国内认为 PT 应保持在 25～30 秒，凝血酶原活性至少应在正常值的 25%～40%。INR >5.0、PT 超过正常的 2.5 倍（正常值为 12 秒）、凝血酶原活性降至正常值的 15% 以下或出现出血时，应立即停药。

4）对抗凝药物导致的脑出血的处理

（1）中和华法林作用的措施包括使用维生素 K_1、新鲜冰冻血浆（FFP）、凝血酶原复合物浓缩液和重组活化Ⅶ因子（rFⅦa）。维生素 K_1 采用 10 mg 静脉给药。静脉注射有引起过敏反应的轻微风险，起效更缓慢的皮下注射可降低这种风险。因维生素 K_1 需要数小时（至少 6 小时）才能使 INR 恢复正常，所以它不应单独使用。FFP 能补充被华法林抑制的维生素 K 依赖性凝血因子，纠正 INR 较维生素 K_1 快，但要达到推荐剂量 15～20 ml/kg 需输注大量血浆，这不但需要花费数小时才能完成（有血肿继续增大的潜在风险），而且会导致血容量超负荷和心力衰竭。此外，FFP 中的凝血因子浓度存在很大差异，因此，不同批号 FFP 的效果无法预测。结果：尽管其他所有凝血因子可由 FFP 替代，但循环中的Ⅸ因子可能仍然维持在较低水平而不能完全止血。由于受到这些限制，使输注 FFP 的方法变得不够切合实际。凝血酶原复合物浓缩液含有高浓度的维生素 K 依赖性凝血因子较 FFP 具有输入量更少和纠正凝血障碍更迅速的优点，缺点是有发生血栓栓塞并发症的风险。rFⅦa 能使华法林抗凝患者的 INR 迅速恢复正常。由于 rFⅦa 的半衰期较短（2.6 小时），有时需要反复注射 rFⅦa 使 INR 维持在正常范围。鉴于自发性脑出血患者接受 rFⅦa 治疗后血栓栓塞的并发症风险显著增加，因此有理由担心在有栓塞倾向的患者（如心脏瓣膜置换术后或慢性房颤患者）中使用这种促凝剂可能会有更高的风险。尚需进行 rFⅦa 和其他各种治疗方法治疗华法林相关性脑出血的随机对照试验。

（2）对于静脉应用肝素引起的脑出血，治疗上应用鱼精蛋白使 APTT 迅速恢复正常。推荐剂量为 1 mg/100 U 肝素，需要根据最后一次肝素的给药时间调整剂量。如果肝素已停用 30～60 分钟，鱼精蛋白的剂量应为 0.5～0.75 mg/100 U 肝素；如果肝素已停用 60～120 分钟，鱼精蛋白的剂量应为 0.375～0.5 mg/100 U 肝素；如果肝素已停用 >120 分钟，鱼精蛋白的剂量应为 0.25～0.375 mg/100 U 肝素。鱼精蛋白应缓慢静脉注射，速度不超过 5 mg/min，总剂量不超过 50 mg。快速注射可引起严重的系统性低血压。

普通肝素——低分子肝素可与内源性血浆蛋白（如富含组氨酸的糖蛋白、玻璃体结合蛋白、纤维连接素）相结合，还可与由激活的血小板释放的血小板因子Ⅳ相结合，与 vwF 高分子量聚合体相结合。普通肝素——低分子肝素与血浆蛋白相结合可降低其抗凝活性，因其与抗凝血酶Ⅲ相互作用很弱，而且肝素结合蛋白的血浆浓度存在很大变异性而致普通肝素——低分子肝素的抗凝作用不能预测，所以使用治疗剂量普通肝素——低分子肝素时，应进行严格的监测。LMWHs 有较好的生物利用度、呈非剂量依赖性清除作用以及与肝素结合蛋白亲和力低等特性，使它们的抗凝作用较普通肝素——低分子肝素更可预测，因此，除肾功能不全以及体重超过 80 kg 或低于 50 kg 的患者外，其他患者一般无须进行监测。LMWHs 较少激活血小板，与血小板因子的亲和力低，从而减少复合物形成，故它们诱导的血小板减少发生率明显低于普通肝素——低分子肝素，但对已确诊为普通肝素——低分子肝素诱导的血小板减少症者不宜使用 LMWHs，普通肝素——低分子肝素而类肝素——达肝素钠已成功用于诱导的血小板减少症者。应用 LMWHs 超过 5 天应监测血小板，如发生血小板减少，则应立即停药。

6. 降纤治疗

降纤治疗是通过降解血浆中的纤维蛋白原，增强纤溶系统活性，抑制血栓形成，达到迅速溶解血栓的作用。可供选择的药物有降纤酶、巴曲酶和蚓激酶等。巴曲酶用法：监测纤维蛋白原不低于 100 g/L 条件下，巴曲酶加入生理盐水 250 ml 静脉滴注共 3 次，剂量分别为 5 U/d、10 U/d、5 U/d，隔日给药。

降纤治疗可用于各类急性脑梗死患者，特别是有高纤维蛋白血症者。

7. 改善脑的血液供应

1）血液稀释疗法：是通过改变血细胞比容和全血黏度，降低血管阻力，增加脑血流达到治疗目的。此法疗效肯定，治疗时一般把血细胞比容降低到 30%～33% 为宜。血液稀释分为高容量、等容量和低容量三种，选择何种方法要因人而异。临床上以前两种应用较多。①高容量稀释（扩容稀释），方法为每日静脉滴注低分子右旋糖酐 500～1 000 ml，连续 7～14 天。其他扩容剂如羧甲淀粉、白蛋白等。颅内压增高及心力衰竭者禁用。同时要注意过敏反应。②等容量稀释，其方法为每日静脉滴注低分子右旋糖酐 500～1 000 ml，连续 7～14 天，同时另静脉放血每日 250～400 ml，直到血细胞比容在 30%～33%。

2）血管扩张剂：疗效尚不肯定。用药原则：症状轻微者发病后可立即使用或 3 周以后血管调节恢复正常时使用。颅内压增高者或低血压者禁用。常用药物如下。

（1）罂粟碱：30 mg，每日 2～3 次肌内注射；或 60～90 mg 加入 5% 葡萄糖液 500 ml 内，静脉滴注，每日 1 次。

（2）烟酸：50～100 mg，每日 3 次口服；或 200～300 mg 加入 5% 葡萄糖液 250 ml 内静脉滴注，每分钟 30～50 滴，每日 1 次，2～3 周为 1 个疗程。

（3）5% 碳酸氢钠：200～400 ml 静脉滴注，每分钟不超过 60 滴，每日 1 次，2 周为 1 个疗程。

（4）硝苯地平：10 mg，每日 3 次，口服，同时可静脉滴注丹参注射液。

（5）尼卡地平：每日 60 mg，口服加静脉滴注，15 天为 1 个疗程，是治疗脑血栓形成有发展前途的药物。

（6）东莨菪碱：0.3～0.6 mg 加入 5%～10% 葡萄糖液 300～500 ml 中静脉滴注，每日 1 次，10 天为 1 个疗程，疗效满意。

（7）硫酸镁：用 25% 硫酸镁穴位注射，主穴大椎，配穴内关、曲泽、三阴交、足三里。每次选主穴大椎，配瘫侧上、下肢各两穴，每穴注射硫酸镁 1 ml，每周 3 次，5 次为 1 个疗程，肌力达Ⅳ级即停止治疗，一般用两个疗程。有学者证明，硫酸镁治疗能够改善局部脑血流，而且有预防和治疗的双重作用。

（8）其他：己酮可可碱 0.1 g，每日 3～4 次口服；桂利嗪 25 mg，每日 3 次口服；或氟桂利嗪 5 mg，每日 1 次口服；环扁桃酯，又名抗栓丸，每次 200～400 mg，每日

3~4 次口服；卡兰 5 mg，每日 3 次口服，适用于脑梗死、脑出血后遗症与脑动脉硬化；活血素 2~4 ml，每日 2 次口服，适用于脑梗死、脑动脉硬化、偏头痛。

8. 介入治疗

现有经皮血管成形术、超选择血管内溶栓术已用于临床。另经皮内膜斑块切除术和超声血管内成形术尚处于试验阶段。

9. 抗自由基治疗

缺血可导致自由基大量产生，自由基连锁反应是脑缺血的核心病理环节，再灌流后使这一连锁反应激化，引起神经组织膜损伤，通透性增加，代谢障碍，脑水肿，细胞坏死。

1）自由基生成抑制剂：可抑制体内自由基生成，有钙通道阻滞剂，如尼莫地平 30 mg，每日 3 次口服；桂利嗪 25 mg，每日 3 次口服；地尔硫䓬 30 mg，每日 3 次口服。

2）自由基清除剂：甘露醇；维生素类，常用的为维生素 E 和维生素 A；肾上腺皮质类固醇；莨菪碱等。

（二）恢复期、后遗症期的治疗

治疗原则是促进肢体、语言、智力恢复，预防再梗死。

1. 胞磷胆碱

实验证明胞磷胆碱能促进神经细胞的恢复，阻止继发病变的发生。常用剂量为每日 0.50~0.75 g 静脉滴注，10~14 天为 1 个疗程。有人治疗 18 例后，发现总有效率为 89%。急性或亚急性期疗效优于恢复期，无明显副作用。

2. 甲磺酸二氢麦角碱

甲磺酸二氢麦角碱能促进神经细胞对葡萄糖的利用，用于急性脑梗死及其后遗症。1 mg，每日 3 次，饭后口服；较重患者可增至每次 1.5~2.0 mg。个别有腹泻等消化道反应。

3. 双氢麦角碱

双氢麦角碱为 α 受体阻滞剂，可降低外周血管阻力，增加脑血流量，且可直接兴奋多巴胺及 5-羟色胺受体，从而提高脑递质水平，改善脑细胞功能。2 mg，每日 3 次，主要用于恢复期，可连服 3~6 个月。低血压禁用，需预防直立性低血压。

4. 脑活素

脑活素参与激活神经细胞恢复功能，促进大脑成熟；可提高大脑抗缺氧能力，保护中枢神经系统免受有毒物质的侵害；能较好地改善脑代谢与脑功能；可用于恢复期的治疗。用法：成人常用 10~30 ml 稀释于 250 ml 5% 葡萄糖液或生理盐水中缓慢静脉滴注，60~120 分钟滴完。每个疗程 10~20 次，依病情而定。若每日给药，则每个疗程 8~10 次。

5. 高压氧

用 2 个大气压①的高压氧舱治疗 1.5~2.0 小时，每日 1 次，10 次为 1 个疗程。目

---

① 1 个大气压 = 101 kPa。

前有学者主张用含有二氧化碳的高压混合氧疗效更佳。

6. 椎管内注射神经生长因子

神经生长因子是神经系统最重要的生物活性蛋白之一。它主要作用于神经系统，参与调节神经元的发育和分化，维持其正常功能，促进其损伤后的修复，对脑血管病的治疗有一定的效果。

7. 体外反搏治疗

体外反搏是一种非创伤性改善心脑血液循环的有效疗法，可使脑血流量增加。体外反搏时四肢充气加压，可使静脉血回心量明显增加，左心室排血量增加；还可使血液黏度降低，增加脏器灌注与血流速度。

8. 紫外线照射充氧自体血回输疗法

采患者静脉血 150~200 ml，经血液辐射治疗仪，接通氧气，并经紫外线照射后将其回输给患者，隔日 1 次，连续 5 次为 1 个疗程，1 周后可重复 1 个疗程。可降低血黏度，改善微循环，增加组织血流量。

9. 外科手术治疗

使阻断的血液循环再建，已开展的手术有动脉内膜剥离修补术及血管重建术两类。

10. 其他治疗

低分子右旋糖酐、曲克芦西、羧甲淀粉、复方丹参注射液、川参注射液（含川芎、丹参）、丹红注射液（丹参、红花）、脉络宁复方注射液（含玄参、牛膝等）、藻酸双酯钠等均可应用。此外，选用针灸、理疗等，加强语言、肢体功能锻炼，以促进康复。

（三）中医治疗

1. 辨证论治

本病一经发生，急性期以标实为急，治无缓法。病以风、火、痰、气、血为因，导致心、肝、肾三脏阴阳失调，气机逆乱，闭窍阻络发为本病。临床时应把握其病情的轻重、病位的深浅、证候的虚实程度等，便于立法遣方用药，以驱其邪，邪去病自安。

1）风痰入络型

突然口眼㖞斜，口角流涎，肌肤麻木，手足拘挛，言语不利，甚则半身不遂。苔薄白，脉弦滑而数。

治法：祛风止掣，化痰通络。

方药：以牵正散加减。

白附子、全蝎、红花、胆星、橘络各 6 g，僵蚕、丹参各 12 g，半夏 9 g。

2）风阳上扰型

平素头晕头痛，耳鸣眼花，突然发生舌强语謇，口眼㖞斜，半身不遂。舌质红，苔黄，脉弦滑或细数。

治法：育阴潜阳，镇肝息风。

方药：天麻钩藤饮加减。

天麻 6 g，钩藤、益母草、丹参、桑寄生各 15 g，川牛膝、赤芍、黄芩各 12 g，栀子、杜仲、茯神各 9 g。

3）气虚血瘀型

多在休息或睡眠时发病，头痛头晕，肢体麻木，半身不遂，语言不清。舌质紫暗，苔薄白，脉象细弱。

治法：益气活血，逐瘀通络。

方药：党参、黄芪、威灵仙各 15 g，当归、川芎、白芍、秦艽各 12 g，桃仁、红花、地龙各 6 g。

2. 中成药

1）人参再造丸：每次 1 丸，每日 3 次。用治中风症见半身不遂、口眼㖞斜、手足麻木。

2）华佗再造丸：每次 8 g，每日 2～3 次，连服 10 天，停药 1 天，30 天为 1 个疗程。用治中风瘫痪、拘挛麻木、口眼㖞斜、言语不清。

3）中风片：每次 2 片，每日 2 次。用治不语、半身不遂、口眼㖞斜。

4）大活络丸：每次 1 丸，每日 2 次。用治瘫痪、足痿痹痛。

5）再造丸：每次 1 丸，每日 2 次。用治半身不遂、手足麻木、疼痛拘挛、口眼㖞斜、言语不清。

6）回天再造丸：每次 1 丸，每日 2 次。用治半身不遂、口眼㖞斜、手足麻木等。

7）祛风通络丸：每次 1 丸，每日 2 次。用治牙关紧闭、口眼㖞斜、半身不遂、麻木不仁、筋脉拘挛等。

8）醒脑再造丸：每次 1 丸，每日 2 次。用治脑血栓形成及其后遗症、神志不清、语言謇涩、口角流涎、筋骨酸痛、手足拘挛、半身不遂。

9）消栓再造丸：蜜丸，每次 1～2 丸，每日 2 次。用治恢复期及后遗症期。

10）消栓口服液：每次 1～2 支，每日 2～3 次。用治气虚血瘀引起脑血栓形成后遗症，如半身不遂、口眼㖞斜、言语不清、口有流涎。

11）脉络通冲剂：每次 1 袋，每日 3 次，开水冲服。孕妇慎用。用治肢体麻木、半身不遂等。

12）脑得生片：每次 4 片，每日 3 次。用治脑血栓形成及其后遗症。

13）消栓通络片：每次 8 片，每日 3 次。用治脑血栓形成。

14）偏瘫复原丸：每次 1 丸，每日 2 次。用治半身不遂、口眼㖞斜、言语不清等。

15）中风回春片：每次 4～6 片，每日 3 次。用治偏瘫、口眼㖞斜等。

16）通塞脉片：每次 8～12 片，每日 3 次。用治脑血栓形成。

17）脉络宁注射液：每次 10～20 ml 加入 5% 葡萄糖液 250～500 ml 中静脉滴注，每日 1 次，10～14 天为 1 个疗程，根据病情需要，可用 3～4 个疗程，每疗程之间间隔 5～7 天，重症患者必要时可连续使用 2 个疗程。

18）丹参注射液：每次 8～12 ml，加入 5% 或 10% 葡萄糖液 500 ml 中静脉滴注，疗程同脉络宁注射液。用治脑血栓形成及其后遗症。

19）川芎嗪：每次 40～80 mg 加入 5% 葡萄糖液 250～500 ml 中静脉滴注。用治脑血栓形成及其后遗症。

3. 单方、验方

1）水蛭、木香（后下）、乌梢蛇各 9 g，全蝎 6 g，鸡血藤 25 g，土元 10 g，臭虫 3 g，地龙 12 g，丹参 20 g，忍冬藤、钩藤各 15 g，黄芪 50 g。偏头痛者加川芎、芜蔚子各 9 g；血压偏高者加石决明 30 g，紫石英 15 g，磁石 20 g，牛膝 15 g；肢体麻木者加姜黄 8 g，桑枝 20 g；肢体疼痛者加葛根 30 g，桂枝 4.5 g；痰盛者加天竺黄 10 g，胆南星 8 g；大便干燥者加枳壳 6 g，酒大黄（后下）8 g；小便不利者加车前子 8 g，木通 6 g；肝火盛者加龙胆草 6 g，栀子 8 g；失眠者加朱砂 1.5 g，夜交藤 15 g；腿软无力者加五加皮、狗脊、川续断各 8 g，制马钱子 1 g。对偏瘫患者有较好疗效。

2）生黄芪 15 g，水蛭 1 g，虻虫 0.1 g，葛根 21 g，桃仁、胆南星各 6 g，赤芍、地龙各 12 g，酒大黄 5 g，红花、毛橘红各 9 g，通草 0.5 g，红糖 15 g，以葱白 1 根为引。水煎服，每日 1 剂，饭后服。本方有益气活血化瘀，通经活络开窍之效。适于气虚血瘀，经气内阻，痰湿内聚，上蒙清窍。

3）黄芪 30~60 g，当归 6~12 g，鸡血藤 30 g，丹参 15~30 g，生乳香 3~9 g，川芎 6~12 g，葛根 6~12 g。每日 1 剂，水煎分早晚 2 次服。若语言謇涩、言语不清、舌苔白腻者加菖蒲、郁金、制半夏；血压偏高者加钩藤；手足伸屈不利者加制豨莶草；腰膝酸软无力者加杜仲、桑寄生、枸杞；服药后觉热的加生地黄、天花粉、麦冬。总有效率为 95%。

4）对于脑血栓形成后手足拘挛者可用伸筋草、透骨草、红花各 3 g，置于搪瓷脸盆中，加清水 2 kg，煮沸 10 分钟后取用药液，温度以 50~60℃为宜，浸泡 15~20 分钟，汤液温度降低后需加热，再浸泡 1 遍，手足拘挛者，先浸泡手部，后浸泡足部，每日 3 次，浸泡时手指、足趾在汤液中进行自由伸屈活动。1 个月为 1 个疗程，疗效满意。

5）珍珠母 50 g，生牡蛎 60 g。煮水 500 ml 去渣，用粳米 100 g，煮粥食服，每日 2 次。用于阴虚阳亢患者。

6）桃仁 10 g（打碎），草决明 12 g。水煎后加白蜜适量冲服。用于脑血栓形成。脑出血者忌服。

7）黑豆适量洗净，加水煮汁，煎至稠为膏状，用时先含口中不咽，片刻再咽下，每日数量不限。用于中风不语。

8）山楂 60 g。水煎 100 ml，分 2 次口服。用于颅内高压者。

9）将大蒜 2 瓣去皮，捣烂如泥，涂于患者牙根处。用于中风不语。

10）黑木耳、桃仁、蜂蜜各 120 g。将木耳用温水浸泡，洗净，与桃仁、蜂蜜共捣烂如泥，放锅内蒸熟，分 4 天吃完，孕妇禁用。用于四肢麻木不仁症。

11）乌龟 3 只，冰糖 5 g。将乌龟头切下取血，碗中放入冰糖共隔水炖熟食，每日 1 次。用于半身不遂、四肢麻木。

4. 针灸治疗

本病后遗症期多有半身不遂或言语不利，用针灸治疗有一定疗效。

1）气虚血瘀型

（1）毫针法

第一组：印堂、合谷、手三里、外关、阳陵泉、悬钟、昆仑等穴。

第二组：印堂、合谷、太溪、三阴交、太冲、足三里等穴。

操作：选1组或2组处方交替应用，留针30～40分钟，每日或隔日1次，20次为1个疗程。

（2）水针疗法

第一组：肩髃、支沟穴。

第二组：阳陵泉、三阴交穴。

第三组：肩髃、手三里、外关穴。

第四组：风市、悬钟、足三里穴。

操作：选用红花注射液或维生素B_{12}注射液，隔日选1组处方，每穴注入药液0.5～1 ml，10～20次为1个疗程。

2）风阳上扰型

（1）毫针法

第一组：百会、印堂、风池、外关、后溪、合谷、太冲等穴。

第二组：前顶、印堂、上星、支沟、曲池、三阴交、太溪、照海等穴。

操作：选1组或2组处方交替应用，留针30～40分钟，每日或隔日1次，20次为1个疗程。

（2）舌针法

第一组：心穴、肝穴、上肢穴、下肢穴。

第二组：额穴、神根穴、上肢穴、下肢穴。

操作：选1组或2组处方交替应用，用毫针点刺或留针3～5分钟即可，可单独应用，亦可配合其他针法治疗。隔日1次，10次为1个疗程，休息3～5天，进行第2个疗程。

（3）水针疗法

第一组：后溪、太冲穴。

第二组：支沟、行间穴。

第三组：肩髃、阳陵泉穴。

第四组：肝俞、肾俞穴。

操作：选用维生素B_{12}注射液，隔日1次，在上述处方中选1组或2组交替进行治疗，每次每穴注入药液0.5～1.0 ml。10次为1个疗程，可配合其他针法进行治疗。

3）痰湿阻络型

（1）毫针法

第一组：印堂、中脘、气海、曲池、丰隆、足三里、合谷穴。

第二组：百会、建里、天枢、手三里、阴陵泉、三阴交、脾俞、胃俞、上巨虚、解溪穴。

操作：选1组或2组处方交替应用，留针30～40分钟，每日或隔日1次。20次为

1个疗程。

（2）头针疗法

第一组：顶中线、顶旁1线。

第二组：顶颞前斜线、顶旁2线。

操作：选1组或2组处方交替应用，按头针操作方法，留针1小时，每10～20分钟施手法1次。每日针1次，10～20次为1个疗程。

（3）水针疗法

第一组：丰隆、解溪、曲池穴。

第二组：足三里、阳陵泉、手三里穴。

第三组：肝俞、胃俞、脾俞穴。

第四组：血海、三阴交、合谷穴。

操作：选2组处方，交替应用，选用维生素B_{12}注射液，每穴注入0.5 ml药液。隔日1次，10～20次为1个疗程。

5. 体针加贴压耳穴疗法

治疗方法：体针取患侧穴位，上肢取肩三针、臂臑、极泉、曲池、外关、合谷、手三里穴，下肢取环跳、阳陵泉、足三里、三阴交、解溪穴。失语者加金津、玉液穴点刺放血，针刺廉泉；吞咽障碍者加刺风池透喉结穴；血压升高者泻太冲、太溪穴。针刺手法以平补平泻为主，其他手法为辅。每日贴压一侧耳穴，次日贴压对侧，以此类推。取穴为脑点、皮质下、肩、肘、膝、踝等穴。血压升高者加贴耳后降压沟，失眠者加神门穴。在上述耳穴内找准压痛点后，用王不留籽行进行贴压。嘱患者隔2小时按压1次以增强刺激度。体针和耳针同时进行，1个疗程后休息2天再进行下1个疗程治疗。一般治疗3～5个疗程。

6. 穴位埋线疗法

主要适用于后遗症较晚期肢体功能障碍的治疗。

1）处方

（1）上肢瘫痪：取穴分为两组。

第一组：取臂臑、曲池、内关、列缺、合谷穴。

第二组：取$C_{4～7}$夹脊、天井、外关穴。

（2）下肢瘫痪：取穴分为三组。

第一组：取肾俞、大肠俞、秩边、环跳、殷门、承山穴。

第二组：取$L_{1～5}$夹脊、三阴交、绝骨穴。

第三组：取伏兔、足三里、丰隆、陷谷、太冲穴。

2）操作方法

采用穿刺针埋线法，该法适用于单个穴位埋线。

上肢瘫痪：每次从2组穴位中双侧各取2～3个，每日治疗1次，连续治疗2～3天，穴位不重复使用，直到2组穴位均埋线1次。

下肢瘫痪：每次从3组穴位中双侧各取2～3个，每日治疗1次，连续治疗3～5天，穴位不重复使用，直到3组穴位均埋线1次。

上肢瘫痪：向上平刺臂臑（2.5±0.5）寸[①]，平刺列缺（1.2±0.2）寸，直刺曲池（1.2±0.2）寸，直刺内关（1.2±0.2）寸，直刺合谷（1.2±0.2）寸。$C_{4\sim7}$夹脊向脊椎方向斜刺（0.6±0.2）寸，直刺外关（1.2±0.2）寸，直刺天井（0.8±0.2）寸。

下肢瘫痪：向脊椎方向45°角斜刺肾俞、大肠俞（0.8±0.2）寸，直刺秩边（1.2±0.2）寸，环跳（3.0±0.5）寸，直刺殷门、承山（1.4±0.2）寸。$L_{1\sim5}$夹脊向脊椎方向斜刺（0.8±0.2）寸，直刺三阴交、绝骨（1.4±0.2）寸。斜刺伏兔（1.4±0.2）寸，直刺足三里、丰隆（2.0±0.5）寸，直刺陷谷、太冲（0.8±0.2）寸。

常规消毒局部皮肤，用镊子取一段1~2 cm长已消毒的羊肠线，放置在腰穿针管的前端，后接针芯，左手拇、示指绷紧或捏起进针部位皮肤，右手拿针，刺入皮肤至所需要的深度；出现针感后，边推针芯边退针管，将羊肠线埋植在穴位的皮下组织或肌层内，针孔处敷盖消毒纱布，5天后取下纱布即可。每个月治疗1次即可。

7. 耳针疗法

适宜于后遗症期。

取穴：皮质下、脑点、肝、神门、三焦、降压沟、肾、心。

方法：毫针强刺激。留针30~60分钟，隔日1次。

8. 头针疗法

适于肢体瘫痪等后遗症者。

取穴：远动区、足运感区、语言区。

方法：同头针常规操作法。

9. 穴位注射疗法

适于后遗症期。

取穴：肩髃、曲池、合谷、伏兔、阳陵泉、足三里。

方法：用红花、川芎、当归注射液，常规操作，每穴注药1~2 ml，隔日1次，10次为1个疗程。

七、护理

1）急性期患者应卧床休息，取头低位，以利脑部的血液供给。有眩晕症状的患者，头部取自然位，避免头部急转动和颈部伸屈，以防因脑血流量改变而加重头晕和产生不稳感。病情稳定后鼓励患者早期于床上或下地活动。

起病24~48小时仍不能自行进食的患者应给予鼻饲。对有高血压、心脏病的患者，可根据病情给予低脂或低盐饮食。

2）昏迷患者按昏迷护理常规护理。

3）由于患者长期卧位，要加强皮肤、口腔及大小便的护理，防止压疮的发生。早日进行被动、主动运动，按摩患肢，以促进血液循环。

4）加强心理护理，由于老年人在发病前曾看到过脑梗死后遗症对健康的危害，都

---

① 1寸≈3.33 cm。

存有不同程度的恐惧感；瘫痪和失语造成自理能力丧失，给患者增加了精神上的负担，要做好精神护理，给予安慰、照顾患者，使其积极配合治疗。

5）密切观察病情变化，注意患者的意识改变、呼吸循环状况、瞳孔大小及对光反射、体温、脉搏、血压等，并详细记录。发现异常，及时报告医生。

6）应用双香豆素或肝素等药物抗凝治疗时，应严格执行医嘱，密切观察皮肤、黏膜、大小便、呕吐物，注意有无出血倾向，如有出血立即通知医生。

7）观察血压变化，备好止血药物，做好输血准备。

8）使用链激酶或尿激酶溶栓治疗者，注意有无发热、头痛、寒战或其他过敏反应，观察有无出血倾向。发现异常，及时报告医生处理。

（宋石磊）

第三节　脑栓塞

脑栓塞是指血液中的各种栓子（如心脏内的附壁血栓、动脉粥样硬化的斑块、脂肪、肿瘤细胞、纤维软骨或空气等）随血流进入脑动脉而阻塞血管，当侧支循环不能代偿时，引起该动脉供血区脑组织缺血性坏死，出现局灶性神经功能缺损。脑栓塞常发生于颈内动脉系统，椎基底动脉系统相对少见。脑栓塞占脑梗死的15%～20%。

一、病因

根据脑栓子的来源可分为以下三大类。

（一）心源性脑栓塞

1. 风湿性心脏病

在各种心脏病中，风心病是引起脑栓塞最常见的原因。急性风心病时，心脏病变的瓣膜肿胀增厚，其表面可出现小的赘生物，有赘生物的粗糙瓣膜上容易形成血栓。慢性风心病的主要病变是瓣膜增厚、畸形和表面粗糙，在此基础上产生附壁血栓，赘生物或血栓脱落形成栓子。在风心病并发房颤时，尤易引起栓子脱落。

2. 细菌性心内膜炎

急性或非急性细菌性心内膜炎并发脑栓塞，在过去相当多见。近年来，随着感染治疗的发展，本病的发病率明显较少。心脏瓣膜上有器质性病变后，血中细菌容易附着在瓣膜上，并在此繁殖，与血小板、红细胞及纤维蛋白等集结形成细菌性赘生物，此赘生物脱落进入脑血管可引起脑栓塞。因栓子带有细菌，往往引起栓塞部位发炎而发生脑膜炎、脑炎、脑脓肿、细菌性动脉瘤。

3. 心肌梗死

当心肌梗死损及心内膜时，可在受损的心内膜表面形成血栓，在梗死后充血性心力衰竭时更易形成，多见于左心室。脑栓塞多发生在心肌梗死后 1~3 周，也可在梗死后数小时，甚至数月、数年。

4. 反常栓塞

心脏中隔缺损的患者，平时心内血流方向自左向右，当左心衰竭、肺压力增高或肺动脉瓣狭窄等原因引起右心压力高于左心时，心内血流方向转变为自右向左，起源于右室的栓子便可随血流入脑引起脑栓塞。

5. 非细菌性血栓性心内膜炎

本病常发生于癌瘤及慢性消耗性疾病，如肺结核、肝硬化、慢性肾小球肾炎、系统性红斑狼疮与白血病等，故又称为消耗性心内膜炎。本病有 30% 的患者可发生脑栓塞，常为多发性，半数有全身性栓塞，此种栓塞又称消耗性栓塞或临床期栓塞。非细菌性心内膜炎患者的瓣膜上的赘生物不含细菌，由血小板、白细胞及纤维蛋白或瓣膜本身变性的胶原等组成，其碎片脱落可引起脑栓塞。

6. 心脏肿瘤

黏液瘤是心腔内最常见的原发性肿瘤。肿瘤表面的血栓或肿瘤质块脱落后可引起脑栓塞。

7. 心脏手术

心脏手术可引起脱落的血栓小块或钙化瓣膜的碎片、气泡、去泡剂、心脏组织中的脂肪组织，氧合泵设备表面涂布的硅碎片等进入脑血管，引起脑栓塞。

（二）非心源性脑栓塞

1. 空气栓塞

胸壁内肺部损伤可引起空气栓子；许多诊疗措施如静脉穿刺、产科手术和刮宫术，以及鼻窦通气术等，都可并发空气栓塞。

减压疾病的发病机制是：人在高压下减压过速，高压下溶解在血液中的气体（主要是氮气），就会变成气泡，气泡不断产生，由小变大，便可引起空气栓塞。

2. 大动脉粥样硬化性栓塞

动脉粥样硬化溃疡面由血小板与纤维素凝集成血栓栓子，脱落后形成栓塞。颅外动脉硬化性栓塞是引起 TIA 和老年人脑栓塞最常见的原因。

3. 脂肪栓塞

脂肪栓塞多发生在长骨、长骨手术、脂肪组织严重挫伤后。骨折引起的栓塞多发生在骨折后 6~12 小时。长骨中的血管壁附着于骨小管上，当长骨骨折后，血管并不压缩，脂肪球可以进入血管。脂肪组织挫伤时，必须同时有血管破裂才能引起脂肪栓塞。

4. 寄生虫或虫卵栓子

溶组织阿米巴、恶性疟原虫、囊虫病和旋毛虫病的病原虫，都可以作为栓子进入脑循环引起脑栓塞。

5. 细菌性栓子

肺脓肿、支气管扩张并发感染或肺炎都可引起感染性栓子。感染性栓子内含病原菌，除能阻断动脉血流外，还可引起血管内膜炎，感染性动脉病、动脉破裂。感染扩散后可致局灶性脑炎。

6. 其他

来自大循环静脉的栓子可引起脑静脉栓塞。

（三）栓子来源不明的脑栓塞

有些患者虽经仔细检查，仍未能发现栓子来源，可能与检查部位不全面及目前的检查手段不够完善有关。

栓子经颈总动脉进入颈内动脉的机会比进入颈外动脉多3倍，颈内动脉的栓子绝大多数进入大脑中动脉或其分支，左右半球受累的机会大致相等。临床上，大脑前动脉栓塞几乎没有，大脑后动脉栓塞亦属少数，椎基底动脉及其分支发生脑栓塞者甚少见。栓子进入脑动脉后，一方面通过直接栓塞血管而引起相应动脉供血区发生脑梗死，另一方面栓子刺激可导致广泛的血管痉挛。脑血管痉挛可发生于阻塞的血管，可导致弥漫性血管痉挛。脑血管对栓子的敏感性有差异，有的栓子虽小，但痉挛反应很广泛，有的栓子虽大，但动脉痉挛不严重。

脑栓塞所致的缺血性脑梗死已转化为出血性梗死。一般认为，栓子阻塞脑动脉后固定不动者只引起缺血性脑梗死。部分栓子进入血流后易破碎，碎片通过原来阻塞的部位到达远端更小的动脉，有的分支血流就可恢复。若缺血时间过久，阻塞部位的血管壁易发生缺血性改变，血流就可从病变的血管壁漏出并进入组织中，形成出血性梗死。

二、发病机制

正常人体血液呈流态，血液中的有形成分能通过变形顺利通过微循环，如果血液内成分如红细胞聚集，形成缗线物，容易阻塞血管。人体血液循环中随血液流动某些异物，如来源于心脏的栓子、上述血凝块、动脉粥样硬化脱落的斑块、脂肪细胞及气泡等称为栓子，栓子进入脑循环，绝大多数（73% ~ 85%）栓子进入颈内动脉系统，因大脑中动脉实际上是颈内动脉的直接延伸，大脑中动脉及其分支容易受累，左侧大脑是优势半球，血液供应更丰富，所以左侧大脑中动脉最易受累。椎基底动脉的栓塞仅占10%左右，大脑前动脉栓塞几乎没有，大脑后动脉也少见。一般栓子脱落容易阻塞脑血管是因为脑部的血液供应非常丰富，脑重占体重的2%。在正常氧分压和葡萄糖含量下，20%心输出量的血液进入脑血液循环。脑的血液来自两侧的颈动脉和椎基底动脉系统。颈动脉系统主要通过颈内动脉、大脑中动脉和大脑前动脉供应大脑半球前3/5部分的血液。椎基底动脉系统主要通过两侧的椎动脉、基底动脉、小脑上动脉、小脑前下及后下动脉和大脑后动脉供应大脑半球后2/5部分的血液。当栓子阻塞脑血管后，引起局部脑组织发生缺血、缺氧，脑组织软化、坏死。栓子停留一段时间后可溶解、破碎并向远端移位，原阻塞的血管恢复血流，因受损的血管壁通透性增高，可有大量红细胞渗出血管，使原来缺血区有血液渗出，形成出血性脑梗死。脑组织容易引起缺血后坏死，是因为脑代谢活动特别旺盛，对能量要求最高，而脑组织几乎无氧及葡萄糖储备，能量完全由循环血流连续供应。供应脑组织的血液由两大系统通过两侧大脑前动脉由前交通动脉互相沟通，大脑中动脉和大脑后动脉由后交通动脉互相沟通，在脑底形成 Willis 环。

此动脉环对颈动脉与椎基底动脉两大供血系统之间，特别是两侧大脑半球血液供应的调节和平衡及病态时对侧支循环的形成极为重要，如果血栓逐渐形成，侧支循环容易建立。脑栓塞时由于栓子突然阻塞动脉，侧支循环常难迅速建立，引起该动脉供血区产生急性脑缺血，当栓塞脑血管局部受机械刺激时，可引起程度不同的脑血管痉挛，所以起病时脑缺血的范围较广，症状多较严重。因此出现的临床症状不仅与栓塞部位有关，而且与血管痉挛的范围有关。当血管痉挛减轻，栓子碎裂、溶解，移向动脉远端，以及侧支循环建立后，均可导致脑缺血范围缩小，症状减轻。

三、病理

脑栓塞可以发生在脑的任何部位，由于左侧颈总动脉直接起源于主动脉弓，故发病部位以左侧大脑中动脉的供血区较多，其主干是最常见的发病部位。由于脑栓塞常突然阻塞动脉，易引起脑血管痉挛，加重脑组织的缺血程度。因起病迅速，无足够的时间建立侧支循环，所以栓塞与发生在同一动脉的血栓形成相比，病变范围大，供血区周边的脑组织常不能免受损害。

脑栓塞引起的脑组织缺血性坏死可以是贫血性、出血性或混合性梗死，出血性更为常见，占30%～50%。脑栓塞发生后，栓子可以不再移动，牢固地阻塞管腔；或栓子分解碎裂，进入更小的血管，最初栓塞动脉的血管壁已受损，血流恢复后易从破损的血管壁流出，形成出血性梗死。

在栓子的来源未消除时，脑栓塞可以反复发作。某些炎症栓子可能引起脑脓肿、脑炎及局灶脑动脉炎等。有时在血管内可以发现栓子，如寄生虫、脂肪球等。

四、临床表现

1）任何年龄均可发病，患者发病前多有风心病、房颤、大动脉粥样硬化等病史。

2）一般发病无明显诱因，也很少有前驱症状，急性起病，症状常在数秒或数分钟达高峰，多为完全性脑卒中，偶尔病情在数小时内逐渐进展，症状加重，可能是脑栓塞后有逆行性的血栓形成。

3）根据栓塞部位不同，临床表现不完全相同。

（1）大脑中动脉的栓塞最常见，主干闭塞时引起病灶对侧偏瘫、偏身感觉障碍和偏盲，优势半球主干栓塞，可有失语、失写、失读。梗死面积大时，病情严重者可引起颅内压增高、昏迷、脑疝，甚至死亡。大脑中动脉深穿支或豆纹动脉栓塞可引起病灶对侧偏瘫，一般无感觉障碍或同向偏盲，优势半球受损，可有失语。大脑中动脉各皮质支栓塞可引起病灶对侧偏瘫，以面部和上肢为重，优势半球可引起运动性失语、感觉性失语、失读、失写、失用；非优势半球可引起对侧偏身忽略症等体象障碍。少数半球栓塞可出现局灶性癫痫。

（2）大脑前动脉栓塞时可产生病灶对侧下肢的感觉和运动障碍，对侧中枢性面瘫、舌肌瘫及上肢瘫痪，亦可发生情感淡漠、欣快等精神障碍及强握反射，可伴有尿潴留。

（3）大脑后动脉栓塞可引起病灶对侧同向偏盲或上象限盲、病灶对侧半身感觉减退伴丘脑性疼痛、病灶对侧肢体舞蹈样徐动症、各种眼肌麻痹等。

（4）基底动脉栓塞最常见症状为眩晕、眼球震颤、复视、交叉性瘫痪或交叉性感觉障碍、肢体共济失调。若基底动脉主干栓塞，可出现四肢瘫痪、眼肌麻痹、瞳孔缩小，常伴有面神经、展神经、三叉神经、迷走神经及舌下神经麻痹及小脑症状等，严重者可迅速昏迷、四肢瘫痪、中枢性高热、消化道出血，甚至死亡。

（5）其他脏器栓塞的症状，由于栓子顺血流流动，根据流动的部位不同，可以引起相应器官梗死，所以临床上常有其他部位栓塞的征象，如视网膜、皮肤、黏膜、脾脏、肾脏等栓塞的临床表现。

五、辅助检查

（一）脑脊液检查

压力不高，多无红细胞，常规化验正常。

（二）CT检查

发病 24~48 小时 CT 可发现阻塞动脉供血区低密度影。

（三）MRI检查

起病后数小时可见病灶区异常信号影，在 T_1WI 上呈低信号，在 T_2WI 上呈高信号。

（四）单光子发射计算机断层显像检查

单光子发射计算机断层显像（SPECT）检查发病后 SPECT 即可见病灶部位出现灌注减退区或缺损区。

（五）经颅多普勒超声检查

梗死区出现相应血管多普勒信号的减弱或者消失。

（六）颈动脉超声检查

颈动脉超声检查可显示颈动脉及颈内、外动脉分叉处的血管情况及有无管壁粥样硬化斑及管腔狭窄等。

（七）心动图检查

心动图检查能证实心源性栓子，但阴性者不能排除心源性栓塞，对左心室大型血栓比较敏感，对诊断心房血栓不可靠。

（八）动态心电图检查

动态心电图检查可查出间歇性房颤，而房颤是诱发心源性脑栓塞最常见的原因。

六、诊断

根据骤然起病，出现偏瘫、失语等局灶性体征，可伴痫性发作，数秒至数分钟达到高峰，有心源性等栓子来源，可做出临床诊断。如合并其他脏器栓塞更支持诊断，CT和 MRI 检查可确定脑栓塞部位、数目及伴发出血等。

七、鉴别诊断

应注意与血栓性脑梗死、脑出血鉴别，极迅速的起病过程和栓子来源可提供脑栓塞的诊断证据。

八、治疗

治疗包括两方面，一是治疗脑栓塞，二是治疗原发病。

（一）治疗脑栓塞

1. 一般处理

一般患者应采取平卧位或头稍低位，以利脑部血液供应。空气栓塞应取头低位、左侧卧位。如患者意识不清，其一般治疗同脑出血。

2. 降颅内压

伴有颅内高压者可选用脱水剂，栓子常来源于心脏病，应用甘露醇、山梨醇时应慎重，有心衰或肾功能不全者禁用；利尿剂或高渗葡萄糖，可用 50% 葡萄糖液 40 ml，静脉滴注，每日 4 次；呋塞米 20 mg，肌内注射，每日 2~3 次；或依他尼酸 25 mg，口服，每日 3 次。

3. 抗凝治疗

预防随后发生栓塞性脑卒中、房颤或有再栓塞风险的心源性病因、动脉夹层或高度狭窄的患者，可用肝素预防再栓塞或继发性血栓形成，栓塞复发的高度风险可完全抵消发生出血的风险。最近证据表明，脑栓塞患者抗凝治疗导致梗死区出血，给最终转归带来不良影响。治疗中要定期监测凝血功能并调整剂量。肝素和华法林用法见本章第二节。抗血小板聚集药如阿司匹林也可试用，可以预防再栓塞。

4. 抗血小板聚集药

常用阿司匹林、双嘧达莫、磺吡酮等，应早期重视使用。

5. 抗感染

对亚急性感染性心内膜炎、败血症及其他感染所致脑栓塞，应积极抗感染治疗。通常用大剂量青霉素加链霉素，也可选用头孢菌素。最好是根据药敏试验结果来选择适当的抗感染药物。

6. 其他

有条件者可使用高压氧疗法。

（二）治疗原发病

治疗原发病即病因治疗，可预防脑梗死再发。心源性栓塞患者需卧床休息数周，以减少复发，同时纠正心律失常，控制心率，防治心衰。空气栓塞患者则应取头低位并卧向左侧，避免气体继续进入左心室及脑部；脂肪栓塞患者可静脉滴注低分子右旋糖酐500 ml 或 5% 碳酸氢钠 250 ml，每日 2 次。

九、预后

脑栓塞的预后与被栓塞的血管大小、栓子数目及性质有关。急性期病死率为 5% ~ 15%，多死于严重脑水肿、脑疝、肺部感染及心力衰竭。如栓子来源未消除，半数以上患者可复发，再发时病死率更高。心肌梗死引起的脑栓塞预后较差，存活的栓塞患者后遗症较多。如栓塞发生后很快即有神经功能恢复者，可能是由于脑血管痉挛较快解除或栓子向远端移动，预后较好。

十、预防

主要是对各种原发病的防治，以消除导致脑栓塞的栓子来源。

十一、护理措施

（一）一般护理

1. 休息

急性期应绝对卧床休息，空气栓塞的患者取头低左侧卧位，预防更多的空气栓子到脑部与左心室。恢复期视病情逐渐适当活动。

2. 饮食

给予富有营养、易于消化的食物，若合并心脏疾病应给予低盐饮食，如有吞咽障碍可给予鼻饲。

（二）病情观察与护理

1）严密观察有无新的栓塞如突然失语、瘫痪肢体加重、意识逐渐不清、肢体皮肤变色、疼痛及所属动脉是否搏动等，如有异常及时报告医生。

2）注意心率、心律、血压变化，对合并心力衰竭的患者，按医嘱给予强心剂和利尿剂。

3）药物反应观察。

（1）抗凝治疗时应准确给药，注意药物剂量，根据各种不同药物的作用，观察其不良反应，注意观察出血先兆，如皮肤、黏膜下有无出血点，定期检查 PT 及尿常规，如有异常及时通知医生。

（2）因此血管扩张剂及改善微循环药物有扩张血管的作用，可发生皮肤潮红、发痒、恶心等不良反应，但一般发生后短时间内可自行缓解，故应用时应减量用之。盐酸罂粟碱直接作用于血管平滑肌，可使脑血管扩张，脑血管阻力降低，脑血流增加，从而改善氧供量，注射前应先稀释，静脉滴注须缓慢，过速可致室颤，甚至心搏停止。

（三）症状护理

1. 头痛、烦躁不安

头痛、烦躁不安者应注意安全，床边加床栏防止坠床，按医嘱给予镇痛剂。

2. 抽搐

脑栓塞伴有抽搐的患者，大多意识不清，不能自主，需加床栏保护，备缠有纱布的压舌板，插入上下臼齿之间，防止舌咬伤。一切治疗操作应集中，避免光刺激及触动、诱发抽搐，应由专人护理，严密观察抽搐的部位、持续的时间和次数，并立即采取有效的措施终止抽搐。

（宋石磊）

第四节 腔隙性脑梗死

腔隙性脑梗死是指大脑半球或脑干深部的小穿通动脉，在长期高血压的基础上，血管壁发生病变，导致管腔闭塞，形成小的梗死灶。据统计其发病率相当高，占脑梗死的20% ~ 30%。常见的发病部位有壳核、尾状核、内囊、丘脑及脑桥，少数位于放射冠及脑室管膜下区。在这些部位的动脉多是一些称为深穿支的小动脉，它们实际上是脑动脉的末梢支，又称终末支。由于深穿支动脉供血范围有限，所以单一支的阻塞只引起很小范围脑组织的缺血坏死，即形成所谓的腔隙。腔隙性脑梗死为直径0.2 ~ 15.0 mm的囊性病灶，呈多发性，小梗死灶仅稍大于血管管径。坏死组织被吸收后，可残留小囊腔。

腔隙性脑梗死是脑梗死的一种。只是因为发生闭塞的血管较小，如穿支动脉，限于其较小的供血区，病灶较小，所以一般危害较小。

一、病因

（一）高血压

高血压在腔隙性脑梗死患者的发病率为45% ~ 90%。长期高血压造成脑内小动脉血管壁变性，使得管腔变窄，在某种血流动力学因素或血液成分变化的诱因下发生小动脉闭塞。腔隙性脑梗死最常见的原因是高血压，尤其是慢性高血压超过160/95 mmHg时，舒张压升高对本病的影响作用更明显。

（二）动脉硬化

腔隙性脑梗死与动脉硬化紧密关联。有研究证实基底节、内囊区腔隙病灶的供血动脉有严重的脑动脉硬化改变，即节段性动脉结构破坏、纤维素样坏死或血管坏死。另有研究发现髓质动脉中明显的改变是管壁的透明样变及血管管腔的狭窄，各脑区腔隙性梗死的频率与动脉硬化的程度成正比。

（三）糖尿病

糖尿病可导致远端肢体、肾脏、视网膜、周围神经和脑神经的小动脉梗死性病变，糖尿病时血的凝固性和黏度增高、血小板黏附性增强，但糖尿病对脑的小血管病变的作用尚未明确定位。流行病学调查结果表明，糖尿病是脑卒中的危险因素之一，但尚缺乏糖尿病和腔隙性脑梗死有联系的证据，研究也仅确认糖尿病与多发性腔隙性脑梗死有关，而与单发的无关。

（四）栓子

1. 心源性栓子

风心病或非风心病的附壁栓子脱落。

2. 动脉源性栓子

动脉源性栓子包括有或无溃疡的动脉粥样硬化、纤维肌肉性血管病、夹层动脉瘤的血栓脱落，尤其是升主动脉、颈动脉中粥样硬化斑脱落形成的栓子，是引起腔隙性脑梗死的重要原因，已引起越来越多的关注。

（五）其他因素

高脂血症、高黏滞综合征、吸烟、饮酒和脑局部血流改变等因素对腔隙性脑梗死的发生有一定影响。

二、临床表现

腔隙性脑梗死以急性或亚急性起病者居多，症状一般需要 12～72 小时达高峰。起病前有 TIA 史者约为 20%。腔隙性梗死的临床表现常归纳为 21 种腔隙性综合征，常见的类型为下述的 5 种（约占 80%），其余 16 种均少见。最多见的是纯运动型轻偏瘫（PMH），约 50%。这些综合征经病理证实或根据临床与 CT 检查确定。

（一）纯运动型轻偏瘫

一侧面、臂、腿无力（不包括单瘫），偶诉感觉异常，但无客观感觉障碍。病灶发生在对侧内囊后肢、放射冠、脑桥基底部的皮质脊髓束。PMH 至少有 7 种变异型。

1. 伴有运动性失语的 PMH

伴有运动性失语的 PMH 表现为右侧面肌重度、右手中度及右下肢轻度无力，巴宾斯基征阳性；病初有构音障碍，且逐渐加重，最终不能说话，理解力保持良好，但反应明显迟钝，系豆纹动脉闭塞所致，病灶位于内囊膝部和前肢及放射冠下部附近白质。

2. 无面瘫的 PMH

无面瘫的 PMH 表现为起病时有轻度眩晕及眼震，一侧轻偏瘫；若伴有舌肌麻木和无力，则为延髓内侧综合征的症状，晚期可累及对侧锥体，造成四肢瘫。由椎动脉及其深穿支闭塞引起，病灶位于延髓锥体。

3. 伴有水平性凝视麻痹的 PMH

伴有水平性凝视麻痹的 PMH 表现为一侧轻偏瘫，伴一过性一个半综合征及同相凝视麻痹和交叉性核间性眼肌麻痹，而展神经功能保持正常，由脑桥下部旁正中动脉梗死所致。

4. 伴有交叉性动眼神经麻痹的 PMH

伴有交叉性动眼神经麻痹的 PMH 表现为一侧动眼神经麻痹及对侧轻偏瘫，由大脑脚梗死累及动眼神经纤维所致。

5. 伴有交叉性展神经麻痹的 PMH

伴有交叉性展神经麻痹的 PMH 表现为一侧展神经麻痹及对侧轻偏瘫。

6. 伴有精神错乱的 PMH

伴有精神错乱的 PMH 表现为一侧轻偏瘫，伴急性起病的精神错乱，记忆丧失和注意涣散。

7. 闭锁综合征

闭锁综合征表现为四肢瘫，不能讲话而貌似昏迷，实则神志清醒，可借助眼球运动来表达思维，由双侧内囊、双侧脑桥、偶见的双侧大脑皮质脊髓束梗死所致。

（二）单纯感觉性脑卒中

一侧面、臂、腿感觉异常或减退。典型的半身感觉障碍严格按正中轴分布，可有或无客观感觉障碍。病灶位于对侧丘脑感觉核（即腹核）。

（三）感觉运动性脑卒中

一侧面、臂、腿无力，伴有同侧感觉异常或感觉减退，仅损及面或腿者不包括在内。病灶在对侧内囊后肢和丘脑腹后外侧核，通常为大脑后动脉的丘脑深穿支或脉络膜后动脉闭塞所致。

（四）共济失调性轻偏瘫

一侧下肢为重的轻偏瘫，伴同侧肢体明显共济失调。偶诉肢体感觉异常或轻度感觉减退。病灶位于对侧脑桥基底部，由基底动脉的旁正中支梗死所致。已有 CT 报告病灶在内囊或丘脑。

（五）构音障碍—手笨拙综合征

中度以上构音障碍，吞咽发呛，一侧（常为右侧）中枢性偏瘫。舌肌轻瘫，手动作笨拙，但无明显肢体瘫痪，病灶在对侧的脑桥基底部或内囊膝部。

以上类型的不同表现主要取决于腔隙性脑梗死的独特位置。除上述典型局灶症状外，尚可有一般症状如头痛、头昏、眼花、呃逆、扑翼样动作或情绪不稳。

此外，还有无症状性腔隙性脑梗死及腔隙性脑梗死状态。

无症状性腔隙性脑梗死：腔隙性脑梗死局限于尾状核头部、壳核而不影响内囊，或大脑白质和丘脑中央部的小腔隙性脑梗死，通常无症状，临床不少见。

腔隙性脑梗死状态：系指多发性腔隙性脑梗死形成，表现为痴呆、假性延髓性麻痹、类震颤麻痹、不自主舞蹈样动作、尿便失禁等症状。病情演变通常呈渐进性或阶梯状恶化。

三、辅助检查

（一）CT检查

腔隙性脑梗死是脑部深穿支动脉发生硬化，微梗死所致腔隙性梗死，常为脑脊液密度，边缘光滑、清楚。巨噬细胞将梗死处脑组织吞噬后遗留的小腔，直径 2~20 mm，好发于内囊、丘脑、脑干和基底节，与高血压有关，起病缓慢，预后较好，临床表现为一些特定的症状和体征（TIA 表现）。由于腔隙病灶微小，依据临床症状与体征难以做出正确诊断，MR 和 CT 检查是显示腔隙性脑梗死的有效检查方法。CT 检查显示脑深部的微小梗死灶，为临床诊断腔隙性脑梗死提供了客观依据，在文献报道和临床试验中尚可发现少数患者 CT 检查证实腔隙性脑梗死而临床无症状。反之，有时临床有症状，CT 检查却无阳性发现，这可能是因病灶小或患者检查过早或过迟，发病后时间太长或因 CT 分辨率、有无脑萎缩等多种因素而影响腔隙性脑梗死的检出率。

CT 影像表现：典型为类圆形低密度灶，直径为 2~20 mm，多数在 5~10 mm。病变常见于基底核、内囊、丘脑、放射冠及侧脑室周围白质。因各阶段病理改变不同，故病灶的 CT 表现与梗死后的时间关系密切。缺血发作后 24 小时内，梗死区内脑水肿和细胞坏死引起的密度降低尚不明显，且范围较小，故 CT 一般不能发现病灶。随着病变进展，脑水肿程度逐渐加重，组织的液化坏死趋向明显，CT 上病灶的密度逐渐降低。在 CT 上呈明显低密度改变多见于发病后第 2 周。由于脑水肿的存在，此阶段所显示的病灶常比实际病灶大，甚至可超过一倍，但占位表现一般轻微。发病后 2~3 周，因病变的"模糊效应"，腔隙灶的密度可略升高，边界常不清晰。当坏死物质为巨噬细胞所清除，灶周水肿消退，病灶的密度进一步降低，于 4 周后形成境界清楚的低密度液性小囊腔。后期因病灶周围胶质纤维收缩，腔隙灶略有皱缩。发病 2~4 周增强检查，因血脑屏障损伤和周围血管肉芽组织增生，病灶可出现环状或小斑片状强化。形成囊腔则病灶不强化。CT 检查中，部分病例不能发现病灶。CT 对病灶显示效果除与病灶时间有关外，还与病灶大小，发生部位有关；也受机器性能及扫描技术等多种因素影响。2 mm 以下的小梗死灶，因受机器分辨率的限制不能显示；常规 10 mm 层厚和间距的扫描，可因部分容积效应的影响而遗漏 2~5 mm 大小的病灶；采用 5 mm 或更薄层厚的扫描，可减少部分容积效应，发现小的梗死灶。

CT 检查对腔隙性脑梗死的动态观察：病后 2~3 周梗死区处于吸收期，因水肿消失及吞噬细胞的浸润可出现与脑组织等密度的所谓模糊效应。慢性期（3 周后）密度减低区范围缩小，边缘清，占位改变消失。1 个月以后的梗死称为陈旧性梗死，由于坏死组织被巨噬细胞逐渐移除而成为含液囊肿，CT 可见边缘规则的低密度区，脑室和脑沟扩大，中线向病侧移位。CT检查追踪可以观察到梗死早期→水肿高峰→水肿减轻→水肿消退→软化形成囊腔（腔隙性脑梗死病灶可完全消失）等一系列变化及临床治疗后的脑恢复情况，在形成囊腔后，难与脑出血后软化灶鉴别。由此可见CT检查的动态观察可为临床诊断提供检查可靠的资料。

（二）脑电图检查

腔隙性脑梗死病灶由于位于脑的深部，脑电图大多正常，很少有轻度异常。

（三）脑脊液检查

单纯腔隙性脑梗死脑脊液常规和压力一般正常，若合并其他脑血管病时可出现异常。脑脊液酶学检查有助于鉴别腔隙性脑梗死和皮质梗死。后者脑脊液CK、AST、LDH升高占80%，其中以CK意义最大，而前者酶学一般无异常。

（四）血生化及血液流变学检查

血糖、血脂、血液流变学列为常规辅助检查，对本病的治疗和预防有一定的参考意义。

（五）脑血管造影检查

由于造成腔隙性脑梗死的血管较细（直径< 500 μm），脑血管造影不易显示闭塞血管。

（六）MRI检查

腔隙性脑梗死在SE序列T_1WI上呈低信号，T_2WI上呈高信号，PDWI上呈稍高信号。病灶的信号强度变化与病程关系密切。梗死灶的病理改变是由缺血水肿、细胞坏死向组织液化逐渐演变，因此病灶T_1、T_2的延长基本呈渐进性发展，即病程愈长，T_1WI上信号越低，T_2WI上信号越高。在显示腔隙性脑梗死较早期的病理改变上，T_2WI比T_1WI敏感。梗死发生后1~7天的病灶，在T_2WI上可以敏感发现，但在T_1WI上却不能显示。在T_1WI上，病灶信号的明显降低大多出现于发病1周以后。随着组织坏死液化程度逐渐加重，病灶T_1WI低信号，T_2WI高信号愈加显著，至囊腔形成阶段，则信号近似于脑脊液。梗死灶周围的胶质增生在PDWI和T_2WI上呈高信号，通常在PDWI上易于显示，表现为较梗死灶中心信号稍高的环状影。在MRI上，病变进展期所显示的梗死灶通常较后期为大，这是由于灶周脑水肿和胶质增生引起T_1、T_2延长的缘故。至囊腔形成阶段，脑水肿消退，病灶范围缩小，呈边界清楚的小囊腔。与CT增强检查所见一样，MRI的Gd-DTPA增强检查，病变进展期可出现斑片状或环状强化。强化多见于梗死发生4天以后，90%出现于发病后2~4周。

MRI具有多方位、多序列成像功能，组织分辨率高以及无骨性伪影干扰等优点，在显示腔隙性脑梗死灶的部位、大小、数量、早期发现病灶等方面有重要临床意义。发生于小脑和脑干的腔隙性梗死，因颅后窝骨伪影的干扰，CT通常不能显示，但MRI容易发现。位于丘脑内侧，脑干边缘，小脑蚓部及侧脑室周围，白质的腔隙性梗死灶因邻近脑室或脑池，T_1WI 上易受脑脊液高信号的掩盖和部分容积效应的影响而被遗漏，采用 FLAIR 序列，可抑制脑室或蛛网膜下隙内的脑脊液信号，将病灶清楚显示出来。常规 SE 序列难以显示脑卒中发作后最初几小时的局限性脑缺血改变。PDWI 能敏感显示缺血早期细胞毒性水肿阶段的脑组织异常，发现仅 2 小时的腔隙性缺血灶，同时可将新梗死灶与以前的梗死灶及脱髓鞘等病变区分开来。

脑干腔隙性梗死病灶大部分 <15 mm，由于 CT 的层距多用 10 mm，加上颅窝处骨性结构易形成伪影，因此 CT 发现率较低，而 MRI 具有分辨率高、敏感性强不受颅后窝骨伪影干扰、显示清晰等优点。这提示在临床工作中，对可疑患者应及时行 MRI 检查以明确诊断。MRI 比 CT 能更清晰地显示脑内解剖结构，使人们能更早地发现更小的病灶。MRI 可分辨 CT 难以分辨的小腔隙灶，且在 CT 能显示病灶之前，即可分辨出 T_1 与 T_2 的腔隙灶。CT 显示不清的病灶，MRI 的 T_2WI 可敏感显示，可见在显示小病灶上 MRI 明显优于 CT。

四、诊断要点

1）中年以后有长期高血压病史。

2）临床符合腔隙性综合征之一。

3）预后良好，短期内有完全恢复倾向。

4）辅助检查如脑电图、脑脊液及脑血管造影无肯定的阳性所见。

5）CT 或 MRI 证实与临床一致的病灶。

五、治疗

（一）控制高血压

对有高血压的患者应长期服用降压药物，以降低发病率；对已有腔隙性梗死或 TIA 发作史者，更应注意控制血压，以防复发。如患者处在急性发病期，降压应慎重，以防止血压下降过快而导致脑血流量下降，加重脑组织缺氧。

（二）抗凝治疗

目前对腔隙性脑梗死是否需要抗凝药物治疗还有争议。有人认为单纯感觉性脑卒中患者，其动脉病理变化为脂肪透明样变性，红细胞可渗出血管外，如应用抗凝药物，可诱发出血，故抗凝药物属禁忌范围。PMH 患者有多次 TIA 发作史或病情逐渐进展，可试用抗凝药物。但目前多数认为腔隙性脑梗死患者禁忌使用抗凝药物，以防止出血的发生。

（三）抗血小板药物

对有高血压者，禁忌抗凝治疗和长期应用抗血小板药物。目前主张短期应用小剂量阿司匹林（50 mg）或双嘧达莫治疗。

（四）血管扩张剂

其临床疗效尚难做出明确结论，总的趋向是用于恢复期或作为预防性药物。

（五）中药、针灸、体疗或理疗等

中药、针灸、体疗或理疗等可治疗或预防腔隙性脑梗死。

六、注意事项

控制高血压、吸烟、饮酒等动脉硬化的高危因素，采取以预防为主的措施。对多发病灶或影响脑部重要功能的病灶应配合中医中药进行治疗。

（谭云）

第五节　脑分水岭梗死

脑分水岭梗死是指发生在脑内组织相邻的较大血管供血区之间即边缘带局限性缺血，出现相应神经功能障碍的疾病。其发病率在缺血性脑血管病中占 10% 左右，若有颈内动脉狭窄或闭塞，可占 40% 。近年来，由于 CT 问世，该病报道日益增多。

一、病因

（一）脑血管本身疾病

颈动脉狭窄与脑分水岭梗死密切相关，当颈内动脉颅外段狭窄在 50% 以上，同时有血压下降时容易出现分水岭区低灌注，容易形成脑分水岭梗死。侧支循环与 Willis 环的发育对分水岭区的灌注有重大影响，当颈内动脉严重狭窄或闭塞时，侧支及 Willis 环提供主要的血流灌注，当侧支循环与 Willis 环发育不良时，尤其会导致分水岭区梗死。

（二）低血压或心输出量减少

各种原因引起的体循环低血压及心输出量减少均可引起脑分水岭梗死，且常为多发常见原因，包括外科手术中失血过多、各种药物引起的血管扩张、各种原因引起的休克晕厥、心搏骤停、严重的心律失常、自发性波动性低血压等，这些原因使血压降低血流变慢，导致远端血管血流减少，使脑组织梗死。

（三）微栓子学说

微栓子可随血流到达动脉分支末端，常在大脑前动脉与大脑中动脉供血交界区域的血管分支，不易被淤滞的血流清除，易导致脑分水岭梗死形成。

二、临床表现

脑分水岭梗死以 60 岁以上居多，无性别差异。多有颈动脉狭窄、血压降低及心排血量减少等情况。常见的部位是大脑中动脉与大脑前动脉之间的边缘带、大脑中动脉与后动脉或大脑前中后动脉间的边缘带、大脑中动脉皮质支及深穿支间的边缘带。临床表现常呈卒中样发病，多无意识障碍。结合 CT 可分为以下常见类型。

1. 皮质前型

皮质前型是大脑前与大脑中动脉供血区的脑分水岭梗死，位于额中回，呈带状或楔形。临床表现为以上肢为主的中枢性偏瘫及偏身感觉障碍，一般无面舌瘫，可有情感障碍、强握反射和局灶性癫痫。主侧病变可出现皮质性运动性失语，双侧病变出现四肢瘫及智能障碍等。

2. 皮质后型

皮质后型是大脑中动脉与大脑后动脉或大脑前、中、后动脉皮质支间的分水岭区。病灶位于顶、枕、颞交界区，以偏盲最常见，多以下象限盲为主。皮质性感觉障碍偏瘫轻微或无。约 1/2 病例有情感淡漠，可有记忆力减退和 Gerstmann 综合征（角回受损）。主侧病变出现认字困难和皮质性感觉性失语，非主侧偶见体象障碍。

3. 皮质下型

皮质下型是大脑前、中、后动脉皮质支与深穿支间或大脑前动脉回返支（Heubner 回返动脉）与大脑中动脉的豆纹动脉间的分水岭区。梗死病灶位于大脑深部、白质、壳核、尾状核等处，可出现 PMH 和（或）感觉障碍不自主运动等。

三、辅助检查

一般常规检查包括血压、血脂、血糖、血同型半胱氨酸、血液黏滞度、血浆纤维蛋白原、抗核抗体、C 反应蛋白、心电图、超声心动图等。此外，还可行头颅 CT、脑血管造影等检查。

1. 头颅 CT 检查

脑分水岭梗死为脑实质内的低密度区，脑室底面向软膜前呈楔形带状基底节区，可为不规则片状低密度影。

2. 脑血管造影检查

其可明确显示 2 条相邻血管末端闭塞或明显狭窄，无栓子发现。

四、诊断

1）病史中有全身血压下降的佐证。

2）由坐位或卧位变为直立位时起病。

3）病史中反复一过性黑矇。

4）颈动脉检查发现有高度狭窄。

5）影像学上发现符合脑分水岭梗死的表现。

五、治疗

脑分水岭梗死治疗与一般脑梗死的治疗相同。针对引起脑分水岭梗死的诱因进行治疗，纠正低血压，高血压适当降低，治疗和预防颈动脉狭窄及动脉粥样硬化，治疗心脏病。并注意下列几点。

（一）保持呼吸道通畅

通过血氧饱和度和氧分压测定发现低氧血症的患者，要给予吸氧治疗，如果仍不能纠正者，辅以机械通气。

（二）抗感染

有感染的证据和有明显的意识障碍时要使用抗生素。

（三）纠正血糖

对于糖尿病患者或应急性糖尿病均应积极控制。

（四）扩容

补足血容量，腹泻患者更应积极对因治疗。

（五）其他

改善微循环。

六、注意事项

脑分水岭梗死治疗禁用降压药，慎用钙通道阻滞剂。首选提高灌注压药物，如扩容药物。

（宋石磊）

第十五章　出血性脑血管病

第一节 脑出血

脑出血是指非外伤性脑实质内血管破裂引起的出血，占全部脑卒中的 20% ~ 30% ，急性期病死率为 30% ~ 40% 。发生的原因主要与脑血管的病变有关，与高血脂、糖尿病、高血压、血管的老化、吸烟等密切相关。脑出血的患者往往由于情绪激动、用力时突然发病，早期死亡率很高，幸存者中多数留有不同程度的运动障碍、认知障碍、言语吞咽障碍等后遗症。

一、病因和发病机制

其常见原因如下：

1）高血压。

2）动脉瘤，如囊状动脉瘤、真菌性动脉瘤、动脉粥样硬化性动脉瘤、海绵状动脉瘤。

3）血管畸形，如动静脉血管畸形、静脉性血管畸形、毛细血管扩张。

4）脑淀粉样血管病。

5）感染性血管瘤和血管炎。

6）出血性梗死。

7）颅内静脉血栓形成。

8）烟雾病。

9）原发性和继发性颅内肿瘤，如绒毛膜上皮细胞癌、黑色素瘤、肺癌、胶质瘤、少突胶质细胞瘤、脉络丛乳头状瘤。

10）血液系统疾病，如血友病和其他凝血因子病、血小板减少症、血小板减少性紫癜、DIC、肾衰竭、肺功能衰竭、蛇咬伤、白血病等。

11）抗凝治疗、溶栓治疗、血小板凝集抑制药。

12）感染性疾病，如单纯疱疹、钩端螺旋体、炭疽病、急性出血性坏死性肺炎、假性脑膜炎。

尸解可见脑深穿支动脉有粟粒状动脉瘤，其发生部位依次是大脑中动脉深穿支豆纹动脉、基底动脉脑桥支、大脑后动脉丘脑支、供应小脑齿状核及深部白质的小脑上动脉分支、顶枕交界区和颞叶白质分支。

二、病理

出血侧半球肿胀、充血，血液可流入蛛网膜下隙或破入脑室系统，出血灶呈大而不规则空腔，中心充满血液或紫色葡萄浆状血块，周围是坏死组织，并有瘀点状出血软化带，血肿周围的脑组织受压，水肿明显，血肿较大时引起中线移位，重者出现脑疝，胶质增生，小出血灶形成胶质瘢痕，大出血灶形成中风囊。

三、临床表现

高血压性脑出血以 50 岁左右高血压患者最常见。由于高血压发病有年轻化趋势，因此年轻的高血压患者也可发生脑出血。高血压性脑出血发生前常无预感，少数有头昏、头痛、肢体麻木和口齿不清等前驱症状。多在白天情绪激动、过分兴奋、劳累、用力排便或脑力紧张活动时发病。起病突然，病情往往在数分钟至数小时发展到高峰。急性期常见的主要表现为头痛、呕吐、意识障碍、偏瘫、失语、大小便失禁等，呼吸深沉带有鼾声，重则呈潮式呼吸或不规则呼吸。患者在深昏迷时四肢呈弛缓状态，局灶性神经体征不易确定，此时需与其他原因引起的昏迷相鉴别，若昏迷不深，体格检查时可能发现轻度脑膜刺激征以及局灶性神经受损体征。现按不同部位的脑出血的临床表现分述如下。

（一）基底节区出血

基底节区出血为高血压性脑出血最好发的部位，约占脑出血的 60%。该区以壳核出血最多见，系豆纹动脉破裂所致，约占脑出血的 60%。由于出血经常波及内囊，临床上又称为内囊出血。根据症状，分为轻重两型。

1. 轻型

多属壳核出血，出血量一般为数毫升至 30 ml，或为丘脑出血，出血量仅数毫升，出血限于丘脑或侵及内囊后肢。主要表现：

1）急性起病的头痛、恶心和呕吐。

2）一般无意识障碍或有嗜睡、昏睡。

3）病灶对侧有轻偏瘫。

4）病灶对侧可出现偏身感觉障碍及偏盲。

5）优势半球出血，可出现失语。

2. 重型

多属壳核大量出血，向内扩展或破入脑室，出血量可在 30～160 ml；或丘脑较大量出血。主要表现：

1）急性起病的剧烈头痛。

2）频繁呕吐，可伴胃肠道出血，吐出咖啡色样胃内容物。

3）意识障碍严重，呈昏迷或深度昏迷，鼾声呼吸。

4）病灶对侧完全偏瘫。

5）大多数患者脑膜刺激征阳性。

6）两眼球可向病侧凝视或固定于中央位，丘脑出血患者两眼球常向内或内下凝视。

7）病情进一步发展，血液大量破入脑室或损伤丘脑下部及脑干，昏迷加深，可出现去大脑强直症状。

8）脑水肿进一步加重，可发生颞叶沟回疝或枕骨大孔疝、病灶侧瞳孔散大或两侧瞳孔散大、呼吸功能障碍等。

（二）脑叶出血

脑叶出血又称皮质下白质出血，占脑出血的 15%，仅次于壳核出血。发病年龄为 11 ~ 80 岁不等。中青年的脑叶出血多由脑血管畸形或脑动脉瘤破裂所致，老年人主要见于高血压脑动脉硬化。临床症状可分为三组：无瘫痪及感觉障碍，约占 25%，出现头痛、呕吐、脑膜刺激征和血性脑脊液，仔细检查还可发现与病变部位相应的体征，如偏盲及象限盲，各种类型不全失语和精神症状；有瘫痪和感觉障碍，约占 65%，出血多位于额、顶叶，临床表现虽有偏侧体征，但上、下肢瘫痪程度或运动与感觉障碍程度明显不等；发病即昏迷，出血量大，约占 10%。脑叶出血多数预后良好。

（三）丘脑出血

丘脑出血较少，占 5% ~ 10%。主要为丘脑膝状体动脉或丘脑穿通动脉破裂出血，前者出血位于丘脑外侧核，后者位于丘脑内侧核。症状和病情取决于出血量的大小，但该部位出血有其特殊表现：可有丘脑性感觉障碍，出现对侧半身深浅感觉减退、感觉过敏或自发疼痛。另外还可出现丘脑性痴呆，如记忆力和计算力下降、情感和人格障碍等。有时出现眼球活动障碍如双眼垂直性活动不能，两眼常向内或内下方凝视。若出血量大时，除了上述症状，还因血肿压迫周围组织，出现类似于壳核出血的临床表现，病情重，预后不佳。丘脑出血量少者，除了感觉障碍外，无其他表现，有的甚至没有任何症状。

（四）脑桥出血

重症常迅速波及双侧，瞳孔呈针尖样，中枢性高热，双侧面瘫和四肢强直性瘫痪。出血破入第四脑室呈深昏迷、高热、抽搐、呼吸衰竭死亡。轻症常累及单侧，表现为交叉性瘫痪，即病灶侧面瘫、展神经麻痹或面部麻木，对侧上下肢瘫痪，头和双眼偏向健侧，双眼凝视。

（五）中脑出血

轻者可表现为一侧或两侧动眼神经不全瘫，或 Weber 综合征；重者昏迷，四肢软瘫，迅速死亡。

（六）小脑出血

暴发型者常突然死亡。多数突感后枕部疼痛、眩晕、呕吐、复视、步态不稳、眼震而无肢体瘫痪。病情常迅速恶化进入昏迷。后期因压迫脑干可有去大脑强直发作，或因颅内压增高产生枕骨大孔疝而死亡。

（七）脑室出血

脑室出血可由脉络丛血管破裂引起，但大多数是由脑出血时血肿破入脑室所致。常于起病 1~2 小时陷入深昏迷，四肢呈弛缓性瘫痪，出现中枢性高热、去大脑强直、顽固性呃逆、瞳孔忽大忽小或左右不等、皮肤苍白或发绀、血压下降，多在 24 小时内因呼吸循环衰竭而死亡。

四、辅助检查

（一）脑脊液检查

压力升高，可呈血性。

（二）颅脑 CT 检查

CT 在发现急性脑内出血、血肿形态及出血部位、血肿扩大、识别血肿周围水肿、组织移位、脑疝形成、血肿破入脑室等方面是首选安全快速的检查方法，并可观察血肿的演变过程。CT 图像急性期表现为边界清晰的高密度肿块，以后由于血肿被逐渐吸收，其密度逐渐变低。

1. 脑内血肿 CT 分期

CT 是发现脑出血简便、快捷的方法，尤其发现血肿破入脑室方面具有优越性。增强 CT 可发现相关的动脉瘤、动静脉畸形和肿瘤。CT 表现与病程有直接关系，临床上分为三期，各期 CT 影像变化如下。

1）急性期：发病后 1 周内，影像特点如下。

（1）血肿在 CT 影像上呈现均匀一致的高密度阴影，CT 值可达 60~80 Hu，血肿形状呈圆形、卵圆形或不规则形，基底节区血肿多呈"肾"形。

（2）血肿周围水肿带：来源于血管源性低密度水肿，呈均匀低密度环状影，出血当时即可出现，出血后两天水肿可加重增大，一般 7 天达到高峰，以后逐渐减小，随着病情的发展细胞毒性水肿和间质性水肿同时出现。

（3）不同程度占位效应可使邻近的脑室受压、变形、移位，中线结构发生移位。

（4）继发或原发脑室出血形成梗阻性积水，可出现脑室增大、积水影像。

（5）血肿不强化。

2）血肿吸收期：从发病第 2 周至第 2 个月末，影像特点如下。

（1）血肿密度由高密度变为等密度或低密度，边缘逐渐模糊，血肿范围变小。

（2）占位效应与脑水肿逐渐减轻消退。

（3）增强 CT 血肿周边环形强化多见，第 2~4 周血肿密度降低，水肿与占位效应均逐渐消退，出现血肿周边环状强化，1 个月后血肿变为等密度或低密度，占位效应消失，环状强化减弱并逐渐消失（2 个月）。

（4）据资料报道，血凝块密度 CT 值平均下降 2 Hu/d，前两周变化不大。血肿吸收所需要的时间依血肿体积而异，据报道，血凝块体积减小。

3）囊腔形成期：出血两个月后开始，影像特点如下。

（1）血肿部位逐渐变成囊性低密度直至形成囊腔，表明血肿已完全吸收，血肿完全消失。

（2）邻近的脑室或脑沟变大变深。

（3）增强 CT 无强化或强化环。

2. 脑内血肿 CT 诊断

根据以上 CT 随血肿演变的影响变化，可对脑出血做出诊断，并且对于治疗方案尤其手术方案的制定及预后的判断均起到指导作用。在临床上需更加注意对出血病因的鉴别，增强 CT 可检出潜在的肿瘤和血管畸形。

（三）MRI 检查

MRI 检查诊断原理主要取决于血肿不同演变阶段的血红蛋白性质。T_1、T_2 对最初几小时脑出血敏感性不高，新的梯度回波序列能在发病后 1~2 小时检测出。MRI 在发现脑出血方面，T_2 和 PD 与 CT 检查具有同等作用，但 MRI 检查不适用于急诊患者。

（四）DSA 检查

DSA 检查用于筛查大中血管和小血管的动静脉畸形、血管炎、其他动脉瘤所致脑出血诊断时血管的检查，是诊断高流速血管畸形的最佳手段，对高度怀疑动静脉畸形、血管炎、其他动脉瘤进行最终评价。对于高度怀疑动静脉畸形而 CTA 或磁共振血管成像（MRA）无法发现时可选择此检查方法。

（五）实验室检查

常见实验室检查包括血常规、血糖、凝血四项、电解质、尿素氮、肌酐等。

1. 血糖升高

除既往因患糖尿病血糖增高外，应激性反应或脑出血严重恶化均可使血糖增高。

2. 全血细胞计数

监测感染情况，监测血小板计数确定出血风险。PT、APTT、纤维蛋白原等相关血液检验，对判别血液病、抗凝及溶栓药物所致的脑出血提供依据。

3. 血清生化

评价肾功能、离子紊乱程度，监测渗透压。

4. 乙醇含量测定

如怀疑饮酒过量需进行乙醇含量测定。

5. 毒理学筛查

怀疑吸毒需进行毒理学筛查，以确定引起脑出血的外源性因素。

五、诊断和鉴别诊断

对于 50 岁以上有高血压史的患者，在情绪激动及体力活动时突然发病，迅速出现不同程度的意识障碍及颅内压增高症状，伴偏瘫、失语等体征，诊断不难，必要时可结合 CT 检查以明确诊断。

小量脑出血应与脑梗死相鉴别。高血压性脑出血应与蛛网膜下隙出血鉴别。脑出血昏迷应与肝昏迷、糖尿病昏迷、低血糖昏迷、尿毒症昏迷鉴别。确定高血压性脑出血后再确定出血部位。

六、治疗

本病的治疗原则是防止继续出血，保持呼吸道通畅，降低颅内压，注意防治水和电解质紊乱，防治并发症。

（一）急性期治疗

1. 一般处理

1）告知患者注意休息，保持安静，绝对卧床，避免搬动。

2）保持呼吸道通畅，患者若有意识障碍，应采取侧卧位，头部抬高，及时吸痰。必要时行气管插管或气管切开，并间歇吸氧，以减轻脑缺氧。

3）保持营养及水、电解质平衡，病初适当静脉补液支持，每日补液量 1 500 ~ 2 000 ml，不宜超过 2 500 ml，以能量合剂较为理想。若 48 小时后意识有好转，可试进流质饮食，少量多餐，以维持营养。及时进行血钾、血钠、血氯和二氧化碳结合力的检查，供纠正水、电解质失衡时参考。

4）预防并发症：按时给患者翻身、拍背，有尿潴留者，应留置导尿管，并做膀胱冲洗。

2. 控制血压

血压应维持在（130 ~ 160）/（90 ~ 100）mmHg，降低血压要慎重，要参考原来的血压水平选用适当的药物，使血压逐渐降低至脑出血前原有水平或稍偏高即可。

3. 控制脑水肿，降低颅内压

1）抬高头位。为控制颅内压增高，常规采用20°~30°头高位。研究表明，头位每增高10%，颅内压平均下降 0.97 mmHg。同时注意补充足够的液体，避免使用对平均动脉压有影响的药物，使脑灌注压保持在 75 mmHg 或更高。

2）过度换气。过度换气可降低血中 $PaCO_2$，使脑血管收缩，颅内压力下降。脑疝发生致呼吸停止时，应立即开始过度换气，尽可能用呼吸机，给纯氧，流量 11 ~ 12 L/min，人工呼吸频率为 20 次/分，维持 $PaCO_2$ 25 ~ 35 mmHg，PaO_2 100 mmHg。

3）高渗脱水剂。

（1）甘露醇：静脉给药可提高血浆渗透压，有强烈的渗透性利尿作用。用量为20% 甘露醇 250 ml 快速静脉滴注，每 4 ~ 6 小时 1 次，注意其可加重心脏的负担，促进排钾、排钠。

（2）甘油：10% 甘油为高渗脱水剂，不发生反跳作用，在体内代谢能产生热量，脱水作用维持 8 ~ 12 小时。

（3）呋塞米：常用 20 ~ 40 mg 静脉推注或肌内注射，有抑制脑脊液生成的作用，对脑水肿作用好。

（4）高渗盐水：常用 5 mol/L 高渗盐水 20 ml 静脉注射，10 分钟内完成，降颅压作用可维持 12 小时。

（5）高渗葡萄糖：常用 50% 高渗葡萄糖液 60 ~ 100 ml，于 5 ~ 10 分钟静脉注射，每 4～6 小时 1 次。

4. 糖皮质激素的应用

糖皮质激素可减少脑脊液生成并降低毛细血管通透性，抑制垂体后叶抗利尿激素分泌，稳定溶酶体而减轻脑水肿，在脑出血最初 3 天内防治脑水肿有利，远期疗效并不理想，且有引起应激性溃疡的副作用。可选地塞米松 10～20 mg，每日 1 次，最好与甘露醇、呋塞米联合应用。目前多数学者主张地塞米松可用 5～7 天。此外可配成激素利尿合剂，如 5% 或 10% 葡萄糖液 500 ml 加地塞米松 10～15 mg 加 25% 硫酸镁 8～10 ml 加氨茶碱 0.25 g 静脉滴注，每日 1 次，效果较好。

5. 止血剂

多数患者凝血机制无障碍，一般认为可不用止血剂。但对脑实质内多发点状出血或渗血，特别是合并消化道出血时，可用西咪替丁 0.4 g 静脉滴注，每日 1～2 次；亦可选用 6－氨基己酸、酚磺乙胺等。

6. 营养、水和电解质的补充

昏迷第 1～2 天，禁食，需静脉补液，每日补液量为 1 500～2 000 ml，如高热、多汗，则应加量，注意速度要慢，注意补充钾盐。如 1～2 天仍昏迷不能进食，可鼻饲低盐流质饮食，注意补充热量、维生素，纠正水、电解质、酸碱失衡。

7. 抗生素

对于昏迷时间较长且并发感染的部分患者，针对查明的致病菌正确地选用抗生素。

8. 防治并发症

定时翻身、拍背、吸痰，加强口腔护理。尿潴留可导尿或留置导尿管，加强呼吸系统、循环系统、消化系统、泌尿系统、压疮等并发症的防治。

9. 手术治疗

在 CT、MRI 引导下做颅内血肿吸除术。此法仅在局麻下施行，手术本身损害少，对各年龄组及有内脏疾病者均可进行。抽出血肿后，用尿激酶或精制蝮蛇抗栓酶反复冲洗，从 CT 结果看，血肿、脑水肿及脑占位效应可在短期消失，效果显著优于保守治疗，是一个有前途的手术方法。对小脑、脑叶、外囊出血者应及时争取手术治疗。脑干出血者禁用。

（二）恢复期治疗

主要是瘫痪肢体的功能恢复锻炼，失语者应积极进行言语训练，应用改善脑循环及代谢的药物，并配合针灸、按摩、推拿等治疗。

（三）中医治疗

1. 辨证论治

1) 阳闭证型

突然昏倒，不省人事，牙关紧闭，口噤不开，两手握固，两便闭塞，肢体拘挛，面赤身热，气粗口臭，躁扰不宁。舌苔黄腻，脉弦滑而数。

治法：辛凉开窍，清肝息风。

方药：羚角钩藤汤加减。

羚羊角粉 1 g，石决明 30 g，钩藤 12 g，生地黄、白芍各 15 g，夏枯草、黄芩、僵蚕、菊花、浙贝母各 9 g。局方至宝丹或安宫牛黄丸 1 粒。

先以局方至宝丹或安宫牛黄丸灌服或研末和水鼻饲，以辛凉透窍，待患者醒后用上方（煎后），冲羚羊角粉送服。

2）阴闭证型

突然昏倒，不省人事，牙关紧闭，口噤不开，两手握固，两便闭塞，肢体拘挛，面白唇青，痰涎壅盛，四肢不温，静卧不烦。苔白腻，脉沉滑缓。

治法：辛温开窍，除痰息风。

方药：导痰汤加味。

半夏、胆南星、枳实、茯苓、石菖蒲各 9 g，陈皮 6 g，甘草 3 g，钩藤 12 g，苏合香丸 1 粒。

先以苏合香丸温开水化开灌服或用鼻饲法，以温开透窍，再服上方。

3）脱证型

突然昏倒，不省人事，目合口张，鼻干息微，手撒肢凉，汗多，两便自遗，肢体软瘫。舌痿，脉微弱。

治法：扶正固脱，益气回阳。

方药：参附汤加味。

人参 9 g（另煎）或参粉 6 g，制附子、炙甘草、五味子各 9 g，龙骨、牡蛎各 30 g，黄芪、五味子各 15 g。

2. 中成药

1）安宫牛黄丸：每次 1 丸，每日服 2 次。

2）局方至宝丹：每次 1 丸，每日服 2 次。

3）脑血康胶囊（由动物类活血化瘀药物提取研制而成）：每次 10 ml，每日 3 次，口服（昏迷患者可鼻饲）。

4）清开灵注射液：6 ml 加 10% 葡萄糖液 500 ml，每日 1 次，静脉滴注。适用于急性期者。

5）复方丹参液：8 ml 加 5% 葡萄糖液 500 ml 中，每日 1 次，静脉滴注。适用于恢复期者。

6）苏合香丸：每次 1 丸，每日 2 次。用于阴闭者。

7）参附针：10 ml 加入 50% 葡萄糖液 40 ml 中静脉注射，每日 2～4 次。用于脱证者。

3. 单方、验方

1）生地黄、丹皮、泽泻、茯苓、枣皮、牡蛎、龙骨、竹茹、白芍各 12 g，山药 15 g，石菖蒲 9 g，远志肉 6 g。水煎服。用于猝然昏倒、面部发红、喉间痰鸣辘辘、牙关紧闭者。

2）当归、赤芍药、合欢皮各 12 g，桂枝、木瓜、地龙干各 45 g，鸡血藤、夜交藤各 30 g，桃仁、黄芩、炒六曲各 9 g。水煎服，适用于脑卒中后遗症。

3）乌龟3只，冰糖5g。将乌龟头切下取血，碗中放入冰糖共隔水炖熟食，每日1料。适用于脑卒中后半身不遂、四肢麻木。

4）黑豆500g洗净，加水煮汁，煎至稠为膏状。用时先含于口中不咽，片刻后再饮下，每日数次不限。适用于脑卒中不语。

5）冬麻子30g，荆芥穗10g，薄荷叶6g，白粟米100g。先将荆芥穗、薄荷叶煎汤取汁。用此汁研麻子仁，滤过后下白粟米煮粥，空腹食之。每日1料。适用于语言謇涩、手足不遂。

6）芹菜（或蓬蒿菜、荠菜、马兰头、藕、绿豆等）适量，经常服食，能预防脑出血。

4. 针灸治疗

针灸对脑出血有很好的疗效。急性期闭证选十宣、百会、合谷、丰隆、涌泉穴。脱证选百会、人中、合谷、足三里穴。后遗症期可选风池、下关、颊车、地仓、肩髃、曲池、外关、合谷、环跳、风市、阳陵泉、悬钟等穴，偏瘫侧用轻刺激，健侧用强刺激。

5. 推拿疗法

按摩患侧肢体，可防止关节变形、肌肉萎缩，手法多为滚法、按法、搓法和擦法等。

6. 头针疗法

根据功能障碍的不同而选用相应的头穴，四肢运动障碍取病变对侧头部运动区，感觉障碍取对侧头部感觉区，语言障碍取头部语言区，视力障碍取视区，震颤取舞蹈震颤控制区，平衡功能障碍取平衡区，尿失禁取生殖区、足运感区。单侧肢体功能障碍，以对侧的头穴为主。

操作方法：常规消毒后，选用28号1.5寸毫针进行针刺。采用平刺法进针，各穴的刺入深度为（1.2±0.2）寸。每日治疗1~2次，每次留针20分钟，留针期间行针2~3次，用较强刺激的手法行针，捻转的幅度为3~4圈，捻转的频率为每秒3~5个往复，每次行针5~10秒。

7. 电针头穴疗法

取穴同头针疗法。除此之外，语言障碍者、面瘫者，均加取用风池；上肢功能障碍者，加取内关、曲池；下肢功能障碍者加取足三里、三阴交。

操作方法：分为两步，第一步进针操作与普通头针疗法一样，第二步为电针疗法操作方法。第一步操作完毕后，语言障碍者、面瘫者，将头穴与风池穴接电针治疗仪；上肢功能障碍者，将头穴与内关、曲池接电针治疗仪；下肢功能障碍者将头穴与足三里、三阴交接通电针治疗仪。采用疏密波，刺激量的大小以出现明显的局部肌肉颤动或患者能够耐受为宜。每次电针20分钟，每日治疗1~2次。

8. 电针加穴位注射疗法

头穴取患侧运动区、足运感区、患侧感觉区、百会穴，语言不利加廉泉、通里、金津、玉液穴。体穴取对侧上肢肩髃、曲池、手三里、外关、合谷、中渚穴；下肢取环跳、髀关、足三里、阳陵泉、悬钟、纠内翻、太冲、侠溪、丘墟透照海穴。手足拘挛加八风、后溪穴。

操作方法：皮肤常规消毒后，选用 30~32 号 1.5~2.0 寸毫针，用平补平泻手法；上肢选曲池、外关，下肢选足三里、阳陵泉，正极在上，负极在下。得气后在针柄上接通电针治疗仪，选取疏波，频率 150 次/分，刺激量的大小以患者能耐受为度，治疗 30 分钟，每日 1 次，连用 5 天后休息 2 天。

穴位注射：取当归注射液 4 ml，维生素 B_{12} 注射液 1 ml，上、下肢选取 4~5 个穴位，每穴注射 0.5~1 ml，隔日 1 次，10 天为 1 个疗程。

9. 体针加贴压耳穴疗法

见本章第二节。

10. 穴位注射疗法

治疗中风偏瘫。方法：取穴以患侧阳明经穴位为主，上肢取肩髃、臂臑、曲池、外关、合谷穴，下肢取伏兔、梁丘、足三里、阳陵泉、丰隆穴。从上向下，每次上肢和下肢各取一穴，单肢瘫者只取患肢的一穴。采用黄芪注射液 2 ml。穴位常规消毒后，用 5 号长注射针头直刺入穴位 1.5 寸，提插得气，产生酸麻胀感后，回抽无血，缓缓推入药液。每日 1 次，10 次为 1 个疗程，疗程间休息 3 天。2 个疗程统计疗效。采用以上治疗的同时，根据病情需要，给予减轻脑水肿、保护脑组织治疗。

11. 针罐结合疗法

针罐结合治疗中风偏瘫关节挛缩。方法：①针刺取风池、肩髃、曲池、外关、合谷、肾俞、大肠俞、环跳、髀关、伏兔、风市、阳陵泉、足三里、解溪、昆仑等穴，常规消毒后，用毫针刺入，并根据体质虚实，施以补泻手法，留针 20 分钟，每日 1 次，8 次为 1 个疗程，疗程间休息 3 天。②根据"治痿独取阳明"的原则，主要选阳明经通过的上肢屈肌群、下肢伸肌群的穴位及背部腧穴和肩井穴、肩三针穴作为拔罐点。先涂抹红花油，再选用大小合适的火罐拔罐，留针罐 15 分钟，每日 1 次，8 次为 1 个疗程，疗程间休息 3 天。

12. 心理指导

1）首先应向家属与患者交代清楚，康复不等于病后吃好、穿好、休息好的代名词，而是为最大限度地发挥患者的残存功能，康复工作贯穿始终。

2）进行康复训练，特别是行走训练时，患者不可过于自信，在无人陪护或看护的情况下不要自行起立或移动身体，以免发生跌倒等意外。

3）有语言障碍的患者，为提高患者训练积极性，减少干扰，便于患者集中注意力，训练过程中禁止外人参观，强化训练时应遵循康复医生的要求，督促为主，当患者语言训练达到要求后仍有训练欲望时，可按其要求扩展训练内容。

4）当患者训练出现情绪烦躁、不肯训练时可能为下述几种原因，应及时询问患者及家属，及时处理。

（1）缺少信心和害羞心理。应了解患者的思想动态，说明练习的重要性、必要性和循序渐进性，对患者的每一点进步都应给予肯定和鼓励。

（2）来自家庭或社会的压力。可找有关人员谈话，争取他们支持，说明康复训练的积极意义及对患者生活质量的影响，努力取得家人的信任与合作。

5）康复训练应定期进行评估，以了解患者康复进展情况，及时修改训练计划，告诉患者不要因某些重复检查而烦躁，应尽力配合。根据患者情况，可每周或每月甚至半年安排1次评估。

6）床上训练指导：急性脑血管疾病的患者，大多数因意识障碍瘫痪卧床，在抢救患者生命的同时，应重视肢体功能康复。为了减少长期卧床带来的关节痉挛、肌肉萎缩等神经功能障碍，早期应指导患者与家属做好以下工作。

（1）良肢位的摆放：①平卧位时，肩关节屈45°，外展60°，无内外旋；肘关节伸展位；腕关节背伸位，手心向上；手指及各关节稍屈曲，可手握软毛巾等，注意保持拇指的对指中间位；髋关节伸直，防止内外旋；关节屈曲20°~30°，垫以软毛巾或软枕；踝关节于中间位，摆放时顺手托起足跟，防足下垂，不掖被或床尾双足部堆放物品压下双足，足底垫软枕。②健侧卧位时，健手屈曲外展，健肢屈曲，背部垫软枕，患手置于胸前并垫软枕，手心向下肘关节、腕关节伸直位；患肢置于软枕上，伸直或关节屈曲20°~30°。③患侧卧位时，背部垫软枕，60°~80°倾斜为佳，不可过度侧卧，以免引起窒息；患手可置屈曲90°位于枕边，健手可置于胸前或身上；健肢屈曲，患肢呈迈步或屈曲状，双下肢间垫软枕，以免压迫患肢，影响血液循环。

（2）被动运动：患者病情平稳后，应注意良肢摆放，无论神志清楚还是昏迷，都应早期开展被动运动。①肩关节屈、伸、外展、内旋、外旋等，以患者能耐受为度，昏迷患者最大可达功能位，不能用力过度，幅度由小到大，共2~3分钟，防脱臼。②肘关节屈、伸、内旋、外旋等，用力适宜，频率不可过快，共2~3分钟。③腕关节背屈、背伸、环绕等，各方位活动3~4次，不可过分用力，以免骨折。④手指各关节的屈伸活动、拇指外展、环绕及其余4指的对指，每次活动时间为5分钟左右。⑤髋关节外展、内收、内外旋，以患者能耐受为度，昏迷患者外展15°~30°，内收、内旋、外旋均为5°左右，不可用力过猛，速度适当，共2~3分钟，各方位活动以2~3次为宜。⑥膝关节外展、内旋、外旋等，以患者能耐受为度，共2~3分钟。⑦踝关节跖屈、跖伸、环绕位等，共3分钟，不可用力过大，防止扭伤。⑧趾关节各趾屈、伸及环绕，共4~5分钟。被动运动每日可进行2~3次，并按摩足心、手心、合谷、曲池等，帮助患者按摩全身肌肉，防止肌肉萎缩。

（3）主动运动：当患者神志清楚，生命体征平稳后，即可开展床上主动训练，以利肢体功能恢复。①Bobarth握手：助者将患手五指分开，健手拇指压在患侧拇指下面，余下4指对应交叉，并尽量向前伸展肘关节，以健手带动患手上举，在30°、60°、90°、120°时，可视患者病情要求患者保持5~15分钟，要求患者手不要晃动、不要憋气或过度用力。②桥式运动：嘱患者平卧，双手平放于身体两侧，双足抵于床边，助手压住患者双膝关节，尽量使臀部抬离床面，并保持不摇晃，两膝关节尽量靠拢。做此动作时，抬高高度以患者最大能力为限，嘱患者保持平静呼吸，时间从5秒开始，渐至1~2分钟，每日2~3次，每次5下，这对腰背肌、臀肌、股四头肌均有锻炼意义，有助于防止甩髋、拖步等不良步态。③床上移行：教会患者以健手为着力点，以健肢为支点在床上进行上下移行。健手握紧床栏，健肢助患肢直立于床面，如桥式运动状，臀部抬离床面时顺势往上或往下移动，自行完成床上移动。若健手力量达5级，可教患者以手抓住床边护栏，健足插入患肢膝关节下翻身。

7）床边活动指导。

（1）起床由健侧起，嘱患者以Bobarth握手将上身尽量移近床边，带动患肢移出靠近床边放下，以健手肘关节撑住床面，扶住患肩以帮助患者起床。由患侧起，准备情况同健侧，起床时以手掌撑起以助起床。这两种起床方法省力、安全，患者习惯后，能自行起床。

（2）患肢平衡训练：帮助患者患侧肩关节取外展45°位，肘关节伸直、外旋，腕关节被动背曲90°，五指分开支撑在床面。如患者伸展不充分，可将臂部压住患手，用靠近患者的肘关节，两肩相抵，助患者伸直肘关节，患者双下肢并拢，足底着地躯干尽量向患侧倾斜，停留一段时间后坐直，反复练习。移动困难时，可借患者用健手触摸置于患侧前方物品或手帮助训练。

（3）站立：助患者双足放平置于地面，两腿分开与肩宽，双手以Bobarth握手尽量向前伸展，低头、弯腰、收腹，重心渐移向双下肢，助手双手拉患者肩关节助其起来。如患者患肢力量较弱不能踩实地面时，助手可以双膝抵住患者患肢膝关节，双足夹住患足，患者将双手置于助手腰部，以助轻松起立，但不要用力拉扯衣服等，以防跌倒。

（4）站相训练：教患者收腹，挺胸，抬头，放松肩、颈部肌肉，不要耸肩或抬肩，腰部伸直，伸髋，双下肢尽量伸直，可用穿衣镜来协助患者自行纠正站相中的不良姿势。

8）下床活动指导。

（1）行走训练指导：行走前，下肢肌力先达到4级，最好在康复医生指导下进行，以免产生误用综合征，遗留一些难以纠正步态。①步幅均匀，频率适中。②伸髋屈膝，先抬一足跟部，重心转移，另一脚足跟亦先着地，重心又转移至后足，开始下一个周期。③上下楼梯训练：上楼梯易于下楼梯，训练时应在康复医生指导下进行，应从10 cm高度开始逐渐训练，以带护栏的防滑木梯为宜，不要擅自进行训练。④重心转移训练：教患者立于床尾栏杆处双手与肩同宽抓住栏杆，双目平视，双下肢与肩同宽站立，有条件的患足底垫一30°斜角的木板以利患肢膝关节伸直，嘱患者收腹、挺胸、直腰，往下半蹲，体会重心由髋部渐至双下肢的感觉。每日2~3次，每次15分钟，可达到纠正不良姿势。

（2）日常生活动作训练：①击球，可教患者双手交替拍球，以训练患者的协同运动，促进患者无意识地自行活动。②编织毛线，属于精细动作训练，既有利于患者手眼配合，又有利于感觉、感官等知觉培养，有助于大脑神经功能恢复。③如果患者有兴趣，还可开展其他的训练。

9）语言训练。

（1）口腔操：教患者噘嘴、鼓腮、叩齿、弹舌等，每个动作5~10次。

（2）舌运动：张大嘴，做舌的外伸后缩运动；将舌尖尽量伸出口外，舔上、下嘴唇、左右口角；并做舌绕口唇的环绕运动、舌舔上腭的运动。每项运动重复5次，每日2~3次。

（3）教患者学习发（pa，ta，ka），先单个连贯重复，当患者能准确发音后，3个音连在一起重复，每日重复训练多次，直到患者训练好为止。

（4）呼吸训练：当患者存在呼吸不均匀现象时，应先训练患者呼吸；双手摸患者两胸肋部，嘱患者吸气，吸气末嘱患者稍停，双手向下轻压嘱患者均匀呼气，如此反复；亦可教患者先用口呼气，再用鼻呼气，以利调整呼吸气流，改善语言功能。

（5）利用图片、字卡、实物等强化患者记忆，早期还可利用抄写、自发书写、默写等方法加强患者的语言记忆功能，要求患者多读，大声地读，以刺激记忆。

10）吞咽障碍指导。

（1）饮食以清淡、少渣、软食为主，面包、馒头可裹汁食用。饮水呛咳反应明显时，应尽量减少饮水，以汤、汁代替。

（2）进食时抬高床头 30°~45°。

（3）进食前可先用冰水含漱或冰棉棒刺激咽喉部（因为吞咽障碍多因悬雍垂的肿大下降所致，冷刺激咽喉部，悬雍垂肿胀可好转，异物感消失），以利食物和水的通过。通常在刺激 4~10 天，这些症状可明显好转甚至消失。

11）出院指导。

（1）出院前家访调查，以指导必要的家庭环境改造。

（2）出院前试验外宿。

（3）康复训练最好有专人陪护，不要随意更改训练。定期回医院复查，在康复医生指导下开展工作。

（4）康复训练应持之以恒。神经功能的恢复 1 年内最快，1 年内未恢复者，长期坚持锻炼，数年后仍有恢复可能。

七、护理

1. 一般监测

保持安静，避免不必要的搬动，这是防止进一步出血，抢救患者生命的第一关键因素。急性期患者应绝对卧床休息 4~6 周。对于烦躁不安的患者可使用镇静剂让其保持安静。昏迷者应保持正确体位，给予床头抬高 15°~30°，头偏向一侧，以利于减轻脑水肿。处置时动作轻柔，对于躁动者，应加床栏或约束带以防坠床。神志清楚者，做好心理护理以消除患者疑虑和悲观情绪，使之了解自己的病情，建立和巩固康复训练的信心和决心。

2. 病情监测

急性期应严密观察患者生命体征、意识状态、瞳孔、头痛的性质，以及呕吐物的性状、颜色和量，并观察有无脑膜刺激征的发生。

1）记录体征：每 30~60 分钟测量并记录体温、脉搏、呼吸、血压 1 次。

2）体温的观察：当体温超过 38.5℃时，应予物理降温，在头、颈、腋下及腹股沟处放置冰袋，或采取温水擦浴，同时给予药物降温，使体温降至 36~37℃，降温过程中密切观察患者的反应，如患者出现大汗淋漓、面色苍白，应嘱患者多饮水或静脉补液，以防虚脱或出现低血容量性休克而加重病情。

3）呼吸的观察：应特别注意呼吸的频率、节律和深浅度的变化，如呼吸突然变慢或停止，是呼吸中枢受压的表现，可能出现脑疝，是非常危险的征兆，应立即通知医生及时抢救。

4）血压的观察：血压不宜降得过低，一般维持在 130 ~ 160/90 ~ 100 mmHg 为宜。

5）瞳孔的观察：护士应注意观察两侧瞳孔是否等大等圆及对光反射、压眶反射情况，如有异常及时报告医生处理。

3. 健康指导

1）脑出血的患者往往病情重，卧床时间长，而长期卧床患者如采取一种卧位 2 ~ 4 小时，就很容易形成压疮，而脑出血昏迷患者会在 20 小时内发生压疮，因此，护理人员要经常观察局部受压皮肤的血液循环情况，定时翻身，每 1 ~ 2 小时翻身拍背 1 次，按摩受压部位，翻身时动作要轻，以免加重出血，还要注意保持床铺干燥、清洁、平整。

2）做好口腔护理，每日早晚进行，用生理盐水棉球擦洗口腔，有呕吐的应及时清除呕吐物，口唇干裂的可涂甘油，清醒患者可给生理盐水或朵贝液漱口，但要注意防止呛咳。

3）保持大便通畅，脑出血的患者，若排便时用力过猛可致再出血，护士应每日询问患者排便情况，认真记录，便秘时酌情使用缓泻剂或按摩腹部，以促进肠蠕动利于排便。对于尿失禁或尿潴留患者应给予留置导尿，每 3 ~ 4 小时放出尿液 1 次，同时做好留置导尿的护理以预防泌尿系感染。

4）昏迷患者常因吞咽困难不能进食，如无继发消化道出血，3 日后应给鼻饲营养，每日 4 ~ 5 次，每次 200 ~ 300 ml，间隔时间为 2 小时，以保证机体能量的供给。能进食者给予高维生素、高蛋白质、高碳水化合物、低盐、低脂饮食，少量多餐，食物应多样化，尤其多吃新鲜蔬菜和水果，喂食速度不宜过快，以免引起呛咳。

5）康复指导：脑出血患者致残率高，语言功能障碍、运动功能障碍常见。在病情趋于稳定的情况下，要尽早地对患者进行局部功能锻炼。

（孙树香）

第二节　蛛网膜下隙出血

蛛网膜下隙出血是高病死率和病残率的三大脑血管疾病之一，颅内动脉瘤破裂是主要病因。蛛网膜下隙出血是脑卒中疾病中唯一能在 1 小时左右引起死亡的疾病（猝死），其临床特征主要由血压升高的行为和活动所促发，如用力排便、提重物、性交行为等，此外，其可自发性发作，偶在睡眠中起病。患者出现突然剧烈头痛，头痛首先可能在局部固定位置，通常在枕区，随后转为全头性并向下扩散到背部，或发作时即为广泛性头痛。重度患者可在几分钟内出现昏迷和死亡。如发病时有脑疝内出血及蛛网膜下隙出血，则出现局灶神经征（如偏轻瘫、言语困难等）。

一、病因

凡能引起脑出血的病因均能引起本病。

（一）颅内动脉瘤

颅内动脉瘤占 50%～85%，好发于脑底动脉环的大动脉分支处，以该环的前半部较多见。

（二）脑血管畸形

脑血管畸形主要是动静脉畸形，多见于青少年，占 2% 左右，动静脉畸形多位于大脑半球大脑中动脉分布区。

（三）烟雾病

烟雾病约占 1%。

（四）其他

夹层动脉瘤、血管炎、颅内静脉系统血栓形成、结缔组织病、血液病、颅内肿瘤、凝血障碍性疾病、抗凝治疗并发症等。

（五）部分患者出血原因不明

如原发性中脑周围出血。

蛛网膜下隙出血的危险因素主要是导致颅内动脉瘤破裂的因素，包括高血压、吸烟、大量饮酒、既往有动脉瘤破裂病史、动脉瘤体积较大、多发性动脉瘤等。与不吸烟者相比，吸烟者的动脉瘤体积更大，且更常出现多发性动脉瘤。

二、发病机制

动脉瘤是动脉壁因局部病变（可因薄弱或结构破坏）而向外膨出，形成永久性局限性扩张。动脉瘤的形成可能是由动脉壁先天性肌层缺陷或后天获得性内弹力层变性或两者联合作用导致。动脉瘤的发生一定程度上有遗传倾向和家族聚集性，在蛛网膜下隙出血患者的一级亲属中，约 4% 患有动脉瘤，但颅内动脉瘤不完全是先天异常造成的，相当一部分是后天生活中发展而来的，随着年龄增长，动脉壁的弹性逐渐减弱，在血流冲击等因素下向外突出形成动脉瘤。

无论是动脉瘤破裂、动静脉畸形病变使血管破裂还是血压突然增高使血管破裂或其他情况，均导致血流入脑蛛网膜下隙，通过围绕在脑和脊髓周围的脑脊液迅速扩散，刺激脑膜，引起头痛和颈强直等脑膜刺激征。血液进入蛛网膜下隙后还会使颅腔内容物增加，压力增高，继发脑血管痉挛。脑血管痉挛系因出血后血凝块和围绕血管壁的纤维索的牵引（机械因素），血管壁平滑肌细胞间形成的神经肌肉接头处产生广泛缺血性损害和水肿。另外大量积血或凝血块沉积于颅底，部分凝集的红细胞还可堵塞蛛网膜绒毛间的小沟，使脑脊液的回吸收被阻，因而可发生急性交通性脑积水或蛛网膜粘连，使颅内压急骤升高，进一步减少脑血流量，加重脑水肿，甚至导致脑疝形成。以上均可使患者病情稳定好转后再次出现意识障碍或出现局限性神经症状。后交通动脉瘤的扩张、出血可压迫邻近动眼神经，产生不同程度的动眼神经麻痹（表现为眼球活动障碍），也可因血液刺激下丘脑，引起血糖升高、发热等内分泌和自主神经功能紊乱。

三、临床表现

任何年龄均可发病，青壮年更常见，动脉瘤破裂所致好发于 30～60 岁，女性多于男性，血管畸形多见于青少年。

1. 起病情况

突然起病，以数秒钟或数分钟速度发生的头痛为最常见的起病方式。患者常能清楚地描述起病的时间和情景。发病前多有明显诱因，如剧烈运动、情绪激动、用力排便、咳嗽、饮酒等；少数可在安静情况下发病。约 1/3 患者动脉瘤破裂前数日或数周有头痛、恶心、呕吐等症状。

2. 临床表现

典型临床表现为突然发生的剧烈头痛、恶心、呕吐和脑膜刺激征，伴或不伴局灶体征。剧烈活动中或活动后出现暴裂性局限性或全头部剧痛，难以忍受，呈持续性或持续进行性加重，有时上颈段也可出现疼痛。其始发部位常与动脉瘤破裂部位有关。常见伴随症状有呕吐、短暂意识障碍、项背部疼痛、畏光等。绝大多数病例发病后数小时内出现脑膜刺激征，以颈强直最明显，Kernig 征、巴宾斯基征可阳性。眼底检查可见视网膜出血、视盘水肿，约 25% 的患者可出现精神症状，如欣快、谵妄、幻觉等，还可有癫痫发作、局灶神经功能缺损体征，如动眼神经麻痹、失语、单瘫或轻偏瘫、感觉障碍等。部分患者，尤其是老年患者头痛、脑膜刺激征等临床表现常不典型，而精神症状较明显。原发性中脑出血的患者症状较轻，CT 表现为中脑或脑桥周围脑池积血，血管造影未发现动脉瘤或其他异常，一般不发生再出血或迟发型血管痉挛等情况，临床预后良好。

3. 常见并发症

1）再出血：是蛛网膜下隙出血的急性严重并发症，病死率为 50% 左右。出血后 24 小时内再出血危险性最大，发病 1 个月内再出血率较高，2 周内再出血发生率为 20%～30%，1 个月为 30%。再出血原因多为动脉瘤破裂。入院时昏迷、高龄、女性、收缩压超过 170 mmHg 的患者再出血的风险较大。临床表现为在病情稳定或好转的情况下，突然发生剧烈头痛、恶心呕吐、意识障碍加深、抽搐、原有症状及体征加重或重新出现等。确诊主要依据上述表现。CT 显示原有出血的增加或脑脊液含血量增加等。

2）脑血管痉挛：是死亡和致残的重要原因。大约 20%～30% 的蛛网膜下隙出血患者出现脑血管痉挛，引起迟发型缺血性损伤，可继发脑梗死。早发性脑血管痉挛出现于出血后，历时数分钟或数小时缓解；迟发型脑血管痉挛始发于出血后 3～5 天，5～14 天为高峰，2～4 周逐渐减少。临床表现为意识改变、局灶神经功能损害（如偏瘫、失语等），动脉瘤附近脑组织损害的症状通常最严重。

3）脑积水：15%～20%的蛛网膜下隙出血患者会发生急性梗阻性脑积水。急性梗阻性脑积水于发病后1周内发生，由血液进入脑室系统和蛛网膜下隙形成血凝块，阻碍脑脊液循环通路所致，属畸形阻塞性脑积水；轻者表现为嗜睡、精神运动迟缓和记忆损害，重者出现头痛、呕吐、意识障碍等。急性梗阻性脑积水大部分可随出血被吸收而好转。迟发型脑积水发生于蛛网膜下隙出血后2～3周，为交通性脑积水，表现为进行性精神智力障碍、步态异常及尿便障碍，脑脊液压力正常，故也称正常颅压脑积水，CT或MRI显示脑室扩大。

4）其他：5%～10%患者可发生抽搐，其中2/3发生于1个月内，其余发生于1年内。5%～30%患者可发生低钠血症和血容量减少的脑耗盐综合征，或者发生抗利尿激素分泌增多所致的稀释性低钠血症和水潴留，上述两种低钠血症需要在临床上进行鉴别；还可出现脑心综合征和急性肺功能障碍，与儿茶酚胺水平波动和交感神经功能紊乱有关。

四、辅助检查

（一）血常规、尿常规和血糖检查

重症蛛网膜下隙出血患者在急性期血常规检查可见白细胞增高，可有尿糖与尿蛋白阳性。急性期血糖增高是由应激反应引起的。血糖升高不仅直接反映机体代谢状态，还反映病情的严重程度。血糖越高，应激性溃疡、代谢性酸中毒、氮质血症等并发症的发生率越高，预后越差。

（二）脑脊液检查

均匀一致的血性脑脊液是诊断蛛网膜下隙出血的主要指标，注意起病后立即腰穿，由于血液还没有进入蛛网膜下隙，脑脊液往往是阴性。等到患者有明显脑膜刺激征后，或起病几小时后腰穿阳性率会明显提高，脑脊液表现为均匀一致血性、无凝块。

绝大多数蛛网膜下隙出血脑脊液压力升高，多为200～300 mmH$_2$O，个别患者脑脊液压力低，可能是血块阻塞了蛛网膜下隙。脑脊液中蛋白质含量增加，可高至0.1 g/L。出血后8～10天蛋白质增加最多，以后逐渐减少。脑脊液中糖及氯化物含量大都在正常范围内。

蛛网膜下隙出血后脑脊液中的白细胞在不同时期有3个特征性演变过程：①6～72小时脑脊液中以中性粒细胞为主，72小时后明显减少，1周后逐渐消失。②3～7天出现淋巴细胞和单核吞噬细胞反应，免疫激活细胞明显增高，促进吞噬细胞对红细胞的吞噬。③3～7天脑脊液中开始出现含铁血黄素吞噬细胞。14～28天逐渐达到高峰。

3. 脑CT或MRI检查

临床疑诊蛛网膜下隙出血首选CT检查，安全、敏感，并可早期诊断。出血当天敏感性高，可检出90%以上的蛛网膜下隙出血，显示大脑外侧裂池、前纵裂池、鞍上池、脑桥小脑角池、环池和后纵裂池高密度出血征象，并可确定脑内出血或脑室出血，伴脑积水或脑梗死，可对病情进行动态观察。增强CT可发现大多数动静脉畸形和大的动脉瘤。MRI 可检出脑干小动静脉畸形，但须注意蛛网膜下隙出血急性期 MRI 检查可能诱发再出血。CT 可显示患者仅中脑环池少量出血，称非动脉瘤性蛛网膜下隙出血。有下列情况之一者可进行脑 CT 或 MRI 检查，以提示或排除本病：①临床表现疑有脑内出血者。②有部分性癫痫发作或全面性癫痫发作病史者。③有慢性发作性或进行性神经功能障碍病史者，如偏身运动或感觉障碍。④有慢性头痛病史，其他原因不好解释者。

4. 脑血管影像学检查

有助于发现脑内的异常血管。

1）DSA：是诊断颅内动脉瘤最有价值的方法，阳性率达95%，可以清楚显示动脉瘤的位置、大小、与载瘤动脉的关系、有无血管痉挛等。条件具备、病情许可时应争取尽早行全脑 DSA 检查以确定出血原因和决定治疗方法、判断预后。但由于 DSA 可加重神经功能损害，如脑缺血、动脉瘤再次破裂出血等，因此造影时机宜避开脑血管痉挛和再出血的高峰期，即出血 3 天内或 3 周后进行为宜。

2）CTA 和 MRA：是无创性的脑血管显影方法，主要用于有动脉瘤家族史或破裂先兆者的筛查、动脉瘤患者的随访以及急性期不能耐受 DSA 检查的患者。

5. 其他

TCD 动态检测颅内主要动脉流速是及时发现脑血管痉挛倾向和痉挛程度的最灵敏的方法；局部脑血流测定用以检测局部脑组织血流量的变化，可用于继发脑缺血的检测。

五、诊断

根据突然发生的剧烈头痛、呕吐、脑膜刺激征阳性及头颅 CT 相应改变可诊断蛛网膜下隙出血。如果 CT 检查未发现异常没有条件进行 CT 检查时，可根据临床表现结合腰穿脑脊液呈均匀一致血性、压力增高等特点考虑蛛网膜下隙出血的诊断。

六、鉴别诊断

1. 高血压性脑出血

可见反应迟钝和血性脑脊液，但有明显局灶性体征如偏瘫、失语等。

2. 小脑出血、尾状核头出血

因两者无明显的肢体瘫痪，故易与 SAH 混淆，CT 和 DSA 检查可以鉴别。

3. 颅内感染

结核性、真菌性、细菌性和病毒性脑膜炎等可有头痛、呕吐及脑膜刺激征，但先有发热，脑脊液检查提示为感染，并需与蛛网膜下隙出血后发生化学性脑膜炎鉴别。蛛网膜下隙出血脑脊液黄变、淋巴细胞增多，应注意与结核性脑膜炎区别，但后者脑脊液糖及氯化物降低，头部 CT 正常。

4. 其他

约 1.5% 的脑肿瘤可发生脑卒中，形成瘤内或瘤旁血肿并合并蛛网膜下隙出血；癌瘤颅内转移、脑膜癌症或中枢神经系统白血病也可见血性脑脊液，根据详细病史、脑脊液中检出瘤细胞和头部 CT 可以鉴别。

七、治疗

1. 内科治疗

1）一般处理：蛛网膜下隙出血患者应住院监护治疗，绝对卧床休息 4～6 周，床头抬高 15°～20°，病房保持安静、舒适和暗光。避免引起血压及颅内压增高的诱因，如用力排便、咳嗽、打喷嚏和情绪激动等，以免发生动脉瘤再破裂。由于高血压患者死亡风险增加，需审慎降压至 160/100 mmHg，通常卧床休息和轻度镇静即可。头痛时可用镇痛剂，保持便通可用缓泻剂。适量给予生理盐水保证正常血容量和足够脑灌注，低钠血症常见，可口服氯化钠或 3% 生理盐水静脉滴注，不应限制液体。行心电监护监测是否出现心律失常，注意营养支持，防止并发症。避免使用损伤血小板功能的药物如阿司匹林。

2）蛛网膜下隙出血引起颅内压增高：可用 20% 甘露醇、呋塞米和人血白蛋白等脱水降颅内压治疗。颅内高压征象明显有脑疝形成趋势者可行颞下减压术和脑室引流，挽救患者生命。

3）预防再出血：抗纤溶药可抑制纤溶酶形成，推迟血块溶解和防止再出血。常用 6 - 氨基己酸 4～6 g 加于 0.9% 生理盐水 100 ml 静脉滴注，15～30 分钟内滴完，再以 1 g/h 剂量静脉滴注 12～24 小时；之后 24 g/d，持续 3～7 天，逐渐减量至 8 g/d，维持 2～3 周；肾功能障碍者慎用，副作用为深静脉血栓形成。氨甲苯酸 0.4 g 缓慢静脉注射，每日 2 次，或促凝血药（如巴曲酶）、维生素 K 等，但止血药应用仍有争论。高血压伴癫痫发作可增加动脉瘤破裂风险，常规推荐预防性应用抗癫痫药如苯妥英钠 300 mg/d。

4）预防性应用钙通道阻滞剂：尼莫地平 40 mg 口服，每日 4～6 次，连用 21 天；或尼莫地平 10 mg/d，6 小时内缓慢静脉滴注，7～14 天为 1 个疗程。可减少动脉瘤破裂后迟发型血管痉挛导致缺血并发症。用去氧肾上腺素或多巴胺使血压升高可治疗血管痉挛，确定动脉瘤手术治疗后用此方法较安全。

5）放脑脊液疗法：腰穿缓慢放出血性脑脊液，每次 10～20 ml，每周 2 次，可减少迟发型血管痉挛、正常颅内压脑积水发生率，降低颅内压，应注意诱发脑疝、颅内感染和再出血的风险，严格掌握适应证，并密切观察。

2. 手术治疗

手术治疗是根除病因、防止复发的有效方法。

1）动脉瘤：破裂动脉瘤治疗常用动脉瘤颈夹闭术、动脉瘤切除术等。患者意识状态与预后密切相关，临床采用 Hunt 分级法对确定手术时机和判定预后有益。完全清醒（Ⅰ、Ⅱ级）或轻度意识模糊（Ⅲ级）患者手术能改善临床转归，昏睡（Ⅳ级）或昏迷（Ⅴ级）患者似乎不能获益。手术最适时机选择仍有争议，目前证据支持早期（出血后 2 天）手术，可缩短再出血风险期，并允许用扩容及升压药治疗血管痉挛。未破裂动脉瘤治疗应个体化，年轻的、有动脉瘤破裂家族史和低手术风险患者适宜手术，无症状性动脉瘤患者适合保守治疗。采用超选择导管技术、可脱性球囊或铂金微弹簧圈栓塞术等血管内介入法治疗动脉瘤。

2）动静脉畸形：力争全切除是最合理的，也可采用供血动脉结扎术、血管内介入栓塞或 γ 刀治疗等。由于动静脉畸形早期再出血风险远低于动脉瘤，手术可择期进行。

八、预后

蛛网膜下隙出血预后与病因、年龄、动脉瘤部位及瘤体大小、出血量、血压波动、并发症和是否及时手术治疗等有关。发病时意识模糊或昏迷、高龄、收缩压高、出血量大、大脑前动脉或椎基底动脉较大动脉瘤预后差，半数存活者遗留永久脑损害，常见认知障碍。

动脉瘤性蛛网膜下隙出血病死率高，约 20% 的患者到达医院前死亡，25% 死于首次出血后或并发症，未经外科治疗约 20% 死于再出血，死亡多在出血后最初数天。90% 的颅内动静脉畸形破裂患者可以恢复，再出血风险较小。

九、护理

1）尽量减少搬动，绝对卧床 4~6 周。

2）做好心理护理，使患者保持情绪稳定。多食新鲜水果、蔬菜，保持大便通畅，避免用力排便、咳嗽、情绪激动等可能诱发出血的因素。

3）按医嘱及时给予止血药物，注意观察药物的不良反应。

4）监测病情，及时发现再出血或脑积水征兆。

5）对于躁动者给予必要的约束，防止自伤或伤人。对癫痫发作者，注意保持呼吸道通畅。按医嘱给予镇静、抗癫痫药物。

6）女性患者 1~2 年应避免妊娠及分娩。

7）避免诱发出血的危险因素。保证生活规律、睡眠充分、情绪稳定，保持大便通畅，避免剧烈活动及从事重体力劳动。

（谭云）

第三节 出血性脑梗死

出血性脑梗死是指在脑梗死期间，由于缺血区血管重新恢复血流灌注，导致梗死区内出现继发性出血的疾病，脑 CT 或 MRI 检查显示在原有低密度区内出现散在或局限性高密度影。这种现象称为出血性脑梗死或脑梗死后脑出血。

一、病因及发病机制

大面积脑梗死、合并有高血压的脑梗死及脑梗死后血压升高、血糖升高、白细胞升高、高热等易诱发出血性脑梗死，其发病机制可能与以下几种因素有关。

1）栓子迁移和血管再通。由于出血性脑梗死多数是由脑栓塞引起，引起出血的原因主要是"栓子迁移"学说，血管内的栓子破碎并向远端迁移，此时远端的血管由于已发生缺血、坏死，在血压的作用下破裂出血而形成出血性脑梗死，当栓子引起血管闭塞后，由于正常纤溶机制影响，使栓子随即崩解，加之脑缺血后造成的代偿性血管扩张使栓子向闭塞血管的远端推进，因此在原缺血区因受缺血损伤的毛细血管内皮渗漏，当再灌注后受强力动脉灌注压的影响，造成梗死区的继发性出血，这种出血可以很广泛。

2）大面积脑梗死。临床脑 CT 及 MRI 检查显示大面积脑梗死以及梗死后大范围水肿是出血性脑梗死的危险因素。大面积脑梗死好发于颅底 Willis 环的前半部分，栓塞面积按 Pullicino 计算法 15 ml 以上为大面积栓塞。大面积脑梗死常伴有明显的脑水肿，使周围血管受压，血液淤滞，水肿消退后水肿压迫损伤的血管重新灌注，因长时间缺血缺氧，脑血管通透性增强，易发生渗血及出血。

3）侧支循环形成。早期良好的侧支循环是发生出血性脑梗死的必要条件。侧支循环引起出血性脑梗死的可能机制，据认为是脑梗死特别是在大面积梗死后，由于脑水肿使脑梗死周围组织毛细血管受压而发生缺血坏死、内皮损害，病程第 2 周水肿消退，侧支循环开放，已发生坏死的毛细血管破裂引起梗死周边斑点或片状出血。另外，脑梗死后几天至几周，毛细血管增生活跃，容易与软脑膜血管的侧支循环发生沟通，尚未成熟的皮质血管会出现血液渗出。

4）抗凝溶栓治疗。抗凝溶栓治疗以往一直存在争议，有人通过实验认为出血性脑梗死通常是栓塞性脑卒中的自然发展，与抗凝治疗无关，提出梗死的脑组织本身的化学环境可能对继发性出血的发生和程度有很大的影响。

5）高血糖。有人认为出血性脑梗死的发生与糖尿病患者毛细血管内皮受损易破裂出血有关。

6）发病时间。出血性脑梗死与多种因素有关，但发病时间的迟早直接影响病程经过和临床预后，早发型常与栓子迁移有关，临床症状突然加重，而迟发型大多与侧支循环有关。

总之，出血性脑梗死的发病机制非常复杂，其发生的基本条件不外乎缺血后血管壁的损伤，软化、坏死的脑组织水肿程度的增减，血流动力学的改变，病灶区血流的再通，再灌注压增高或梗死边缘侧支循环开放，继发性纤溶及凝血障碍等，而最关键的机制是血流的再灌注。

二、病理

不同于普通脑梗死时形成的白色软化灶而表现为红色软化灶。显微镜下见软化区的细胞内含大量含铁血黄素，使组织呈黄色或棕色。含铁血黄素细胞可多年甚至永久不消失。出血性脑梗死多见于脑栓塞时，因栓子动脉后常发生阻塞处以远的动脉痉挛，当痉挛解除后栓子流向末梢血管，原被梗阻区血管壁坏死、出血，形成出血性梗死。出血性脑梗死也见于因低血压而致的脑梗死。

三、临床表现

(一) 一般表现

发病年龄以老年患者多见,先有脑梗死,脑梗死多在安静状态下发病,脑梗死的症状可有意识障碍不完全或完全性失语、头痛、眩晕、呕吐、偏盲、偏瘫、偏身感觉障碍,运动性共济失调、大小便失禁等神经系统症状。从脑梗死发病至发现出血性脑梗死时间一般为 8~14 天,一般发生出血性脑梗死时原有症状加重,以偏瘫、偏盲、眩晕、呕吐或共济失调加剧者多见。

(二) 原发病的表现

有心脏疾病者占绝大多数,如冠心病、房颤、风心病、冠心病频发性期前收缩、心肌梗死等临床表现。

四、分型

(一) 根据出血性脑梗死的发生时间分两型

1. 早发型

早发型即脑梗死后 3 天内发生的出血性脑梗死,文献报道,脑梗死后早期发生出血性脑梗死常与栓子迁移有关,临床上常有神经系统症状突然加重或持续不缓解,甚至出现意识障碍、瞳孔改变、消化道出血、中枢性高热等危险症状。脑 CT 检查显示:在原有低密度梗死灶内出现点状、斑片状、环状、条索状混杂密度影或团块状的高密度影,出血量大时在低密度区内有高密度血肿图像,且常有占位效应,病灶周围呈明显水肿,此时若无出血前的 CT 对比,有时很难与原发性脑出血鉴别,出血量大者预后差、病死率高。

2. 晚发型

晚发型即在脑梗死 8 天后发生出血性脑梗死,晚发型的发生常与梗死区侧支循环的建立有关,此种类型的临床症状加重不明显,患者一般没有任何感觉,甚至病情逐渐好转。脑 CT 检查显示:多在原有低密度梗死灶内出现点状、斑片状、环状、条索状混杂密度影或团块状的高密度影。此型多预后好,在临床上易被临床医生忽视。

(二) 根据临床症状演变分三型

1. 轻型

出血性脑梗死发生时间晚,多在原来脑梗死 7~8 天发生,部分患者在神经系统症状明显好转时发生,出血后原有神经系统症状和体征不加重预后同原来的脑梗死。

2. 中型

出血性脑梗死发病时间在脑梗死后 4~7 天,出血性脑梗死后原有的脑梗死的神经系统症状和体征不缓解或在原来的基础上病情加重,可表现为头痛、头晕、恶心、呕吐、肢体瘫痪加重，一般无意识障碍，预后较好。

3. 重型

出血性脑梗死发生在脑梗死 3 天内，原有脑梗死的神经系统症状和体征突然明显加重，有意识障碍、瞳孔改变、消化道出血、中枢性高热等危险症状，重者可因脑疝死亡。

脑梗死患者在病情稳定或好转中突然出现新的神经系统症状和体征，要考虑到有出血性脑梗死的可能。对于出血性脑梗死有诊断价值的临床表现主要有头痛、呕吐、意识障碍、脑膜刺激征阳性等。在病情恢复期及病情突然改变时，应做脑 CT 检查以明确诊断。

五、辅助检查

（一）腰穿

脑脊液呈血性或黄变。有时腰穿脑脊液的改变比 CT 检查更敏感。脑脊液红细胞计数 <1 000/ml，脑脊液外观可清亮。出血性脑梗死可破坏血—脑屏障，血清/脑脊液蛋白比值下降。

（二）脑血管造影

颈动脉造影可见脑动脉主干或分支不显影，或受压移位血肿占位效应改变，对比出血前后造影结果，可发现原闭塞血管再通。

六、诊断

对于脑梗死患者要密切注意病情变化，及时和必要的 CT、MRI 复查是确诊的重要依据。

七、治疗

一般认为出血性脑梗死的临床症状不加重者可不予处理，如需处理应遵循以下原则：

1）如使用抗凝或溶栓治疗，应停止使用。

2）视情况给予新鲜冰冻血浆，提高患者纤维蛋白原和凝血因子 V、Ⅷ 的水平，必要时输注 6~8 U 的血小板，使用了肝素的患者，在前 4 小时可按每 100 U 肝素给予 1 mg 鱼精蛋白。

3）如有颅内压增高症状，可酌情给予 20% 甘露醇降低颅内压，减轻脑水肿。

4）可应用小剂量的抗纤溶药物如氨基己酸等。

5）有明显的颅内压增高症状，甚至出现脑疝者，应用内科保守治疗方法无效时，应行手术治疗，参照脑出血的外科治疗。对临床症状加重，出血量较大的出血性脑梗死患者，可按脑出血进行治疗。

八、预后

轻型出血性脑梗死只在复查脑 CT 时发现，预后同原来的脑出血，这种类型最多。中型出血性脑梗死多无意识障碍，预后较好。重型少见，多见于溶栓治疗后，据统计，发生于溶栓治疗后颅内出血，总病死率达65%，近年来有下降趋势。

九、护理

同脑出血。

（谭云）

第十六章　脑卒中的康复治疗

对于有脑卒中病史者一定要提高认识，高度重视，不要认为服药了就是预防了，此病与高血压、糖尿病、高脂血症、高血液黏度、不良生活习惯有关，应避免不良生活方式，生活应有规律，戒烟限酒，荤素合理搭配，避咸趋淡，少吃高脂肪、高热量食物，多吃蔬菜、水果，适当进行体育锻炼，保持平和的心态，坚持长期合理的药物治疗，将体重、血压、血糖、血脂、血液黏度控制在一个适当的水平，防止再复发。

对于脑卒中患者要注意预防和治疗脑卒中的并发症，改善患者的健康状况，良好的护理计划和护理技术对预防并发症是非常重要的。脑卒中后，患者长期卧床，不正确的体位、不正确的搬运和不正确的活动等，都可造成一定的并发症，如肩关节半脱位、肩手综合征、肩痛、压疮、深静脉血栓、失用综合征、关节挛缩、肌肉萎缩、直立性低血压、骨折、呼吸道感染等。这些并发症不仅给患者运动功能恢复带来不利影响，而且给患者增加痛苦，影响康复效果和积极性。因此，在护理过程中，应做到早预防、早发现，及时给予正确护理，以减少、减轻并发症的发生。

脑卒中患者的全面康复需要多种康复途径完成。脑卒中的功能恢复是建立在大脑功能重组，即脑的可塑性的基础上的，而脑的功能重组可能需要很长时间，甚至是终身。病情稳定后，依据患者的不同情况有几种康复途径。功能恢复比较好的患者，基本生活可以自理，回社区和家庭继续进行康复医疗占50%～60%；20%～30%的患者由于病情较重或者存在其他需要长期康复的问题，如言语、认知障碍，则需要到康复专业机构进行康复。10%～20%病情严重，如痉挛状态，机体根本没有起码的能力承担主动性康复训练，需协助进行。

社区康复是WHO提出一种有效而经济的康复途径，通过开展社区康复，使社区、家庭的人力、物力、技术资源得到充分利用，为患者提供全面的康复照顾，这一倡议不仅扩大了康复的覆盖面，而且是医疗服务进一步延伸，节省了大量的康复费用。

社区康复目标，将医学的康复措施和非医学的康复措施结合在一起，减轻残疾，预防疾病发生。训练患者去适应周围的环境，增强活动能力和社会参与能力。调整患者的周围环境和社会条件，以利于重返社会，最大限度地提高生活质量。康复目标应明确，要根据患者的残疾性质和程度以及对患者基本情况进行综合分析而确定，评估者主要功能障碍、最大可能达到的功能水平、最适应的训练时间、康复训练方法所期望康复训练效果。制订的康复训练目标，有短期的和长期的，让患者每次有达到目标的喜悦和努力训练的方向，循序渐进。

满足脑卒中患者对康复的要求，还要提高患者自我康复意识。涉及医疗、教育、就业、参与家庭生活与社会生活的各方面问题。病情稳定后，机体功能恢复要达到基本生活自理需要相当长时间，需要社区和家庭全方位的照顾。患者在最适于自己生活的空间里，通过社区康复人员及家庭成员的帮助，利用简单实用的训练器具，完成日常生活能力训练和社会交往能力训练。如果患者离开专业康复机构回到社区和家庭，不乐意使用在医院学到的技能，功能会逐步退化。由于社区康复网络开展不普及，绝大多数患者没有经过正规康复训练，产生过用、失用综合征。因此，建立健全社区网络康复体系势在必行，使更多脑卒中患者得到有效的预防和治疗。

社区康复内容：日常生活动作训练，言语、认知、个人清洁卫生训练，步行，良肢的摆放，心理护理等。患者的安全教育是康复的重要内容，包括饮食、使用物品、用药安全。安全是康复的首位，研究表明设计好预防跌倒措施可以减少跌倒，减少再住院，减少半均住院天数。鼓励患者参与社会活动，恢复以往的兴趣爱好，可以提高患者重新回到积极、活跃的生活状态，改善功能障碍。同时做好健康教育。

一、康复评定

脑卒中的康复评定是对脑卒中患者所存留的或丧失的功能进行识别和测定，以鉴别患者存在的功能障碍，判断其严重程度，估计功能恢复的潜在能力，以制订科学的康复计划，同时监测患者的功能变化，以判断康复治疗的效果，对患者的疾病结局做出合理的评价。因此，脑卒中康复评定的组成部分有两个方面，一是识别问题所在，二是确定问题的严重程度。由于损伤、活动受限、参与的局限性是三个不同的概念，三者之间虽然有因果关系但并无程度上平行存在的关系，因此，必须从三个不同水平按不同需要进行定性或定量的评定。阶段性的评定对患者的康复有指导意义，可以随时判定康复医疗的效果，修订康复计划。最终通过康复评定的结果，确定患者的康复后果，同时有利于控制康复医疗的质量。

在脑卒中的康复评定（特别在进行临床研究）时，按照 WHO 脑卒中康复的专家委员会的建议，有几点需要注意：

1. 时间的起点

应把发作的当天作为起点。其他时间可以作为辅助，但绝不能代替发病当天作为评定的起点，如绝不能把进入医疗单位或康复机构的时间作为唯一的记录时间。

2. 脑卒中的次数

除特殊要求外，为了研究而评定应仅限于第一次发作者。对于复发病例，应另行记录，并说明既往发病的情况。对一般临床工作，则不论发作次数，均应在恰当记录后予以评定。

3. 病侧的说明

对完全性脑卒中病侧的说明应以脑的损伤侧为准，而不是以外周神经功能缺损的表现侧（如左侧或右侧偏瘫）来描述。

4. 影像学资料

用影像学资料进行分类研究时，应使用同一种影像学技术，即 CT 或 MRI。而只为临床诊断时，则任何影像学资料均可。

5. 记录

除记录人口学资料外，还应当记录患者的并发症以及废用、误用的情况。

6. 观察的时间间隔

为了便于比较研究，建议观察的时间为发病当天和第 28 天。长期观察应记录 3、6、12 个月或更长的时间。仅为临床需要则不受以上限制。

二、康复治疗

根据康复评定所明确的功能障碍情况和程度，规划设计康复治疗方案，包括运动体育、物理疗法、作业疗法、康复护理、语言矫治、心理疗法、假肢和矫形器装配、营养、药物、手术及我国传统的针灸、推拿、太极拳等康复手段。

（一）确定治疗目标

1. 近期目标

预防脑卒中后可能发生的压疮、肺部感染或吸入性肺炎、泌尿系感染、深静脉血栓形成等并发症，改善受损的感觉、运动、语言、认知和心理等功能，改善或恢复日常生活活动能力。

2. 远期目标

提高患者的日常生活活动能力和适应社会生活的能力，促进脑卒中患者重返社会。

（二）物理治疗

物理因子治疗可以应用功能性电刺激、肌电生物反馈治疗，以调整神经、肌肉的兴奋性，促进肌肉收缩和使肌肉张力趋于正常。

1）治疗肌张力低下，电极应放置在关节活动的主动肌群上，诱发肌肉收缩，产生关节活动。

（1）改善偏瘫肩的半脱位，诱发肩部肌群的活动，电极可以放在偏瘫侧的冈上肌、三角肌的前部和中部。

（2）诱发上肢的伸肌活动，电极放在肱三头肌、前臂的伸肌。

（3）改善下肢的屈膝、踝背伸，电极放在下肢的屈膝肌群（股二头肌、半腱肌、半膜肌）和胫前肌上。

2）治疗肌张力增高（痉挛），电极放在关节活动的拮抗肌上，产生反方向活动。

（1）上肢屈肘肌群张力增高时可以将电极放在伸肘肌群（肱三头肌）上。

（2）下肢伸肌肌群张力增高时，电极可以放在屈膝肌群（腘肌）和踝背屈（胫前肌）上。

上述电极的摆放方式可以对抗上肢的屈肌痉挛和下肢的伸肌痉挛模式。

近十余年来，基于运动控制理论的多通道功能性电刺激整合了多关节、多组肌群的协同运动，比较好地体现了功能导向治疗，越来越受到临床的关注和应用。

（三）运动治疗

以主、被动活动关节和肌肉，鼓励患者主动参与为核心。强调的是循序渐进、由易到难。

治疗体位从卧位、坐位到站立位。典型代表包括 Bobath 技术、Brunnstrom 技术、Rood 技术和 PNF 技术，目前国外将这一类技术称为脑卒中治疗的传统神经发育治疗。

基于运动控制理论的治疗技术：20 世纪 90 年代，"脑的十年"研究为脑卒中康复提供了更新理念，基于运动控制理论的康复治疗技术不断出现，如运动再学习、强制性使用、想象疗法、镜像治疗、机器人等，更有一些将几种技术结合起来运用到脑卒中的临床康复治疗中，如机器人结合功能性电刺激技术。这些基于运动控制理论的新技术将是未来脑卒中康复治疗的发展方向。

（四）作业疗法

作业疗法是为恢复患者的生活、工作能力，有目的、有选择性地从日常生活活动、职业劳动和认知活动中选择一些作业形式对患者进行训练，以缓解症状，改善或增强其躯体、心理和社会功能，使患者达到最大的生活自理，提高其生活质量，帮助其重返社会。作业疗法早期主要用于精神病患者的综合治疗，随着康复医学的兴起，特别是全面康复概念的提出，作业疗法的重点才逐渐转移到功能障碍的康复上来。随着作业疗法的发展，人们不断地探索和研究构成本专业的理论和技术内涵，使其日趋成熟。世界作业治疗师联合会成立后，作业疗法在世界各地广泛开展起来，成为康复治疗的一个重要组成部分。近年来，随着计算机等高新技术在作业疗法中的应用，其水平不断提高。

作业疗法现已与物理疗法并驾齐驱，同属于康复治疗中的两大治疗学科，它们不是按先后顺序排列，而是并列的。

作业疗法与物理疗法相比，在治疗目标、范围、手段和患者参与情况等方面都有很大区别。作业疗法主要使患者在生活适应力上发挥最大的潜能，不仅治疗躯体疾病，而且治疗心理疾病。其内容丰富，形式多样，具有浓厚的趣味性。功能的进步、劳作的成果又进一步鼓励患者训练的信心与热情。作业疗法环境与家庭接近，有利于患者较快地过渡到正常生活。

（五）日常生活活动训练

1）穿衣活动：穿脱衣服、鞋袜等，按穿衣时先穿患肢，脱衣时先脱健肢的顺序练习，同时反复练习拉上裤子和脱下裤子动作，以便独立如厕。

2）进食活动：利用握筷或匙进食，手持杯子饮水，削苹果皮后食入。

3）居住活动：整理房间，摆放物品，移动物品。

4）行动变化：改变体位、移动身体、翻身、坐起、躺下、卧位左右翻身、坐位转移、站立、坐下、步行或利用轮椅。

5）个人卫生：应用自助具刷牙、洗脸、洗手、洗毛巾、修剪指甲、剃须等动作练习自理能力。洗浴、用厕等基本技能可以带支具或利用特殊工具进行，逐渐练习到生活自理。

6）职业技能训练：进行适当的基本劳动或逐渐掌握工作的技巧训练，如打字、电子计算机的应用、装配机械设备、烹调、文件归档、报纸分类、绘画等，使患者达到重新就业的需要。作业治疗应侧重进行应用性训练。

7）结构性作业训练：按照要求完成一件成品，如进行编织毛衣、泥塑、制陶、雕刻等作业训练。

8）娱乐性质训练：组织患者参加棋牌、音乐、舞蹈、游戏，观看书画或球赛，以及力所能及的文艺、体育活动。

9）言语与吞咽治疗：对于存在言语障碍和（或）吞咽障碍的患者应进行有针对性的治疗。

（六）康复辅具

1. 助行器、轮椅

可帮助患者出行，增加患者的活动范围，有利于患者接触社会，参与社会活动。

2. 矫形器

可以矫正痉挛和畸形，如矫正腕关节、指关节的屈曲畸形，足下垂和足内翻畸形等。

3. 康复机器人

康复机器人是近年来发展迅速的一类设备。由于此类设备是基于运动控制理论，可将此高科技应用到脑卒中患者功能恢复的康复治疗中。

（七）心理治疗

对存在焦虑、抑郁的患者，医生、治疗师和护士为患者实施治疗或交流时要针对具体情况进行心理疏导与心理支持，对已经形成心理疾病的患者要及时请精神科或心理科会诊。

（八）中医治疗

按照中医理论选择相应的治疗方法，如针灸和中医的手法按摩都可以应用于脑卒中康复，但应根据肢体恢复的不同阶段进行选择。①弛缓阶段：以提高肌张力为主要目标，如可以通过一些兴奋或强刺激的针灸或按摩手法，促进局部的血液循环，刺激肌肉，提高肌张力。②痉挛阶段：以降低肌张力、缓解痉挛为主要目标，如采用平和的针刺手法或轻柔缓慢的按摩手法，使痉挛状态逐渐得到松弛，有利于功能训练。此外，也可以在做运动治疗和作业治疗之前，给予舒适的按摩，增加功能训练的协调性。

1. 推拿疗法

推拿作为一种医疗和保健方法，在几千年的发展历史中，既为人类的健康发挥了不可磨灭的作用，又使自身发展成为一门独立的学科。随着科技的进步和社会的发展，人们在重新认识非药物疗法的优越性时，对推拿这种不药而愈的自然疗法越来越重视。

推拿是最古老的治病健身方法之一，古代有按摩、按跷之称。远在两千多年前的春秋战国时期，按摩疗法就被广泛地应用于医疗实践。

1）推拿的作用。

（1）推拿对神经系统的作用：推拿手法和不同的刺激强度，对神经系统的作用不相同，如轻手法有镇静、抑制作用；中、重级手法有兴奋作用；过强手法反而使神经抑制。推拿手法对自主神经有很大的影响，因此推拿能引起内脏、血管、腺体等功能活动的改变。对精神方面的作用，也是不能忽视的。推拿与神经节段性反射有一定的关系，如推拿项及上背部时对颈、胸部器官的活动，推拿腰、臀部时，对腹、盆腔器官等的活动，都有一定的影响。推拿时脑电测定出现 α 波增强的现象，可能是由于推拿引起的内抑制所致。

（2）推拿对循环系统的作用：推拿可加速静脉血和淋巴的回流，可以促进水肿和损伤部位的水肿吸收。推拿治疗后血液内的红细胞、白细胞都有明显变化。推拿引起血管排空，可使大循环中动脉部分的阻力降低，减轻心脏的工作。对高血压患者进行腹部推拿能降低血压。

（3）推拿对呼吸系统的作用：推拿能使肺活量明显提高。在对肺气肿患者的推拿观察中，发现术后横膈运动加强，有效肺泡通气量增加，残气量和呼吸无效腔减少，肺功能得到提高，肺活动能力改善；对感冒、急性鼻炎患者行推拿，能明显减轻鼻塞、流涕等症状。由上可见，推拿对呼吸系统功能具有良好的调整和显著的增强作用。

（4）推拿对消化系统的作用：推拿对消化系统有直接和间接两个方面的作用。直接作用是指手法的直接作用力可促使胃肠管腔发生形态和运动功能变化，促使其内容物的运动和变化，即促使胃肠蠕动速度的加快和力量的加大，从而加快或延缓胃肠内容物的运动排泄过程；间接作用是指手法的良性刺激，通过神经的传导反射作用，可增强胃肠的蠕动和消化液的分泌，促进对食物的消化吸收过程，加强消化系统的功能。

（5）推拿对泌尿系统的作用：推拿可调节膀胱张力和括约肌功能，如按揉肾俞、丹田、龟尾、三阴交等穴既可治疗小儿遗尿症，又可治疗尿潴留。动物实验证实，按揉半清醒状态下家兔的"膀胱俞"，可使平静状态的膀胱收缩，内压升高。

（6）推拿对免疫系统的作用：推拿可以调节免疫功能，如对健康者背部足太阳膀胱经处施用平推法10分钟，可以使白细胞的吞噬能力有不同程度的提高，淋巴细胞转化率、补体效价也增高。

（7）推拿对内分泌系统的作用：按揉脾俞、膈俞、足三里，擦背部足太阳膀胱经，可使部分糖尿病患者的胰岛功能增强，血糖不同程度降低，尿糖转阴，"三多一少"症状有明显改善。在甲状腺功能亢进患者 $C_{3\sim5}$ 棘突旁敏感点施用一指禅推法，可使其心率明显减慢，其他症状和体征都有相应改善。推拿能增高血钙，可治疗因血钙过低引起的痉挛。对佝偻病患者施用掐揉四缝穴、捏脊等手法后，其血钙、血磷均有上升，有利于患儿骨骼的发育和生长。

（8）推拿对肌肉和关节的增强作用：推拿手法能提高肌张力及工作能力，降低其疲劳度及减少肌肉萎缩的程度，在一定程度上还能影响细胞胶质状态。推拿能使肌群获得更多的血液，使肌肉中含糖量增高，并可增强肌肉的代谢，改善肌肉的营养，因而对治疗和预防肌肉疲劳、肌肉萎缩、肌痉挛等都有一定的效果。

（9）推拿可增强肌腱和韧带的弹性，促进关节滑液的分泌和关节周围的循环，消除关节囊的挛缩和肿胀现象。

（10）推拿对皮肤的摩擦作用：推拿手法最先接触皮肤，对皮肤直接发生摩擦作用。皮肤里有皮脂腺、汗腺、丰富的毛细血管、淋巴管和末梢神经。这些组织对身体起着保护、分泌、调节体温等作用。推拿手法的摩擦作用能使皮肤表层衰老的细胞脱落，改善皮肤的呼吸，有利于腺体的分泌。强烈的手法可使皮肤里产生一种类组胺的物质。这种物质能活跃皮肤的血管和神经，引起毛细血管扩张，血液的流速加强，从而改善皮肤的营养，并可使局部温度升高，又能通过末梢神经传到中枢，影响整个机体。

（11）推拿对镇痛的作用：疼痛是一种较为特殊的感觉和生理变化，与病理因素及心理因素有关。任何刺激，如力、热、酸碱度、渗透压等只要超过一定的限度，就会引起疼痛感觉。这一刺激限度，就是人们所说的"痛阈"。因此，疼痛依据于两个方面，一方面是伤害性刺激量的高低，另一方面是机体对伤害性刺激的敏感程度。推拿治疗，既能降低伤害性刺激，又能降低机体对伤害性刺激的敏感性，从而发挥镇痛作用。

（12）促进局部血液局循环：当血液循环发生障碍时，组织所需的营养和氧气供应不足或停止，酸性代谢产物堆积，加之钠钾泵运行障碍，酸性代谢产物、钾离子都是强烈的致痛物质，刺激局部感觉神经末梢，引起疼痛。推拿治疗具有促进局部血液循环，尤其是微循环的作用，能使病变组织血供增加，局部致痛物质减少，从而疼痛缓解或消除。

（13）解除机械压迫、牵拉：由于局部炎症肿胀，使组织内压急骤增高，尤其在一些骨纤维性管道内的肿胀，如腕管、腱鞘，更为严重。局部组织内压增高，一方面直接刺激神经末梢，另一方面可压迫小血管而导致局部血液循环障碍，引起疼痛。肌肉痉挛、关节错缝、椎间盘内容物突出，均可引起相同的结果。推拿治疗，既能消除肿胀，缓解肌肉痉挛，又能正骨复位，解除突出物压迫，解除机械性压迫、牵拉而消除疼痛。

（14）破坏炎症介质：由于局部损伤和其他因素，病灶周围炎症反应，产生大量炎症介质，如缓激肽、前列腺素等炎症介质具有致痛作用。推拿治疗，使这些炎症介质加快了与酶的接触而被破坏，或进入静脉血、淋巴液而被运走，使炎症介质浓度降低而镇痛。

2）推拿的手法：推拿手法是指操作者用手或肢体其他部分，按照一定的技术要求和规范化的动作在体表操作的方法。由于刺激方式的不同、强度的差异、时间的长短，形成了许多其他的基本手法，如推法、拿法、按法、摩法等。把两个以上的基本手法结合起来操作，就形成复合手法，如按揉法、推摩法等。把一连串的手法按某种固定的方式组合起来操作，则称为复式操作法。据不完全统计，我国有文字记载的推拿手法约百余种，至于流传于民间而尚未定型的手法则不计其数。

（1）摆动类手法：以前臂、腕、掌做协调的连续摆动而形成的一类手法。本类手法包括一指禅推法、㨰法和揉法等。

（2）一指禅推法：以拇指指端、指面或偏峰着力于一定的部位或穴位上，通过前臂及腕关节的协调摆动，带动拇指指间关节做屈伸活动的手法。

（3）㨰法：以小指掌指关节背侧着力，通过前臂的旋转摆动及腕关节的屈伸活动，做连续不断往返滚动的手法。

（4）揉法：用手掌大鱼际或掌根，或手指螺纹面部分，吸附于一定的部位上，做轻揉、缓和的回旋揉动的手法。用大鱼际着力称大鱼际揉法；用掌根着力称掌揉法；用手指螺纹面着力称指揉法。

（5）摩擦类手法：用指、掌或肘部在体表做直线往返或环旋活动，使之产生摩擦的一类手法，包括摩法、擦法、扫散法、推法、抹法、搓法等。

摩法：摩法是医者用手指或手掌做按式，在患者伤痛处做摩擦移动和旋回动作的手法，此法常与按法配合运用。摩法常运用于颈、躯干、腹、四肢等部位，为临床施治中常用的一种手法。摩法种类很多，如直摩法（医者用手掌或并拢的手指，在患者体表做力均匀地摩擦）、斜摩法（医者以单手或双手置于患者体表，按照部位及所取方向进行摩擦）、合摩法（医者用双手置于患者肢体两侧，按伤势范围进行摩擦）。

擦法：用手掌掌面或大小鱼际、手掌尺侧缘着力于一定部位，进行往返摩擦，使之产生一定热量的一种手法。其中用全掌着力摩擦称掌擦法；用大鱼际着力摩擦称大鱼际擦法；用小鱼际着力摩擦称小鱼际擦法；用手掌尺侧缘着力摩擦称侧擦法。

扫散法：用拇指螺纹面桡侧及示、中、环、小指端着力于一定部位往返擦动的一种手法。患者端坐位，医者对面站立，以一手扶住其头部一侧，另一手拇指自然伸直或微屈曲，余四指指间关节自然屈曲，以拇指螺纹面桡侧和余四指指端着力，腕关节放松，用前臂带动腕关节及掌指部在头部一侧自患者头维起，沿少阳胆经来回擦动，左右两侧交替操作。

推法：用指或掌、肘部着力于人体一定部位或穴位上，做单方向的直线（或弧线）推动的一种手法。可分为指推法、掌推法、肘推法等。

抹法：是用手指按住皮肤，以均等的压力抹向一边的一种推拿手法。一般多用拇指平面，双手同时操作。抹法的特点是均匀持续的压力，缓缓移动。头痛时可应用抹法，一般用双手拇指从印堂穴分开抹向太阳穴，然后再沿头部两侧抹向风池穴或者抹向听宫穴。反复2~3次，病者常觉头目清醒。还可使肿胀的组织消肿。

搓法：患者坐于椅上，医者以两手全掌着力，在患者一定部位上像搓面一样自上而下地内外搓擦。手法要轻快，有节律，切勿粗暴。

此法是在其他手法施术之后运用的一种手法。多用于四肢部位，有通经活络、活血镇痛的作用。

（6）振动类手法：以节律性轻重交替活动，持续地作用于肢体，使之产生振动感觉的一类手法包括抖法、振法、颤法等。

抖法：用双手或单手握住肢体远端，微用力做小幅度的上下或左右连续抖动的一种手法，分为上肢抖法和下肢抖法。操作方法如下：

上肢抖法：患者坐位，上肢放松。医者站于其前外侧，上身略微前倾，用双手握住患者的手腕部（手不能握得太紧，也可握前臂远端，也可单手握手），慢慢将其向前外侧方向抬起70°~80°，然后稍用力做连续小幅度、较高频率的上下（握手掌左右）抖动，使肘关节、肩关节及上肢肌肉有舒适感。

下肢抖法：患者仰卧，下肢放松。医者站于其足侧，双手分别握住患者的两踝部，将其抬起至离床面约30 cm，然后做上下并兼有内旋的连续抖动，使大腿及髋部有舒松感。下肢抖动的幅度应比上肢大些，而频率则应较慢些。

振法：用手掌或手指着力在人体的一定部位或穴位上，做连续不断快速颤动的一种手法。用手掌着力称掌振法，用手指着力称指振法。以中指螺纹面或示、中、环指螺纹面或掌面置于施术部位，略下压，全神贯注指部或掌部，手部和前臂肌肉略紧张，主动施力，使手指或手掌有规律地上下连续震颤。

颤法：以指、掌在一定部位做快速颤动的手法。以指、掌在一定部位施加适度压力。前臂主动颤动发力，使指、掌在着力部位产生快速的颤动。

（7）挤压类手法：以指、掌在一定部位按压或对称挤压，使之产生挤压感觉的一类手法。常用的有按法、点法、捏法、拿法、捻法、弹拨法、拧法、挤法等。

按法：按法是最早应用于治病的传统手法之一，在《黄帝内经》中有多处提到按法的使用。由于本法动作较为简单，便于掌握，在临床应用中有很好的治疗效果，因此至今仍为各种推拿流派中的常用手法。按是压抑的意思，用手指或手掌面着力在体表某一部位或穴位上逐渐用力下压，称为按法。《医宗金鉴》中述："按者，谓以手往下抑之也。"《厘正按摩要术》说："按字从手从安，以手探其穴而安于其上也。"按法使用时的动作要领应掌握：按压方向要垂直，用力要由轻到重，稳而持续，使刺激充分透达到肌体组织的深部。切忌用迅猛的爆发力，以免产生不良反应，给患者增加不必要的痛苦。由于本法的刺激强度大，临床应用时常与揉法结合使用，组成按揉复合手法，即在按压力量达到一定深度时再做小幅度地缓缓揉动，使手法刚中兼柔，既有力而又柔和。按法的具体动作很多。一般常用的以指按法与掌按法为多。与按法动作相似的有压法、点法、勾点法、掐法、蝶转法、扪法、抵法、拨法等。

点法：用指端或屈曲的近端指间关节突起部或尺骨鹰嘴突起部着力于人体一定部位或穴位向下按压的一种方法。其中用指端着力的称指点法，用指间关节着力的称指节点法，用尺骨鹰嘴着力的称肘点法。①指点法：指点法常用拇指端点压。术者手握空拳，拇指伸直并紧靠于示指中节，指间关节伸直，以拇指端着力于施术部位，持续垂直向下按压。②屈拇指点法：手握空拳，拇指屈曲，指端依附于示指中节桡侧缘，拇指掌指关节伸直，用拇指间关节背桡侧着力持续点压治疗部位。③屈示指点法：示指指间关节屈曲，掌指关节伸直，其他手指相握成实拳，拇指螺纹面紧压示指末节桡背侧助力，以示指近端指间关节突起部分着力持续点压治疗部位。④肘点法：肘关节屈曲，前臂尽量和施术部位的平面保持垂直，手半握拳，另一手掌按压在该手背侧掌指部助力，以尺骨鹰嘴突起部着力持续点压治疗部位。

捏法：捏法的基本操作方法，是以拇指和其余四指在病变部位捏拿软组织后，手指做对合收缩或以旋转动作向前移动。捏法常与揉法相配合，交替运用，此手法也叫揉捏法，根据不同部位，可选用三指捏法和五指捏法。

拿法：拿法是用手指提拿病变部位的皮肤及皮下组织、肌肉、肌腱的一种手法。视患者体质情况和病变范围的大小，用拇指和另外两指或四指提拿。指腹着力，将伤部组织钳起，一并向上提拿，使钳住的组织呈半圆顶型，然后突然放松，由轻至重，以达到深层组织。在提拿时，方向应与肌腹垂直，也就是纵行肌腹横向提拿。按此手势重复数遍。

捻法：用手指捏住一定部位，做快速捻转搓揉的手法。以拇指与示、中指的指面，或与示指的第二节指骨桡侧面相对用力，捏住被操作的手指或脚趾。以掌指关节的活动为主，做快速地捻转搓揉。

弹拨法：用掌根或手指指面按于人体穴位或一定部位上，适当下压并做与肌纤维垂直方向拨动的一种方法，又称拨法、拨络法、抻法等，其中用掌根着力称掌弹拨法，用指面着力称指弹拨法，用拇指偏峰着力称偏峰拨法。常用拇指弹拨法。腕关节背伸，用掌根着力或拇指伸直，余四指支撑以助用力，用拇指面着力于治疗部位，或拇指伸直，余四指自然屈曲，用拇指偏峰着力于治疗部位，适当用力下压至一定的深度，一般待有酸胀感时，再做与肌纤维或肌腱、韧带或经络成垂直方向的来回拨动。若单掌或单手指力量不足时，可用叠掌或双手拇指重叠弹拨。

拧法：挟持一定部位的皮肤，做一扯一放的手法，民间又叫"扯法""揪法"。拇指与屈曲后的示指第二节指骨桡侧相对着力，或屈曲后示指第二节指骨的尺侧与中指第二节指骨的桡侧面相对着力，挟持一定部位的皮肤。以腕关节的活动为主，将皮肤扯起，然后迅速放开，反复地一扯一放。

挤法：以指端对称性向中间挤按的手法。以一手的拇、示指或两手的拇指对称着力。两指对称用力向中间挤按。

插法：用示、中、环、小指端由肩胛骨内下缘向斜上方斜入的一种方法。患者坐位，肩背部肌肉放松，医者站于其后，一手扶按患者被插一侧肩部并向后下推按，另一手示、中、环、小指并拢并伸直，用指端部由肩胛骨内下缘向斜上方插入，两手相对用力，呈合拢之势，使指间插入肩胛骨与肋骨间 2 ~ 3 寸，持续 1 分钟左右，随后将插入一手缓缓收回。可重复操作 2 ~ 3 次，然后再插对侧。一般右侧用左手插，左侧则用右手插。

踩跷法：用双足前部着力踩踏腰骶等部位的一种方法。患者俯卧，在胸部和大腿部各垫 3 ~ 4 个枕头，使腰部腾空，医者双手扶住固定在墙上的横木，双足前部踩踏于患者腰部，利用膝关节轻度的屈伸活动，身体有弹性的上下起伏踩踏。

（8）叩击类手法："叩"即敲打，"击"即击打，重叩为击，叩和击只是力量的轻重不同。用手指、手掌、拳背、掌侧等部位有节奏叩击拍打体表的一类手法，称叩击类手法，包括拍法、拳击法、掌击法、捶法、小鱼际击法、啄法、小指侧击法、弹击法等。

拍法：是用指或掌轻轻拍打身体的一种推拿手法。可以单手或双手进行。用力须轻巧而又有弹力，所以要求腕关节的活动非常灵活。在双手操作时，还要求双手动作协调。可分为指拍、指背拍和掌拍三种。

拳击法：用拳背击打体表一定部位的一种手法。手握空拳，腕关节伸直，肘关节伸屈，带动前臂，用拳背平击治疗部位。

掌击法：

掌根击法：医者手指自然散开，微屈，腕关节伸直或略背伸，以掌根为着力点，运用前臂的力量击打治疗部位。

掌心击法：医者手指自然松开，微屈，腕关节伸直或略背伸，以掌心为着力点，击打治疗部位。

侧击法：医者手指自然伸直，腕关节略背伸，用单手或双手尺侧掌指关节部或小鱼际部有节奏地纵叩劈打治疗部位。

合掌击法：医者手指自然伸直并拢，两手掌相合紧贴，腕关节背屈，以前臂的旋转运动带动腕关节，使两掌小指尺侧轻击治疗部位。

捶法：单手或双手自然握拳，在施治部位捶击的一种方法。手腕微屈，拳孔向上，用手掌及小指尺侧着力称侧捶；腕关节伸直，拳心向下，用大、小鱼际，掌根，示、中、环、小指背侧着力称俯捶；手腕伸直，拳心向上，用拳背着力称仰捶。

小鱼际击法：用小鱼际击打体表一定部位的一种手法。手指自然伸开，腕关节轻度背伸，并桡偏，用前臂主动用力击打体表治疗部位。

啄法：用五指端着力啄击体表的一种方法。五指微屈分开成爪形，或聚拢成梅花形，运用腕部自然屈伸，带动指端轻轻击打治疗部位。

弹击法：用手指弹击体表的一种方法。用拇指指腹紧压住示指指甲或中指指甲，然后将示指或中指迅速弹出，用示指指甲部或中指指甲部连续弹击治疗部位。

（9）运动关节类手法：是肢体、关节进行被动运动的一类手法，包括摇、背、板、拔伸等多种手法。

运动关节类手法适用于防治肢体关节酸痛、运动功能障碍等病症。通过对肢体关节做被动活动，可起到整复关节、肌腱错位、松解粘连、促进气血流通及滑利关节等作用。若手法运用得当、恰到好处，常有立竿见影之功效。

摇法：一手握住（或扶住）被摇关节近端肢体，另一手握住关节远端的肢体，做缓和回旋转动的一种手法。

摇颈：一手托住下颌部，一手扶住头顶，双手以相反方向缓使头摇转。

摇肩关节：一手扶住患者肩部，另一手握住腕部或托住肘部，做环转摇动。

摇肘关节：一手固定肘关节上端，一手握腕关节上端环转摇动。

摇腕：一手握住腕上，一手握住手掌环转摇动。

摇腰：患者坐位，一手按住其一侧腰部，另一手扶住对侧肩部，两手协调用力摇动。

摇髋关节：患者仰卧，屈髋、屈膝各成90°，医者一手按住膝部，一手托住足跟，做髋关节环转摇动。

摇踝关节：一手托住足跟部，一手握足前掌背部环转摇动。

扳法：扳法是推拿常用手法之一，其性质同摇一样，也属于被动运动。临床上常用于治疗四肢关节功能障碍及脊椎小关节错缝等症，可认为是一种正骨手法，用双手向同一方向或相反方向用力，使关节伸展或旋转。本法常在摇法使用的基础上应用，在某些情况下，可谓是摇法的加强手段。由于扳法力的传递比摇法更为直接，因此在使用时必须谨慎，要严格掌握扳法的适应证和手法技巧。扳法不是一个大幅度的被动运动，不能在不确定位置的情况下使用，而必须把要扳的关节极度伸展或旋转；在保持一定位置的基础上，再做一个稍为加大的动作幅度。本法的动作要领应掌握：一要稳妥，扳法应该是一种被控制的、短暂的、有限度的、分阶段的被动运动。二要准确，要预先确定活动范围和部位，一达到目的，随即停手。三要轻巧，每个关节都有其一定的活动范围和运动方向，扳时要因势利导，不能超出其生理功能，更忌强拉硬扳急躁从事。本法在临床如能运用得当，则不失为一种行之有效的手法，特别是对因颈腰椎小关节错缝所致的颈肩腰腿痛有良好的治疗效果，对脊柱侧弯、生理弧度改变，以及关节错位等具有整复作用。

颈椎板法：

颈椎斜扳法：患者取坐位，头略前俯，颈部放松，医者站于其侧后方，用一手扶住其后脑部，另一手托起下颌部，两手协同动作，使头向患侧慢慢旋转（即左侧病变向左侧旋转；右侧病变向右侧旋转）。当旋转到一定幅度时（即有阻力时），稍停顿片刻，随即用劲再做一个有控制的、稍增大幅度（5°~10°）的快速扳动，此时常可听到"喀喀"的响声。一达到目的，随即松手。

颈椎旋转定位扳法：患者取坐位，颈项部放松，医者站于侧后方，用一拇指顶按住患椎棘突旁，并嘱患者颈部慢慢前屈，至医者拇指下感到有棘突运动、关节间隙张开时，即稳住在此角度，再嘱其向患侧侧屈至最大幅度，然后医者用另一手托住下颏部，并向患侧方向慢慢旋转（注意旋转时头不能后仰、抬起），当旋到有阻力时，随即稍用力做一个有控制的、稍增大幅度的快速扳动。与此同时，顶按棘突的拇指要协调使劲，将患椎的棘突向对侧推动，此时可听到"喀喀"一声，拇指下有棘突的跳动感，标志手法成功。

胸背部扳法：

扩胸牵引扳法：患者坐位，两手十指交叉相扣置于枕后。医者立其身后，双手扶住受术者两肘部，并用一侧膝部顶住其胸椎部位，嘱受术者配合深呼吸做俯仰动作，当后伸到一定限度时，以膝为支点，两手向后上方拉起，形成扳动。

对抗复位扳法：受术者坐位，两手十指相扣置于枕后。术者立其身后，两手从其腋下穿过，握住前臂中下段，一侧膝关节顶住受术者的胸椎部位。两手下压前臂，两前臂则上抬其上臂，膝向前下方抵顶，形成扳动。

拉肩推扳复位法：受术者俯卧位，术者立于一侧，一手拉住对侧肩部，另一手拇指或掌根顶在需要扳动的胸椎棘突旁，缓慢将肩拉起，感到有明显阻力时，做一快速、有控制的扳动。

腰椎扳法：临床上常有斜扳、旋转扳、后伸扳三种手法选用。

腰椎斜扳法：患者取侧卧位，位于下面的下肢自然伸直，上面的下肢屈髋屈膝。医者面对患者而立，一手掌（或前臂下沿）按住其肩前部，另一手用肘部抵住其臀部，而后双手协同用力，做相反方向上的缓慢推动，使其腰椎被动扭转，当旋转到最大限度（有阻力），再做一个稍增大幅度的、有控制的突发性扳动，此时可听到"喀喀"的响声，表示手法成功。

腰椎旋转扳法：患者坐位，腰部放松，两手交叉置于后颈部。助手双手固定其下肢。医者一手拇指顶按住需扳动的棘突，另一手从患者腋下穿过，按住对侧肩后部，然后让患者主动慢慢弯腰，当前屈至拇指下感到棘突活动时为止，再向同侧侧屈至一定幅度，使病变节段被限制在这个脊柱曲线的顶点上。然后按在患者肩上的手下压使之旋转到有阻力时，再施一增大幅度的旋转扳动，同时顶推棘突的拇指协调推按。

腰椎后伸扳法：患者俯卧，屈肘，两手放于颏下或头前。医者站于一侧，一手按压其腰部，另一手将其下肢托起并向后扳伸。两手协同用力，使腰椎向后过伸扳动。另一种方法是医者用膝部顶压患者腰椎，两手分别握住患者两踝慢慢向上提拉，使腰椎过伸，如此一拉一放，可重复5~8次。

肩关节扳法：

上举：患者坐位，医者半蹲站于其前侧，将患肢手搭在医者肩后，肘部放在医者上臂部。医者两手抱住患者肩部，然后慢慢站起并同时将患肢抬起。

内收：患者坐位，将手置于胸前，医者紧靠其背后稳住其身体，用一手扶住患肩，另一手握住其肘部做内收扳动。

后伸：患者坐位，手自然下垂。医者站于患侧，用一手扶住其肩部，另一手握住腕部向后扳动并做屈肘动作。屈肘时要使掌沿脊柱上移。

外展：患者仰卧。医者一手按住患肩部，另一手握住其肘部向外牵拉扳动，同时做旋内及旋外动作；也可处于上肢外展位，医者站于患者侧方，用上举扳法进行外展扳动。

肘关节扳法：患者仰卧位，医者一手握其肘上部，一手握其腕部，先使肘关节做缓慢的屈伸活动，再在相应的功能位上进行扳动。

其他关节的扳法：腕关节、髋关节、膝关节、踝关节等的扳法均与肘关节的扳法相似，都是在屈伸的基础上进行相应功能位上的扳动。

拔伸法：拔伸即牵引、牵拉之意。医者固定肢体或关节的一端，牵拉另一端，或者用对抗力量将关节或肢体牵拉、牵引，使其伸展的手法，又称为牵拉法或牵引法。医者手握患者关节远端，沿患肢纵轴方向牵拉、拔伸，或者医者用手分别握住患肢关节的两端，向相反方向用力拔伸、牵拉。

颈椎拔伸法：患者坐位，医者站于其后，用双手拇指顶住枕骨后方，余四肢分别托住下颌部，两前臂分别压住患者两肩，然后逐渐用力向上拔伸。或者用一侧肘部托住下颌部，前臂绕过对侧耳后用手掌扶住枕骨部，另一只手扶于后枕部，然后逐渐用力将颈椎向上拔伸。

肩关节拔伸法：患者坐位，令助手固定患者身体，医者两手握其前臂与肘部拔伸，或医者以一足抵住腋下，两手握住腕部向下拔伸。或者让患者坐于低凳，患肢放松，医者站于其后侧，双手握住其腕部慢慢向上牵拉拔伸。

腰部拔伸法：助手固定患者两腋下，或让患者两手抓床头，医者两手分别握两踝部，向下用力拔伸。

腕关节拔伸法：双手握住患者掌指部，逐渐用力拔伸，同时患者上身略向后仰，形成对抗牵引。

指间关节拔伸法：一手握住患者腕部，另一手捏住患指端，两手同时向相反方向用力拔伸。

踝关节拔伸法：医者一手托住足跟部，一手握住足背部，同时用力拔伸。

2. 中药疗法

中药疗法，是在中医理论的指导下运用中草药配方或中药制剂促进疾病康复的方法。中医理论认为中药具有行气活血、消肿散瘀镇痛、接骨续筋、舒筋活络、补气养血、生肌拔毒等作用，所以中药在临床康复治疗过程中使用的范围较广。中药疗法可分为内治法和外治法。

3. 饮食疗法

饮食疗法，是指将中药与食物和调料配制成药膳，用以防治疾病和强身健体，具有服食方便、防治兼顾、效果显著等特点。饮食疗法的形式有鲜汁、药茶、饮料、汤、药酒、药粥、蜜膏、药饼、药糕、菜肴等。使用中应注意根据患者疾病的特点、季节特点、体质特点选择适当的药物和配制形式。

4. 调摄情志疗法

情志是指人体对客观事物的不同心理反应，包括喜、怒、忧、思、悲、恐、惊七种变化，中医理论认为不同的情志变化对机体产生不同的影响，而人体功能状态的变化会影响情志的变化。中医调摄情志的具体方法有劝说开导和以情胜情，劝说开导相当于现代的精神支持和疏导疗法，以情胜情即有意识地采用另一种情志活动，去战胜、控制因某种情志刺激过度而引起的疾病。

5. 传统体育运动疗法

传统体育运动疗法有太极拳、五禽戏、八段锦等。太极拳运动可使中枢神经系统功能、循环功能、呼吸功能得到改善，免疫力增强；可增强肌肉的力量和关节的灵活性，对防止骨质疏松、延缓衰老具有一定的作用。因此，太极拳对高血压、神经衰弱、心肺疾病均有一定的康复作用。太极拳作为我国传统武术项目，有很多流派，目前较为流行的有杨式太极拳、二十四式太极拳。练习太极拳，不管选择何种流派，都应掌握动作要领，保持正确的姿势，集中精神，每日练习 1~2 次，一般在傍晚进行。

6. 针灸治疗

脑卒中是中老年的常见病、多发病，是当今世界对人类危害大的疾病之一，具有发病率高、死亡率高、致残率高、复发率高以及并发症多的"四高一多"特点。近年来，由于诊疗水平的提高，脑卒中的死亡率有所降低，但致残率仍居高不下，约80%的存活者留有不同程度的功能障碍，即脑卒中后遗症，给患者家庭和社会带来了沉重的负担。因此降低致残率，提高康复速度是目前治疗本病的当务之急。脑卒中后遗症包括脑出血、脑梗死以及蛛网膜下隙出血等常见类型，主要表现为肢体瘫痪、失语、口眼歪斜、吞咽困难、思维迟钝、联想困难、记忆减退、烦躁抑郁等。

中医认为脑卒中偏瘫多由气虚血瘀、痰浊阻络、肝阳上亢等原因导致脏腑失调、经络失养造成。常导致机体明显的运动功能障碍，急性脑卒中患者若未进行及早且恰当的治疗及康复训练，往往会导致永久性残疾。

针灸疗法是治疗脑卒中后遗症的首选方法。针灸对脑卒中偏瘫的治疗历经几千年临床实践的考验而一直传承至今，目前 WHO 已向世界宣布把脑卒中后遗症列为针灸的主要适应证之一。现代医学研究证明，头部针灸按摩有助于迅速建立脑血管侧支循环，促进受损脑组织血流量增加，使脑功能的恢复及代偿作用提高；体部针灸配合康复治疗可加速患肢功能改善，加速康复进程。针灸与康复治疗不仅能够起到疏通经络、活血化瘀的功效，还能够缓解患者的局部痉挛，缓解患者肌张力。对于脑卒中后患者的肢体偏瘫、半身不遂等症状，通过针灸治疗，能够帮助患者恢复一定的运动功能。对于脑卒中较为严重的患者，通过针灸加电针治疗，能够促进患者肌张力的恢复，从而帮助患者进行预后治疗。

1）针灸治疗脑卒中的优势

（1）可以超前介入：治疗急性病，时间就是生命，针灸治病具有双向性，随时可以介入，5 小时内施治，5 天可痊愈。

（2）所有症状同时治疗：脑卒中的症状复杂多样，如肢体障碍、语音不出、人事不省、二便失禁、思维迟钝、痴呆、哭笑无常、眼睛失明等。针灸可同时介入治疗所有病症，整体治疗、整体痊愈，不留后遗症。

（3）促醒快：重度昏迷患者促醒是治疗瓶颈，针刺后可即刻苏醒，转危为安。

（4）稳妥安全。

（5）体质不变，恢复极快。

（6）愈后很少复发。

2）针灸治疗脑卒中介入时间

脑出血最常见的是高血压性脑出血。据统计，高血压患者约有1/3的概率会发生脑出血。脑出血是急性脑卒中发病急、进展迅速和最严重的，其病死率和致残率均很高。此外，还有非高血压性病因如脑动脉淀粉样血管病、脑血管畸形、颅内动脉瘤等。脑外科自开展了脑立体定向手术以来，有人就脑出血患者术后针灸早期介入治疗进行了大胆的尝试。经脑立体定向术后，患者在ICU监护期，经西医药物治疗，生命体征基本平稳后，随机选择了术后清醒的患者56例，男31例，女25例，年龄最小40岁，最大84岁。针灸治疗后发现，早期介入治疗在术后不同时间，患者反应不同。所有选择对象针灸治疗时取内关、三阴交及患侧肢体的体针，予平补平泻法，电针选疏密波，留针30分钟，太冲穴予重泻以平肝潜阳。因水沟穴刺激性较强，可明显促进脑血液循环，故在此时不宜贸然取之。治疗后发现术后血压平稳在3天之内的患者（血压为140/90～160/110 mmHg），血压在针后一天内波动较明显，有31例血压升高，部分患者情绪较针前烦躁，特别是在针后约半小时，血压升高明显，范围在20～40 mmHg，未见血压下降者。有研究显示：对生命体征平稳3天以上的患者行针灸予同法治疗，血压波动现象明显减少。对脑出血患者行针灸早期介入治疗时，一定要密切观察血压的变化，就患者病情稳定好转而言，针灸早期介入认为在生命体征平稳至少3天为妥。

脑血栓形成最常见的原因是脑动脉粥样硬化，临床上以动脉粥样硬化性血栓形成性脑梗死多见。脑栓塞是指来自身体其他部位的异物进入血液循环，随血流运行并堵塞脑动脉，导致其供血区的脑组织缺血、缺氧，引起脑梗死分为心源性及非心源性脑栓塞。脑栓塞发病急骤，多无前驱症状即发生偏瘫。在脑血栓形成发病后1周内，坏死灶中央的神经细胞即已经死亡，为不可逆性的损害，但在坏死神经细胞与周围完全正常的脑组织之间有一个范围大小不等的环形半影区。在半影区内有大量受到损害程度较轻、并未死亡的神经细胞，这些细胞肿胀、代谢紊乱，功能暂时丧失。如临床治疗不及时，治疗不当，可使半影区内大量受到损害的神经细胞死亡，坏死灶扩大，使病情恶化。在脑血栓形成的第1周内，坏死灶中央可产生大量的有害物质，同时半影区内有不同程度的脑水肿。脑栓塞是栓子进入脑循环，栓塞在脑动脉血管内，使被栓塞的血管所供应的区域发生脑梗死，梗死区的病理改变与脑血栓形成基本相同。

对于脑血栓形成与脑栓塞而致的脑卒中患者应及时尽早进行针灸治疗，在发病的第1周内进行针灸治疗较好。针灸早期介入治疗可减轻半影区内神经细胞的病理损害，可减轻病残程度，一般脑水肿治疗在发病3～6小时开始，连续治疗5～7天。针灸治疗应同期进行。脑梗死患者在CT确诊后，便行针灸及中西医药物综合治疗，因患者求医时间大多超过发病后3小时，经确诊后，针灸介入治疗时间大多在发病1天后，疗效明显优于以前在发病1～2周梗死急性期过后患者的疗效。

3）治疗选穴

针灸治疗脑卒中患者，一般分为急性期和后遗症期2个阶段。对于急性期患者的针灸治疗，不少人认为，只要针刺痛觉敏感的穴位，采用泻法，就有急救与治疗的作用，因此在临床上往往取人中、百会、十宣等穴位，这些穴位治疗急性期的患者，有一定的急救和治疗作用，但如果不加辨证，单纯地采用这些穴位治疗脑卒中急性期的患者，显然有一部分患者的疗效是不显著的，即使在当时取得了一些效果，也是不可能巩固持久的。

（1）头部穴位：头皮针是中风患者最常用的穴位，是通过刺激头部的特定部位的穴位或者穴线治疗疾病的一种针刺疗法。

国际头针标准穴线主要包括：额中线、额旁1线（胸腔区）、额旁2线（胃区、肝胆区）、额旁3线（生殖区、肠区）、顶中线、顶颞前斜线（运动区）、顶颞后斜线（感觉区）、顶旁1线、顶旁2线、颞前线、颞后线、枕上正中线、枕上旁线（视区）、枕下旁线（平衡区）。脑卒中肢体障碍患者会选取支配对侧肢体的运动区、感觉区穴线，对于认知障碍的患者可选取前后左右穴线。

（2）上肢穴位：肢体功能障碍是脑卒中偏瘫最常见的表现，如何恢复肢体功能才是重中之重。上肢常选用的穴位有肩髃、肩髎、臂臑、曲池、手三里、外关、合谷、后溪、八邪等。

肩手综合征是指患者的患侧手突然出现水肿、疼痛并伴有肩关节疼痛，使手功能受限，严重时可因疼痛并发上肢挛缩，或手掌不能打开，或肘部屈曲不能伸直、肩部不能打开等一系列症状。

这时候对症选穴十分重要，如手掌屈曲不能打开，可后溪透合谷，重用泻法，患者痉挛的手掌可立即伸展；肘关节屈曲严重，可以使用3寸毫针从曲池穴透刺小海穴；肩关节疼痛或活动不利，针灸肩髃、肩髎和臂臑，分别疏通阳明经和少阳经，从解剖结构来讲是松解三角肌前中后及肩关节相关肌肉。

当然，脑卒中的治疗在上肢还是有一些辩证选穴的，如出现热证，曲池、外关、合谷可选；出现血瘀，可选手三里等，需根据病症需要酌情选用。

（3）下肢穴位：脑卒中引起的下肢功能障碍多表现为下肢过伸外旋，常选用的穴位有气冲、髀关、风市、血海、足三里、丰隆、三阴交、中封、太冲等。

下肢无力、踝背伸不能、下肢外翻畸形或内翻畸形是最常见的表现。对于肢体无力的治疗，着重点在于增强肌肉力量，如无法屈曲大腿，需选用臀部穴位，如秩边、环跳等；踝背伸不能、下肢外翻畸形或内翻畸形等足踝部症状，需要在踝关节周围取穴，如中封、丘墟、商丘、照海、申脉等，或补或泻，施以适当的手法。

（4）其他穴位：脑卒中的病机是气血逆乱、阴阳不调，一身阴阳之主在任督二脉，所以取任督二脉的穴位是十分必要的。常用的穴位有百会、大椎、风府、至阳、命门、膻中、中脘、气海、关元等，或针刺，或艾灸，激发人体的阴阳之气，从而使阴平阳秘。

4）治疗方法

（1）体针疗法：主要适宜于脑卒中恢复期。一般在局部消毒后，用右手持针刺入穴位，在用捻转、提插手法得气后，反复重插轻提或慢慢刺入、少捻转、快速出针为补法，反复重提轻插或快速针、多捻转、慢慢出针为泻法。肢体瘫痪者，常取肩髃、臂臑、曲池、手三里、合谷、肩髎、天井、外关、髀关、伏兔、梁丘、足三里、解溪、内庭、环跳、风市、阳陵泉、悬钟、丘墟、秩边、殷门、委中、承山、申脉等穴位，发病3个月以内者，以取健侧穴位为主，用泻法3~6个月，同时取健侧与瘫侧的穴位，健侧用泻法，瘫侧用补法；6个月以上者，以取瘫侧穴位为主，平补平泻。脑卒中后以口角歪斜为主者，取地仓、颊车、哑门、合谷及通里、廉泉、承浆、风池等穴；脑卒中后以听觉障碍和语言障碍为主者，取曲鬓、悬厘、颔厌、率谷等穴；脑卒中后视力障碍、视野缺损者，取头临泣、目窗、玉枕；脑卒中后胸腹腰背疼痛者，取正营、承灵；脑卒中后足部疼痛，取百会、前顶；脑卒中后痴呆和精神症状者，取百会、前顶、四神聪、神庭；脑卒中后小便失禁者，取百会透后顶；脑卒中后腕、指关节不能活动者，取百会、双侧太冲用泻法，取曲池、合谷、外关、中脘、中泉用补法；脑卒中后踝、趾关节畸形者，足外翻取照海用补法，取泻申脉用泻法，足内翻取照海用泻法，取补申脉用补法。

（2）头皮针疗法：适宜于脑卒中各期。一般在局部消毒后，用右手持针与头皮呈15°~30°刺入穴位，在快速捻转2~3分钟得气后行补泻手法，再留针30~60分钟拔出，按压止血。脑卒中后肢体瘫痪者，取顶中线、顶颞前斜线，上肢取中1/3，下肢取上1/3；脑卒中后肢体麻木者，取顶中线、顶颞后斜线，头面部取下1/3，上肢取中1/3，下肢取上1/3；脑卒中后口角歪斜者，取顶颞前斜线下1/3；脑卒中后语言不利者，取额中线、颞前线及顶颞前斜线下1/3；脑卒中后头痛者，取额中线、颞前线及颞后线；脑卒中后眩晕者，取颞后线、枕下旁线；脑卒中后视觉障碍，取枕上旁线；脑卒中后共济失调者，取枕下旁线；脑卒中后并发小便失禁者，取顶中线。

（3）眼针疗法：适宜于脑卒中各期。一般在局部消毒后，用一手按住眼睑，另一手持针快速刺入眼穴1~2分钟，不行提插、捻转手法，得气后出针，压迫止血。脑卒中后偏瘫者，取上焦区、下焦区；脑卒中后口角歪斜者，取双上焦区；脑卒中后上肢不能举者，取上焦区；脑卒中后并发呃逆者，取中焦区；脑卒中并发小便失禁者，取下焦区、肝区、肾区；脑卒中合并高血压者，取双侧肝区；脑卒中合并冠心病者，取上焦区、心区。

（4）穴位疗法：适宜于脑卒中后偏瘫恢复期及后遗症期。一般在局部消毒后，用注射器刺入穴位，提插得气后，将丹参注射液、香丹注射液、川芎嗪注射液、当归注射液、麝香注射液、丁公藤注射液及维生素 B_1 注射液、维生素 B_{12} 注射液等注入穴位，每个穴位的注入药量为0.1~1 ml。脑卒中后偏瘫者，常取合谷、曲池、内关、外关、肩髃、足三里、上巨虚、太冲、解溪、昆仑、阳陵泉、三阴交等穴。

（5）艾灸疗法：适宜于脑卒中各期。一般用艾炷置于穴位上点燃，或用艾条点燃后熏灸穴位。脑卒中发作期有阳气虚脱者，用艾炷隔姜灸关元、气海；缺血性脑卒中所引起的偏瘫恢复期，用艾条温和灸百会、正营、神庭、曲鬓、承灵等穴，或用艾炷灸关元、风市、肩井、肩髃、曲池、合谷、间使、地机、血海、悬钟、足三里等穴；脑卒中后语言不利者，灸天窗、通里等穴。

5）出血性脑卒中与缺血性脑卒中针灸治疗区别

针灸治疗在脑卒中发生后的早期、恢复期与后遗症期一般没有大的区别。现今医学发展迅速，目前脑卒中的治疗都是中西医结合治疗。出血性脑卒中可予"开窍启闭""平肝息风"，可选内关、水沟、三阴交、太冲等为主穴治疗。内关为八脉交会穴之一，通于阴维，属于厥阴心包经之络穴，有养心安神、疏通气血之功。三阴交系足太阴脾经、足厥阴肝经、足少阴肾经之交会穴，有补肾滋阴、生髓之功。肾主精，精生髓，脑为髓海，髓海有余则可促进大脑生理功能的恢复。水沟为督脉、手足阳明之合穴，督脉起于胞中，上行入脑达颠，泻水沟可调整督脉，开窍启闭以健脑宁神。对脑出血的患者，在病情稳定1周以上尚用此法，以防血压升高，同时配相应的体针。对于脑出血患者，在急性期不用头针及舌针强刺激，在恢复期慎用。对于缺血性脑卒中患者只要血压平稳在140/90 mmHg以下者多用百会，头针的运动区、感觉区；有语言障碍者加语言区，以及配相应的体针治疗，也可用舌针治疗。

现代医学认为，大多数脑卒中患者的肢体运动功能恢复，是一个自然过程。大量临床与实验证明，针刺对脑缺血后的神经元具有保护作用，可以减轻脑水肿，减少梗死体积。针刺可抑制缺血性神经元凋亡，提高缺血后脑内源性神经营养因子的合成或释放。早期针灸干预治疗的方法能显著提高脑卒中患者的日常生活能力，明显改善其运动功能及认知功能。脑卒中患者早期及时进行针刺治疗，可阻止病情继续发展，提高神经系统的自我修复与代偿能力，加速自然恢复过程，缩短病程，为功能恢复打下良好的基础，降低致残率，提高患者的生活质量，使患者回归家庭和社会。因此，只要患者生命指征平稳，意识清楚，病情稳定，早期就可进行针灸治疗。缺血性脑卒中患者可在发病48小时后即进行针灸治疗；出血性脑卒中患者可在发病1周后进行针灸治疗。

6）脑卒中的预防

脑卒中的预防应分两个层次进行，即一般预防和重点预防。

（1）一般预防：脑卒中的一般预防主要是针对大众人群，尤其是具有脑卒中危险因素的易患人群进行宣传教育和积极治疗，以改变生活行为方式和控制危险因素。

改变不良的生活行为方式：在生活中，某些生活行为因素与脑卒中发病的风险密切相关。如吸烟、过量饮酒、高脂饮食、久坐的工作和生活方式、长期处于精神紧张状态等。针对这些因素，应根据个体的情况进行调整和改变，如吸烟者应戒烟或限制吸烟量；饮酒应适量，避免过量饮酒；饮食成分中应减少动物脂肪的摄入量，多吃水果、蔬菜、鱼类、豆制品和乳制品；适量进行体力活动或体育锻炼；避免长期的精神紧张状态，保持乐观的心态，避免过度劳累。这些措施均有助于降低脑卒中的发病风险。

积极治疗和控制脑卒中的危险因素：脑卒中是在高血压、糖尿病、心脏病、高血脂和肥胖等因素的长期作用下，导致脑血管功能损害。当脑血管功能损害到一定程度，在诱发因素的促使下发病。因此，一旦发现自己有与脑卒中相关的危险因素时，即应积极采取措施进行治疗和控制，如高血压患者应根据医生的建议，调整好血压水平，将血压调整至140/90 mmHg以下。心脏病、糖尿病、高血脂、颈动脉狭窄和肥胖等患者也应到医院就诊，根据专科医生的意见进行治疗和控制，并制定相应的脑卒中预防方案。

上述措施是脑卒中预防的基础，可延缓脑血管功能受损的进程，能使脑卒中发病风险有不同程度的降低。

（2）重点预防：脑卒中的重点预防则是在基础预防上，通过科学的检测手段，从脑卒中的易患人群中筛选出高危个体，进行重点的干预。

检查脑血管功能，评估脑卒中发病风险：脑血管血流动力学检测是一种无创伤的脑血管功能检测方法。脑血管功能积分能够定量评价脑血管的功能状况和脑卒中发病风险。正常人为 100 分，75 分以下提示脑血管功能有不同程度的异常，分值越低，脑卒中的可能性越大。在 55 岁以上的人群中，当积分值降低到 75 分以下时，13% 的人在 5 年内发生脑卒中，脑卒中的风险是正常同龄人的 7 倍；当积分降低到 25 分以下时，平均每 5 个人中有 1 人发生脑卒中，脑卒中发病风险是正常同龄人的 14 倍以上。当脑血管功能积分降低合并有高血压时，脑卒中的发病风险更高。

合理进行药物预防：当脑血管功能受到损害时，即积分值在 75 分以下，除了按专科医生的建议治疗脑卒中相关的疾病外，还应进行药物预防。目前肯定有效的药物有：①阿司匹林，国外研究认为每日服用阿司匹林 100～300 mg，能使脑卒中发病风险降低。阿司匹林抵抗者可加用氯吡格雷 75 mg/d，可降低缺血性脑卒中发生率，二者联合应用对患者的二级预防有明显优势。②他汀类药，大量的临床研究发现，他汀类药如普伐他汀、辛伐他汀等降脂药，具有一定的防止脑卒中发病的作用。③其他，其他药物预防脑卒中的效果不甚明确，可根据医生的建议选用。

按时复查脑血管功能：当按上述方法进行脑卒中相关疾病的治疗及重点药物进行预防时，每年应复查脑血管功能 1～2 次。若脑血管血流量、血流速度和脑血管功能积分等指标上升，提示防治效果良好，相反则应及时调整防治方案。

对于已经发生过脑卒中的患者，在积极进行康复治疗的同时，要预防脑卒中的复发。预防再发的措施与上述预防首发的措施基本相同。

7）脑卒中针灸治疗原则

脑卒中急性期的针灸治疗：一般从发病开始至 15 天。在这一期中病情变化较多，要加强观察，结合药物使用等。这期患者往往是住院治疗，只要生命体征稳定，血压、血糖等相对稳定，即可以采用针灸治疗，大量的临床和实验证明，针灸越早介入，患者的预后越好，不必过度强调病情完全稳定。

脑卒中恢复期的针灸治疗：恢复期一般是指发病 15 天至 6 个月。在这一期中，患者的病情开始恢复，但有明显的功能障碍，如运动感觉障碍、语言障碍、情感障碍等。药物对这些障碍的功效不明显，而针灸却有很好的效果。此时期应该积极鼓励患者到医院寻找有经验的医生进行治疗，患者到医院就诊的过程，就是一个主动康复锻炼的过程。

脑卒中后遗症期的治疗：后遗症期一般指发病 6 个月之后。此期患者的运动与感觉功能恢复明显变慢，此期如果坚持针灸治疗仍能改善预后，促进患者肢体功能、语言功能障碍等进一步恢复，如果针刺时采用左病刺右、右病刺左的巨刺和刺激阴经穴位为主的"阴经透穴法"，能明显提高疗效。

针灸能调整人体的功能，激发人体的康复潜能，因此针灸治疗脑卒中不仅效果明显，没有副作用，而且还能够降低脑卒中的复发率，成为脑卒中患者康复的最佳治疗手段，针灸治疗脑卒中是中医科针推室的特色项目，临床疗效满意。针推室通过多年的临床经验发现，采用"头皮针与体针相结合""针灸与中药相结合""针灸与推拿、康复训练相结合"综合手段治疗脑卒中"三期"患者，疗效更佳。

8）卒中后遗症针灸治疗

（1）偏瘫：以同一侧上下肢、面肌和舌肌下部的运动障碍为主要症状。轻度偏瘫患者可以活动，但是走起路来往往上肢屈曲，下肢伸直，瘫痪的下肢走一步划半个圈，这种特殊的走路姿势，叫作偏瘫步态。严重的患者常常卧床不起，完全丧失一切生活的能力。

临床上按照偏瘫的程度，可分为轻瘫、不完全性瘫痪和全瘫。轻瘫主要表现为肌肉力量减弱，肌力为4~5级，一般不影响日常生活；不完全性瘫较轻瘫症状重，肌肉力量更低，为2~4级；全瘫瘫痪肢体完全不能活动，肌力为0~1级。因此，针灸治疗主要是恢复肢体肌力和调整畸形为主。针灸取穴以阳明经络穴位为主，因为阳明经多气多血，常见取穴有肩髃、肩髎、臂臑、曲池、手三里、外关、合谷、风市、梁丘、足三里、丰隆、三阴交、太冲。

常规针刺，留针30分钟，每日1次。

（2）吞咽障碍：卒中损伤了脑干中的舌咽神经会引起吞咽障碍，主要是指食物不能顺利通过口、咽、喉、食管进入胃部的一种症状，主要表现为进食困难、构音障碍、饮水呛咳等。吞咽障碍可影响进食从而影响身体吸收营养物质，还可导致食物误吸入气管引发吸入性肺炎，严重者会危及生命。

对于吞咽障碍的针灸治疗，根据"经脉所过，主治所及"及腧穴"穴位所在，主治所在"的原理，可远近选穴组方，卒中后"舌强不语""类噎膈"多为气、血、痰、瘀阻塞经脉，致经筋、经脉失濡养而致。针刺治疗于相应穴位可以活血化瘀祛痰，调节咽部神经功能的重建，从而改善吞咽能力。

取穴主要以"舌三针"为主，其他常用穴位为风池、翳风、完骨。

舌三针定位：廉泉穴及左右旁开各1寸。

廉泉定位：位于人体的颈部，当前正中线上，结喉上方，舌骨上缘凹陷处。在颈部正中线与喉结正上方横皱纹交叉处。

操作方法：选用1.5寸的毫针，风池、完骨处针尖向对侧下颌角方向直刺，缓慢进针约1.2寸，翳风处向对侧翳风透刺，进针约1.2寸，行小幅度的提插捻转，以针感传至咽喉部为佳；每10分钟行针1次，每次每穴行针约30秒。廉泉针刺时让患者头稍后仰，充分暴露颈部，针尖向舌根部直刺，进针约1.3寸即可，可不提插捻转，其余二穴操作同廉泉，留针30分钟。

（3）面瘫：面瘫分为中枢性面瘫和周围性面瘫，由脑卒中引起的面瘫属于中枢性面瘫。主要是由于面神经核上行通路的部位受损引起，主要临床表现为病变对侧睑裂以下的面肌瘫痪，睑裂以上能皱眉、提眉、闭眼，眉毛高度与睑裂大小均与对侧相同，没有额纹变浅或消失。常伴有面瘫同侧肢体瘫痪、腱反射异常，没有味觉、泪液、唾液分泌障碍，听力没有明显改变。

中枢性面瘫的取穴仍以局部取穴为主，但是得加上头部的穴位，常用穴位有太阳、耳门、牵正、下关、地仓、颊车、水沟、翳风、风池、百会，以及头皮针的颞前线。

头皮针的颞前线定位：位于头颞部两鬓内，从额角下部向耳前鬓发外引一斜线，自颔厌到悬厘这一段。

（4）肩手综合征：针灸治疗肩手综合征，主要还是以循经取穴为主，常用穴位有肩髃、肩贞、曲垣、肩髎、曲泽、极泉、内关、腕骨、后溪。

重用泻法，极泉、内关、曲泽几个穴位需要针刺至神经干，使用提插泻法，使肢体抽搐一下，产生放电感；肩部的穴位肩髃、肩贞、肩髎，需要用长针透刺；后溪需透向合谷，捻转泻法。

（5）手部、足部畸形：脑卒中后很多患者会出现手部畸形，常表现为手指不能打开，屈曲握固，肌张力较高，常伴有手部疼痛，严重影响患者的正常生活。

足部畸形常表现为足内翻和足下垂，这是影响脑卒中患者不能行走的严重因素，表现为足部向内翻折或不能上抬背伸。

对于手足的畸形得重用泻法和透刺方法。手部畸形除了后溪透刺合谷，还可以使用火针点刺八邪。八邪属于经外奇穴，定位在手背，第1～5指间指蹼缘后方赤白肉际处，左右共8穴。足下垂，足踝周围的穴位可以透刺，如丘墟透照海，解溪透申脉等，或者用火针点刺解溪、申脉、照海、丘墟等穴。

9）针灸治疗脑卒中的注意事项

（1）介入时机：针灸治疗脑卒中时，针灸介入的时机对脑梗死患者而言越早越好，而对于脑出血的患者而言，需要度过急性期，即患者出血稳定以后再行针灸介入治疗。

（2）治疗方案：针灸治疗脑卒中的历史比较悠久，现在有一种比较好的针灸治疗脑卒中的方法，即石氏醒脑开窍针法，对于急性期患者而言，配合头皮针效果会更显著，在治疗过程中要注意患者血压的变化。

（3）针刺手法：需掌握针刺的刺激量，因为每个患者体质和病情的轻重不同，针刺过程中会出现酸、麻、胀、重的表现，也就是临床上所说的得气表现，注意跟患者解释，有些患者可能会出现皮下血肿或者滞针等情况，局部会出现软组织疼痛等表现，可以等到局部症状缓解以后，再进行下一次的治疗。

（谭云）